	略語		
L	L-ASP		
	LEN		
	ℓ-LV		
	L-OHP (OX)	オキサリプラチン	
	L-PAM	メルファラン	アルケラン
	LV	ホリナート	ロイコボリン,ユーゼル
M	MCNU	ラニムスチン	サイメリン
	MIT	ミトキサントロン	ノバントロン
	MPA	メドロキシプロゲステロン	ヒスロンH
	MTX	メトトレキサート	メソトレキセート
N	nab-PTX	ヒト血清アルブミン結合パクリタキセル	アブラキサン
	NGT	ノギテカン（トポテカン）	ハイカムチン
P	PCZ	プロカルバジン	塩酸プロカルバジン
	PEM	ペメトレキセド	アリムタ
	PEP	ペプロマイシン	ペプレオ
	PTX (PAC)	パクリタキセル	タキソール
S	S-1	テガフール・ギメラシル・オテラシルカリウム配合	ティーエスワン
	SPAC	シタラビン オクホスファート	スタラシド
T	TAM	タモキシフェン	ノルバデックス
	T-DM1	トラスツズマブ エムタンシン	カドサイラ
	THAL	サリドマイド	サレド
	THP	ピラルビシン	テラルビシン, ピノルビン
	TMZ	テモゾロミド	テモダール
U	UFT	テガフール・ウラシル配合	ユーエフティ
V	VCR	ビンクリスチン	オンコビン
	VLB	ビンブラスチン	エクザール
	VNR (NVB)	ビノレルビン	ナベルビン
	VP-16 (ETP)	エトポシド	ラステット, ベプシド

がん薬物療法 現場のルール

一般臨床で役立つポケットマニュアル

Clinical Rules of Cancer Chemotherapy

弦間昭彦【総編集】
Akihiko Gemma

久保田 馨／宮 敏路／勝俣範之【編集】
Kaoru Kubota　Toshimichi Miya　Noriyuki Katsumata

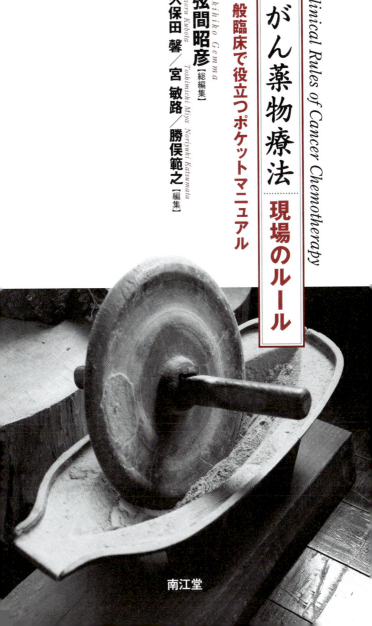

南江堂

執筆者一覧

総編集
弦間 昭彦 げんま あきひこ 日本医科大学学長

編集
久保田 馨 くぼた かおる 日本医科大学付属病院呼吸器内科
宮 敏路 みや としみち 日本医科大学多摩永山病院呼吸器・腫瘍内科
勝俣 範之 かつまた のりゆき 日本医科大学武蔵小杉病院腫瘍内科

執筆 (執筆順)
峯岸 裕司 みねぎし ゆうじ 日本医科大学付属病院化学療法科
弦間 昭彦 げんま あきひこ 日本医科大学学長
輪湖 哲也 わこ てつや 日本医科大学付属病院薬剤部／化学療法科
菅野 哲平 すがの てっぺい 国立がん研究センター研究所創薬臨床研究分野
久保田 馨 くぼた かおる 日本医科大学付属病院呼吸器内科
武井 寛幸 たけい ひろゆき 日本医科大学付属病院乳腺科
河越 哲郎 かわごえ てつろう 日本医科大学付属病院消化器・肝臓内科
宮 敏路 みや としみち 日本医科大学多摩永山病院呼吸器・腫瘍内科
川本 智章 かわもと ちあき 日本医科大学付属病院消化器・肝臓内科
勝野 暁 かつの あきら 日本医科大学付属病院消化器外科
内田 英二 うちだ えいじ 日本医科大学付属病院消化器外科
金子 恵子 かねこ けいこ 日本医科大学付属病院消化器・肝臓内科
近藤 幸尋 こんどう ゆきひろ 日本医科大学付属病院泌尿器科
木村 剛 きむら ごう 日本医科大学付属病院泌尿器科
門倉 玄武 かどくら げんむ 日本医科大学武蔵小杉病院腫瘍内科
勝俣 範之 かつまた のりゆき 日本医科大学武蔵小杉病院腫瘍内科
酒井 瞳 さかい ひとみ 日本医科大学武蔵小杉病院腫瘍内科 (現・近畿大学医学部内科学教室腫瘍内科部門)
山口 博樹 やまぐち ひろき 日本医科大学付属病院血液内科

中山 一隆	なかやま かずたか	日本医科大学付属病院血液内科
田村 秀人	たむら ひでと	日本医科大学付属病院血液内科
猪口 孝一	いのくち こういち	日本医科大学付属病院血液内科
山口 文雄	やまぐち ふみお	日本医科大学付属病院脳神経外科
稲井 俊太	いない しゅんた	日本医科大学付属病院耳鼻咽喉科・頭頸部外科
中溝 宗永	なかみぞ むねなが	日本医科大学付属病院耳鼻咽喉科・頭頸部外科
船坂 陽子	ふなさか ようこ	日本医科大学付属病院皮膚科
角田 隆	つのだ りゅう	金町中央病院整形外科（日本医科大学兼任）
杉谷 巌	すぎたに いわお	日本医科大学付属病院内分泌外科
大熊 裕介	おおくま ゆうすけ	東京都立駒込病院呼吸器内科
細見 幸生	ほそみ ゆきお	東京都立駒込病院呼吸器内科（日本医科大学兼任）
前田 美穂	まえだ みほ	日本医科大学付属病院小児科
早川 潤	はやかわ じゅん	日本医科大学付属病院小児科
松田 正典	まつだ まさのり	埼玉県済生会川口総合病院腫瘍内科
清家 正博	せいけ まさひろ	日本医科大学付属病院化学療法科
塩野 文子	しおの あやこ	埼玉医科大学国際医療センター呼吸器内科
小林 国彦	こばやし くにひこ	埼玉医科大学国際医療センター呼吸器内科（日本医科大学兼任）
水谷 英明	みずたに ひであき	埼玉県立がんセンター呼吸器内科
尾崎 勝俊	おざき かつとし	日本医科大学多摩永山病院血液内科
植松 和嗣	うえまつ かずつぐ	埼玉医科大学総合医療センター呼吸器内科
中道 真仁	なかみち しんじ	日本医科大学付属病院呼吸器内科
吉村 明修	よしむら あきのぶ	東京医科大学病院臨床腫瘍科（日本医科大学兼任）
栗本 太嗣	くりもと ふとし	埼玉県立がんセンター呼吸器内科
菅 隼人	かん はやと	日本医科大学付属病院消化器外科
宮永 晃彦	みやなが あきひこ	日本医科大学付属病院呼吸器内科
中鉢 久実	ちゅうばち くみ	東京臨海病院呼吸器内科
鈴木 規仁	すずき のりひと	日本医科大学付属病院緩和ケア科
齋藤 好信	さいとう よしのぶ	日本医科大学付属病院呼吸器内科

序　文

1. 薬物療法技術の進歩を非がん専門病院でも実践する

　がんの薬物療法は，分子標的治療薬の開発，対象症例選択技術の目覚ましい発展，支持療法の進歩などにより，治療成績が向上し，外来治療の導入も急速に進んできました．そのため，がん薬物療法を受ける患者数が増加し，がん薬物療法に精通した医療従事者の役割がますます高まっています．

　とくに，治療を受ける患者の苦しみの軽減や安全性の向上が得られている状況で，このがん薬物療法のノウハウを熟知し上手に治療を行うために，治療法別に，特徴，治療を選択する基準，副作用の対処，投与のコツなどを整理し，臨床上で日常的に直面する治療の機会に際し，迅速に正確な情報を伝えるマニュアルの要望は高まっています．

　しかし，個々の専門領域の薬物療法について解説した書籍はあるものの，がん薬物療法全般に焦点を当てた書籍は少なく，また，それら書籍の執筆者の多くは，がん専門病院所属と恵まれたチーム環境で薬物療法を行っており，わが国の実地臨床の現場からの視点で幅広く捉えたものとはいえません．

2. 標準治療の行えない患者が増えている高齢化社会の現場での葛藤と治療修飾の必要性

　また，高齢化が進む中で，われわれが治療する患者は，標準治療をそのまま行えない方々が多くを占めるようになりました．その場合，治療の修飾が避けられないものとなります．エビデンスの重要性と現場の葛藤をどう消化するかは大きな問題です．

　そこで本書では，
　　①合併症など，標準治療をそのまま行えない症例での考え方
　　②チームががん専門家ばかりではない状況での実際
　　③一般病院で考えられているコツ

序　文

などを念頭に置き，がん専門病院ではなく，種々の疾患を扱っている「日本医科大学」で行っている臨床現場のノウハウを中心に，一般病院でがん薬物療法を行う際に必要な知識を整理してコンパクトにまとめました．日本医科大学付属病院は，がん診療拠点病院実績で東京都第3位のがん化学療法実施数の経験を有しています．がん薬物療法に関わる多くの医療スタッフに役立つ，現場で使えるマニュアルを目指した企画です．

　例えば第2章では，「**標準的ルール**」には標準治療が行える場合の薬物療法を，「**現場のルール**」には患者別の使い分けを，「**ポイント，注意事項**」には専門医が行う工夫などを大胆に執筆いただきました．その結果，がん診療現場で参考にしていただける内容になったと確信しております．

　最後に，医師，薬剤師，看護師など，幅広い医療スタッフの皆様に本書をご活用いただいて，皆様の「薬剤の効果をしっかりと引き出す治療」のお役に立てることを願います．

2016年9月

日本医科大学学長
弦間　昭彦

目　次

第1章　がん薬物療法の臨床現場

1. がん薬物標準治療と臨床現場の葛藤
   　　峯岸　裕司，弦間　昭彦　2
2. 年齢・PSのがん薬物療法への影響と修飾の考え方
   　　峯岸　裕司，弦間　昭彦　4
3. 合併症のがん薬物療法への影響と修飾の考え方
   　　峯岸　裕司，弦間　昭彦　7
4. チーム医療で気を付けること　　輪湖　哲也　11

第2章　疾患別がん薬物療法のルール

1. 肺がん　14
   - 1-1. 小細胞肺がん　　菅野　哲平，久保田　馨　14
   - 1-2. 非小細胞肺がん　　峯岸　裕司，弦間　昭彦　20
2. 乳がん　　武井　寛幸　30
3. 食道がん　　河越　哲郎　42
4. 胃がん　　河越　哲郎　47
5. 大腸がん　　宮　敏路　52
6. 肝臓がん　　川本　智章　58
7. 膵臓がん　　勝野　暁，内田　英二　64
8. 胆道がん　　川本　智章，金子　恵子　69
9. 膵神経内分泌腫瘍　　勝野　暁，内田　英二　74
10. 前立腺がん　　近藤　幸尋　79
11. 腎がん　　木村　剛　84
12. 膀胱がん，尿路上皮がん　　近藤　幸尋　91
13. 精巣・後腹膜・縦隔胚細胞腫瘍　　木村　剛　95
14. 子宮がん　101
    - 14-1. 子宮頸がん　　門倉　玄武，勝俣　範之　101
    - 14-2. 子宮体がん　　酒井　瞳，勝俣　範之　104
15. 卵巣がん　　菅野　哲平，勝俣　範之　108
16. 血液がん　112
    - 16-1. 白血病　　山口　博樹　112

	16-2. リンパ腫	中山 一隆	120
	16-3. 骨髄腫	田村 秀人	124
	16-4. 骨髄異形成症候群（MDS）	猪口 孝一	130
17.	脳腫瘍	山口 文雄	135
18.	頭頸部がん	稲井 俊太, 中溝 宗永	139
19.	皮膚がん	船坂 陽子	145
20.	骨軟部腫瘍	角田 隆	149
21.	内分泌がん（甲状腺がん，副腎皮質がん）	杉谷 巌	154
22.	原発不明がん	宮 敏路	159
23.	HIV 関連悪性腫瘍	大熊 裕介, 細見 幸生	163
24.	小児がん		169
	24-1. 小児造血器腫瘍	前田 美穂	169
	24-2. 小児固形腫瘍	早川 潤	176

第3章　がん薬物療法に使用する薬剤事典

1. 抗がん薬の分類 ……………………………………………… 松田 正典, 勝俣 範之　180
2. 分子標的治療薬 ……………………………………………………………………………　183
   - **A** HER2 阻害薬 ……………………………………………………… 武井 寛幸　183
     - トラスツズマブ（ハーセプチン®）　183
     - ラパチニブトシル酸塩水和物（タイケルブ®）　184
     - ペルツズマブ（パージェタ®）　185
     - トラスツズマブ エムタンシン（T-DM1）（カドサイラ®）　185
   - **B** EGFR 阻害薬 …………………………………………………………… 清家 正博　186
     - ゲフィチニブ（イレッサ®）　186
     - エルロチニブ塩酸塩（タルセバ®）　187
     - セツキシマブ（アービタックス®）　187
     - パニツムマブ（ベクティビックス®）　188
     - アファチニブマレイン酸塩（ジオトリフ®）　188
     - オシメルチニブメシル酸塩（タグリッソ®）　189
   - **C** ALK 阻害薬 ……………………………………………… 塩野 文子, 小林 国彦　189
     - クリゾチニブ（ザーコリ®）　189
     - アレクチニブ塩酸塩（アレセンサ®）　190
     - セリチニブ（ジカディア®）　191
   - **D** mTOR 阻害薬 ………………………………………………………… 木村 剛　191
     - エベロリムス（アフィニトール®）　191
     - テムシロリムス（トーリセル®）　194
     - シロリムス（ラパリムス®）　194

E	抗CD20抗体	中山 一隆	194
	● リツキシマブ（リツキサン®）		194
	● イブリツモマブ チウキセタン配合 （ゼヴァリンイットリウム®，ゼヴァリンインジウム®）		195
	● オファツムマブ（アーゼラ®）		196
F	抗CD33抗体	山口 博樹	196
	● ゲムツズマブオゾガマイシン（マイロターグ®）		196
G	抗CCR4抗体	山口 博樹	197
	● モガムリズマブ（ポテリジオ®）		197
H	ABL阻害薬	山口 博樹	198
	● イマチニブメシル酸塩（グリベック®）		198
	● ニロチニブ塩酸塩水和物（タシグナ®）		198
	● ダサチニブ水和物（スプリセル®）		199
I	プロテアソーム阻害薬	田村 秀人	200
	● ボルテゾミブ（ベルケイド®）		200
J	血管新生阻害薬	清家 正博	201
	● ベバシズマブ（BEV）（アバスチン®）		201
	● ソラフェニブトシル酸塩（ネクサバール®）		201
	● スニチニブリンゴ酸塩（スーテント®）		202
	● サリドマイド（THAL）（サレド®）		203
	● レナリドミド水和物（LEN）（レブラミド®）		203
	● アキシチニブ（インライタ®）		204
	● レゴラフェニブ水和物（スチバーガ®）		204
	● パゾパニブ塩酸塩（ヴォトリエント®）		205
	● ラムシルマブ（サイラムザ®）		206
K	免疫チェックポイント阻害薬	水谷 英明，久保田 馨	206
	● ニボルマブ（オプジーボ®）		206
	● イピリムマブ（ヤーボイ®）		207
L	その他の分子標的治療薬		207
	● トレチノイン（ATRA）（ベサノイド®）	山口 博樹	207
	● タミバロテン（アムノレイク®）	山口 博樹	208
	● ボリノスタット（ゾリンザ®）	尾崎 勝俊	209
	● ルキソリチニブリン酸塩（ジャカビ®）	尾崎 勝俊	209
3.	**アルキル化薬**	植松 和嗣	210
	● シクロホスファミド水和物（CPA，CPM）（エンドキサン®）		210
	● イホスファミド（IFM）（イホマイド®）		210
	● ブスルファン（BUS）（マブリン，ブスルフェクス®）		211
	● メルファラン（L-PAM）（アルケラン®）		211
	● ベンダムスチン塩酸塩（トレアキシン®）		212
	● ニムスチン塩酸塩（ACNU）（ニドラン®）		212
	● ラニムスチン（MCNU）（サイメリン®）		213

目 次

- カルムスチン（BCNU）（ギリアデル®）　213
- ダカルバジン（DTIC）（ダカルバジン®）　214
- プロカルバジン塩酸塩（PCZ）（塩酸プロカルバジン®）　214
- テモゾロミド（TMZ）（テモダール®）　214

4. 代謝拮抗薬　　　　　　　　　　　　　　大熊 裕介，細見 幸生　215

- メトトレキサート（MTX）（メソトレキセート®）　215
- ペメトレキセドナトリウム水和物（PEM）（アリムタ®）　215
- フルオロウラシル（5-FU）（5-FU®）　216
- ドキシフルリジン（5'-DFUR）（フルツロン®）　217
- カペシタビン（ゼローダ®）　217
- テガフール（FT, TGF）（フトラフール®）　218
- テガフール・ウラシル配合（UFT）
  （ユーエフティ®，ユーエフティ E®）　218
- テガフール・ギメラシル・オテラシルカリウム配合（S-1）
  （ティーエスワン®）　219
- シタラビン（Ara-C）（キロサイド®，キロサイド N®）　219
- シタラビン オクホスファート水和物（SPAC）（スタラシド®）　220
- エノシタビン（BH-AC）（サンラビン®）　220
- ゲムシタビン塩酸塩（GEM）（ジェムザール®）　221
- メルカプトプリン水和物（6-MP）（ロイケリン®）　222
- フルダラビンリン酸エステル（フルダラ®）　222
- ネララビン（アラノンジー®）　223
- ペントスタチン（DCF）（コホリン®）　223
- クラドリビン（ロイスタチン®）　224
- クロファラビン（エボルトラ®）　224
- レボホリナートカルシウム（ℓ-LV）（アイソボリン®）　225
- ホリナートカルシウム（LV）（ロイコボリン®，ユーゼル®）　225
- ヒドロキシカルバミド（HU）（ハイドレア®）　226
- L-アスパラギナーゼ（L-ASP）（ロイナーゼ®）　226
- アザシチジン（ビダーザ®）　227

5. 抗生物質（アントラサイクリン系など）
　　　　　　　　　　　　　　　　　　　　　中道 真仁，久保田 馨　228

- ドキソルビシン塩酸塩（DXR, ADM, ADR）
  （アドリアシン®，ドキシル®）　228
- ダウノルビシン塩酸塩（DNR, DM）（ダウノマイシン®）　228
- ピラルビシン（THP）（テラルビシン®，ピノルビン®）　229
- エピルビシン塩酸塩（EPI）
  （ファルモルビシン®，ファルモルビシン RTU®）　229
- イダルビシン塩酸塩（IDR）（イダマイシン®）　230
- アクラルビシン塩酸塩（ACR, ACM）（アクラシノン®）　230
- アムルビシン塩酸塩（AMR）（カルセド®）　230

- ミトキサントロン塩酸塩（MIT）（ノバントロン®） 231
- アクチノマイシン D（ACT-D, ACD）（コスメゲン®） 231
- ブレオマイシン（BLM）（ブレオ®） 232
- ペプロマイシン硫酸塩（PEP）（ペプレオ®） 232

6. 微小管阻害薬　　　　　　　　　　水谷 英明，弦間 昭彦　233
- ビンクリスチン硫酸塩（VCR）（オンコビン®） 233
- ビンブラスチン硫酸塩（VLB）（エクザール®） 233
- ビノレルビン酒石酸塩（VNR, NVB）（ナベルビン®） 234
- パクリタキセル（PTX, PAC／nab-PTX）
  （タキソール®，アブラキサン®） 234
- ドセタキセル水和物（DTX, DOC, TXT）
  （タキソテール®，ワンタキソテール®） 235
- エリブリンメシル酸塩（ERI）（ハラヴェン®） 235
- カバジタキセル アセトン付加物（ジェブタナ®） 236
- ブレンツキシマブ ベドチン（アドセトリス®） 236

7. 白金製剤　　　　　　　　　　　　　　　　吉村 明修　237
- シスプラチン（CDDP, DDP）
  （ランダ®，ブリプラチン®，アイエーコール®） 237
- カルボプラチン（CBDCA）（パラプラチン®） 238
- オキサリプラチン（L-OHP, OX）（エルプラット®） 239
- ネダプラチン（アクプラ®） 239
- ミリプラチン水和物（ミリプラ®） 240

8. トポイソメラーゼ阻害薬　　　　　　　　　　栗本 太嗣　241
- イリノテカン塩酸塩水和物（CPT-11）
  （トポテシン®，カンプト®） 241
- ノギテカン塩酸塩（NGT）（ハイカムチン®） 241
- エトポシド（VP-16, ETP）（ラステット®，ベプシド®） 242
- ソブゾキサン（ペラゾリン®） 242

9. DNA 機能障害薬　　　　　　　　　　　　　　菅 隼人　243
- トリフルリジン・チピラシル塩酸塩配合（ロンサーフ®） 243

10. ホルモン　　　　　　　　　　　宮永 晃彦，久保田 馨　244
- アナストロゾール（アリミデックス®） 244
- エキセメスタン（EXE）（アロマシン®） 244
- レトロゾール（フェマーラ®） 245
- タモキシフェンクエン酸塩（TAM）
  （ノルバデックス®，バイエル） 245
- トレミフェンクエン酸塩（フェアストン®） 246
- フルベストラント（フェソロデックス®） 246
- フルタミド（オダイン®） 247
- ビカルタミド（カソデックス®） 247
- クロルマジノン酢酸エステル（プロスタール®） 247

- エンザルタミド（イクスタンジ®） 248
- メドロキシプロゲステロン酢酸エステル（MPA）(ヒスロン H®) 248
- エストラムスチンリン酸エステルナトリウム水和物（EMP）（エストラサイト®） 249
- ゴセレリン酢酸塩（ゾラデックス®，ゾラデックス LA®） 249
- リュープロレリン酢酸塩（リュープリン®，リュープリン SR®，リュープリン PRO®） 249
- デガレリクス酢酸塩（ゴナックス®） 250
- アビラテロン酢酸エステル（ザイティガ®） 250

11. **サイトカイン** 中道 真仁，久保田 馨 251
- インターフェロンガンマ-1a（イムノマックス-γ®） 251
- テセロイキン（イムネース®） 251
- セルモロイキン（セロイク®） 252

第4章　支持療法，緩和療法で使用する薬の使い方

1. 支持療法薬剤　中鉢 久実，久保田 馨　254
2. 緩和療法における麻薬性鎮痛薬の使い方　鈴木 規仁　265

付録

1. 臨床試験のキホン　齋藤 好信　270
2. 便利ツール一覧　中道 真仁　273

索　引　281

本書に記載の薬剤情報については，最新かつ正確をきたすよう努めていますが，薬剤の使用法・治療法は変更される場合がありますので，使用に際しては最新の添付文書などを参考にされ，十分の注意を払われますようお願い申し上げます．
株式会社　南江堂

1章 がん薬物療法の臨床現場

第1章. がん薬物療法の臨床現場

1 がん薬物標準治療と臨床現場の葛藤

A 標準治療は最善の治療か

　標準治療とは，現時点で相対的にもっとも優れているとされる治療であり，エビデンスに基づいて評価されている．がん薬物療法において，優れたエビデンスはランダム化比較試験により得られる．言い換えると，標準治療の適応となる患者は，ランダム化比較試験の対象となる特定の患者集団に限られることになる．通常，臨床試験の対象は performance status（PS）良好で主要臓器機能が保持され，重篤な合併症を有さないなど厳格な適格規準を満たし，除外規準に合わない患者である．一般に標準治療は90％以上の患者に適応可能とされているが，がん診療に限った場合，がん専門病院を除けば，おそらく半数以上は PS，年齢，臓器機能障害，合併症などで一般の臨床試験の対象とならない患者であろう．つまり標準治療は，集団医学の見地に立って「最大多数の最大幸福」を目指す医療であるが，個々の患者にとって必ずしも最善の治療ではない．われわれ臨床医の目指すところは個々の患者にとって最善といえる医療であり，その実践のために evidence-based medicine（EBM）の概念[1]があり，これを正しく活用していく必要がある．

B EBM の概念とプロセス

　EBM は「根拠に基づく医療」と訳されることが多い．EBM という言葉はすでに広く浸透しているが，「エビデンスを絶対視するあまり，医師の裁量や経験，患者の意向などが軽視される」という弊害がときにみられる．EBM の考え方では，もちろんエビデンス（best research evidence）は重要な要素であるが，加えて医師の技能・経験（clinical expertise）と患者の価値観（patient preference）の3つの要素をうまく統合して治療方針を決定し，患者に適応する．

> EBMのプロセスは,
> ステップ1:問題の定型化(判断を求められている課題を整理)
> ステップ2:情報(エビデンス)の検索(それぞれの課題について妥当な情報を探す)
> ステップ3:情報の批判的吟味(手に入れた情報を批判的に吟味する)
> ステップ4:判断の適応(吟味の結果を患者に適応する)
> ステップ5:自己評価(一連の過程を振り返る)
> の5つのステップを踏むべきとされる.

　ステップ1および4は医師・患者の主観を含む部分である.ステップ2・3を実践するには多くの文献を読みこなし,評価する必要があるが,本ステップでは医師により割ける時間や熟練度などに個人差が生じてしまうことも否めない.これを補完するのが専門家の手で玉石混交のエビデンスを評価・体系化した各領域の診療ガイドラインである.

EBMの実践はなぜ重要か

　つまりEBMの実践とは,まず患者個人と向き合い,客観性に裏打ちされたエビデンスを介在として,医師と患者それぞれが考えを話し合うことで個々の患者にとって最善の治療法を模索・実行していく過程である.大学病院や規模の大きな総合病院では,患者は多くの医師の目に曝されるため,医師の技量や経験の差は中和されることが期待できるが,一般の市中病院では高度な判断を1人の医師の裁量に任されるケースも多いため,EBMの実践はより重要といえる.正しいEBMのプロセスが実践されれば,EBMが「患者の意向を無視した」「少数派の患者を切り捨てた」「マニュアル化した」「訴訟逃れの」医療であるという誤解もなくなるであろう.

　患者個々のすべての状況に対して臨床試験が実施されているわけではなく,利用可能な最良のエビデンスが必ずしも質の高いものでない,医師の熟練度や価値観,さらには利用可能な医療資源も均一ではなく,患者の価値観や意向も千差万別なのが一般臨床の現実である.様々な制約の中で正解のない目の前の患者に対して最善の医療を行うためには,EBMを診療に応用することが重要である.

文 献
1) Straus SE, et al : Evidence-Based Medicine, How to Practice and Teach It, 4th ed, Churchill Livingstone, Edinburgh, 2011

第1章. がん薬物療法の臨床現場

2 年齢・PSのがん薬物療法への影響と修飾の考え方

高齢者に対するがん薬物療法

1 がん診療における高齢化の現状

2015年現在，わが国の総人口に占める65歳以上の高齢者の割合は約26％であり，4人に1人が65歳以上の高齢者という高齢化社会を迎えている．わが国における死亡原因の1位は悪性新生物であり，2014年の人口動態統計では全死因の約30％を占め，2位の心疾患のおよそ2倍である．全がん死亡率は男女ともに60歳台から上昇し，高齢になるほど高率となる．2014年のがん死亡数は368,103人である．このうち70歳以上の高齢者が占める割合は男女ともに約70％であり，これはがん薬物療法の対象となる患者の多くが70歳以上の高齢者と言い換えることができる．

2 高齢がん患者の特徴

世界保健機構（WHO）では65歳以上を高齢者と定義しているが，わが国でのがん診療の現場では70歳以上もしくは75歳以上を高齢者とすることが多い．臨床試験では75歳以上の患者は除外されることが多いため，75歳未満では質の高いエビデンスが存在するが，75歳以上でのデータは少ない．日本肺癌学会編集『肺癌診療ガイドライン』では75歳以上を高齢者と定義している．

高齢者の特徴は暦年齢と機能的年齢の個人差が大きいことである．高齢者では主要臓器の潜在的機能低下による薬物動態の変化，骨髄の予備能力低下，糖尿病や呼吸器・循環器疾患などの合併症が化学療法の毒性や耐用性に影響すると推察される．一方で，高齢者と若年者で化学療法の効果や毒性に差はないとする報告もあり，治療適応を暦年齢で一概に判断するべきではないとする考えもある．しかしながら，臨床試験の対象となる高齢者は適格規準をもとに選抜された患者であり，高齢者の全体像を反映しているとはいえず，高齢は危険因子の1つとして考えるべきであろう．

高齢者は病気や治療に対する理解不足や日常生活動作（ADL）やPSが低下していることも多く，意思決定や療養に家族の支援が

2. 年齢・PSのがん薬物療法への影響と修飾の考え方

不可欠である場合も少なくない．しかし，配偶者も高齢もしくはすでに他界していたり，核家族化の影響で家族の支援が得られないことも多く，病院への依存度が高くなる傾向がある．

生活機能，精神機能，社会・環境の面から高齢者を包括的に捉えて評価する手法として高齢者総合的機能評価（CGA）が提唱されている．がん患者におけるCGAの有用性についての検討はまだ不十分であるが，高齢者の治療方針決定にCGAを取り入れることも考慮に値する．

日常臨床では，暦年齢のみで化学療法の適応を判断すべきでなく，身体機能，精神状態，社会的背景を考慮した上で，利用可能なエビデンスを吟味し治療方針を立てることが重要である．

B performance status（PS）不良患者に対するがん薬物療法

1 PSの定義とPS不良患者の特徴

わが国ではEastern Cooperative Oncology Group（ECOG）のPS（p273参照）が広く使用されている．PSはほとんどのがん腫において病期に次ぐ重要な予後因子であり，化学療法の適応を決定する上で重要な判断材料である．しかし，評価は担当医の主観に依拠するため，明確に判定することは容易ではない．このため，医師や看護師，介護者など複数の意見も考慮に入れ客観性を持たせる必要がある．

PS不良の原因は，がん自体の進行，高齢や合併症，さらに精神的要因など様々である．臨床医は原因を明確化し，それぞれ治療介入することでPSの改善が得られるかを適切に判断する必要がある．例えばがん性疼痛によるPS低下であれば，適切な疼痛コントロールによりPS改善が期待できる．

2 PS不良患者に対するがん薬物療法

PS不良患者は多様な集団であり，PSのみで一様に治療適応を判断することは適切ではない．臨床試験の多くはPS 0～2の患者を対象に検討されており，PS 3・4の患者に対して有効性を示す質の高いデータは乏しい．PS 3・4の患者では，重篤な有害事象や治療関連死の増加，QOL低下の懸念から細胞傷害性薬剤での化学療法は

[注1] 2012年American Society of Clinical Oncology（ASCO）から，がん診療の質を向上させるために実施すべきではない「Top 5 list」が公表された．この項目1の中でPS不良（3または4）の患者には化学療法を行わないように勧告している．

第1章. がん薬物療法の臨床現場

考慮すべきではないとされる[注1]. このため, 多くのがん腫では, がん薬物療法の適応となるのはPS 2 までとの考え方が一般的である.

また, 化学療法が患者にとって不利益と予想される場合には, 積極的に緩和療法を考慮すべきである. ただし, 化学療法の高い有効性が予想されるがん腫, 例えば血液疾患や小細胞肺がん, さらには一部の分子標的治療薬の対象となる driver mutation 陽性悪性腫瘍では, PS 不良であっても積極的に治療を検討する. 一例として, *EGFR* 遺伝子変異陽性非小細胞肺がんでは, ゲフィチニブなどの EGFR チロシンキナーゼ阻害薬(TKI)の有用性がすでに示されているが, PS 不良(80歳以上, PS 1 を含む)の *EGFR* 遺伝子変異陽性非小細胞肺がん 30 例を対象にゲフィチニブを投与した場合, 臨床上有意義な PS の改善が 68% に認められ, 生存期間中央値も 17.8 ヵ月と非常に良好であったと報告されている[1].

PS 不良患者に対してのエビデンスは少ないが, PS 不良の原因を評価し, 化学療法の期待される利益と予想される有害事象を総合的に判断し, 意思決定を行う.

文 献

1) Inoue A, et al : First-line gefitinib for patients with advanced non-small cell lung cancer harboring epidermal growth factor receptor mutations without indication for chemotherapy. J Clin Oncol **27** : 1394-1400, 2009

第1章. がん薬物療法の臨床現場

3 合併症のがん薬物療法への影響と修飾の考え方

　がん患者に合併する疾患は，慢性閉塞性肺疾患などの喫煙関連疾患，糖尿病などの内分泌疾患，脳血管障害後遺症や虚血性心疾患など多岐にわたる．

　標準化学療法は，臓器障害がなく全身状態が良好な患者群での最大耐用量をもとにしている．投与量・スケジュールは臓器機能が正常な患者が耐えられるほぼ上限に設定されている．このため，高度の合併症や臓器機能障害を有する患者においては，容易に相対的過量投与になりやすい．臓器障害の程度や臓器障害に至る背景も様々であり，エビデンスが乏しい領域である．しかしながら，抗がん薬の副作用や代謝・排泄のプロファイルと過去の症例報告などを吟味することにより，標準治療もしくはそれに準じた治療も可能である．

　本項では，臓器障害を有する患者に対する基本的な考え方を解説する．具体的な抗がん薬の代謝・排泄経路および臓器障害による用量調節については，各薬剤のインタビューフォームおよび文献を参照されたい．

 腎機能障害を合併する場合

1 腎機能障害患者の特徴

　慢性腎不全の原因疾患には，糖尿病性腎症，慢性糸球体腎炎，腎硬化症などがあり，近年，患者数は増加傾向である．悪性腫瘍の合併頻度も上昇傾向であり，透析患者の死因の第3位（9.4％）と報告されている．

2 がん薬物療法への影響と選択

　腎機能低下患者に対しては，肝代謝が主体で腎排泄性の低い薬剤を選択することが基本である．血液透析が導入されていない腎障害患者の腎機能評価には，クレアチニンクリアランス（CCR）が糸球体濾過量（GFR）の指標としてよく用いられる．臨床の現場では，24時間法の代替として血清クレアチニンから換算式（Cockcroft-Gault式）を用いてCCRを推算されることもある（p274参

照).しかし,高齢者では,Cockcroft-Gault 式は 24 時間法での CCR より高く算出されることが多く,また CCR は GFR を過小評価するとされる.

カルボプラチン(CBDCA)は腎機能と AUC(area under curve)がよく相関することから,体表面積を用いずに腎機能に応じての Calvert 式による投与量の設定が可能である.腎障害性も低いことから,腎機能低下患者での第一選択の白金製剤となる.シスプラチン(CDDP)は CCR 60 mL/ 分未満での使用は基本的には推奨されない.病態によっては,用量調節の上,化学療法を行うが,減量した場合の血行動態・抗腫瘍効果についてはデータが乏しい.

抗体薬は,多くの薬剤で減量の必要なく使用可能である.チロシンキナーゼ阻害薬(TKI)の多くも肝代謝であるため,薬物動態的には減量の必要はないが,一部の薬剤では腎機能低下患者で薬剤の AUC 上昇が報告されており,各薬剤の投与基準を確認する必要がある.

血液透析患者における各抗がん薬の薬物代謝や動態には個人差が大きく,その透析性も十分な裏付けはない.各抗がん薬投与量・投与間隔や透析タイミングなどに関する知見は少なく,試験的に実施された症例における血中濃度モニタリングと副作用の評価といった症例報告に留まっている.

B 肝機能障害を合併する場合

1 肝機能障害患者の特徴

肝機能障害の原因には,ウイルス性慢性肝炎・肝硬変,アルコール性肝障害,自己免疫性肝炎など慢性肝疾患が存在する場合と多発肝転移による場合,その混在が考えられる.慢性および不可逆的病態で治療介入でも障害の軽快が期待できない場合には,投与量を調整の上で化学療法の実施を検討する.肝硬変など慢性肝疾患を合併する患者は,潜在的な免疫不全や汎血球減少,低アルブミン血症,血液凝固能低下,食道・胃静脈瘤など化学療法に伴う合併症の危険性が高い.

抗がん薬の多くは肝代謝されるため,肝機能障害を有する場合には用量調節が必要となる.肝機能は通常 Child-Pugh 分類で評価され,肝予備能の評価にはインドシアニン・グリーン試験も考慮されるが,抗がん薬の薬物動態を予測する指標としては十分な検討がなされていない.一般的な臨床試験の適格規準では AST,ALT と総ビリルビン値(T-Bil)が用いられているが,AST/ALT は主に炎症

と壊死を反映しており，代謝の指標ではない．T-Bil も重度の胆汁うっ滞や肝不全にならないと上昇しないことから，腎機能障害における CCR と異なり，いずれも肝代謝のよい指標ではなく，評価が難しい．

2 がん薬物療法への影響と選択

CDDP と CBDCA は肝代謝を受けず腎排泄性が高いため，通常の用量で使用が可能である．しかし，併用される多くの薬剤では減量が必要となる．抗体薬は一般に肝機能障害の影響は受けず，通常用量で使用可能である．一方で，ほとんどの TKI は肝臓で代謝されるため，肝機能障害の影響を受けると考えられているが，減量の目安となる十分なデータは示されていないことが多い．

B 型肝炎ウイルス（HBV）陽性患者の場合，化学療法中 HBV 再活性化が起こることがあるため，抗ウイルス薬の予防投与や HBV-DNA を定期的に測定し，HBV-DNA 上昇を検出した時点で抗ウイルス薬投与を行う．

肝転移により閉塞性黄疸を生じている場合は，他の病態が安定していれば積極的に減黄を試みるべきである．ステントや経皮経肝胆管ドレナージ（PTCD）チューブ留置による化学療法の制限はない．減黄後は肝機能障害時の治療選択に準じて治療を検討する．

間質性肺炎を合併する場合

間質性肺炎は肺がんの重要な危険因子および予後不良因子である．間質性肺炎合併悪性腫瘍の化学療法でもっとも問題視されているのが，致死的な間質性肺炎の急性増悪である．間質性肺炎急性増悪の病態は，急性呼吸促迫症候群（ARDS）と同様にびまん性肺胞障害であり，ステロイドなどの治療に反応が乏しく，予後不良である．このため，他の予後良好な薬剤性肺障害とは区別されるべきであるが，感染症の合併なども含め，その鑑別は容易でない．また，肺がん以外の間質性肺炎合併患者においても同様に急性増悪を発症するのか，回答は得られていない．

急性増悪の予測因子および予防法は確立していない．安全な薬剤は存在せず，肺野病変が軽度であっても急性増悪の危険性があるという認識で治療を行う必要がある．

糖尿病を合併する場合

糖尿病合併患者では，化学療法によりしばしば耐糖能悪化を経験する．化学療法中の耐糖能障害治療の基本は速効型 / 超速効型イ

ンスリンの食前投与が基本である.ただし,化学療法に伴う食欲不振で食事量が一定しないこともあり,実際には血糖値の予測は困難なため,スライディングスケールが用いられることが多い.血糖コントロールの目標設定は,がん進行度に応じて設定される.予後の限られた状態では厳格なコントロールの必要はなく,食事制限や血糖測定は最低限に留め QOL 保持を優先させる.

　糖尿病罹患期間が 10 年以上に及ぶ場合は,糖尿病性腎症にも注意が必要である.持続的蛋白尿を認める病期においても腎機能はほぼ正常に保たれることが多く,化学療法を契機に腎機能低下が顕在化することもあり,尿中アルブミンや他の糖尿病性合併症も考慮し,腎毒性を生じやすい薬剤の回避も検討する.パクリタキセルでは高頻度に末梢神経障害が認められ,用量規定因子の 1 つとなっているが,糖尿病合併患者で高リスクであることが報告されている[1].

文　献

1) Rowinsky EK, et al : Clinical toxicities encountered with paclitaxel (Taxol). Semin Oncol **20** : 1-15, 1993

第1章. がん薬物療法の臨床現場

4 チーム医療で気を付けること

がん患者は身体的な問題のみならず，精神的，人間関係を含めた社会的，スピリチュアルな問題を抱えている．

チーム医療のあり方

従来，日本で普及してきたチーム医療とは，患者を中心としてその周囲を取り囲むように各医療従事者が関与するという考え方であった．現在は，「医療とは医療提供者と患者側の協働で成り立つ」と認識されるようになり，患者やその家族もチームの一員と捉え，輪の中心には「解決すべき課題」を置くべきだと考えられるようになった．米国M.Dアンダーソンがんセンターは，「効果的ながんチーム医療の概念モデル」としてABC概念を提唱している（図1）．このモデルには医師，看護師，薬剤師，栄養士など直接医療を提供するチームのみならず，福祉職，心理職，スピリチュアルケアなど患者および家族のサポートを行うチーム，家族・友人，企業，マスコミ，政府などを含めた医療や患者を囲む社会資源からなるチームも含まれている．

よりよいチーム医療を進めるためには

「チーム」とは，ただ単に集合を意味するグループとは異なり，共通の使命・価値観・信念（ミッション）を持ち，望ましい将来像・実現したい世界観（ビジョン）を共有した集団であり，「チーム医療」とは，そこに属するすべての職種がそれぞれの専門性を発揮することで，患者の満足度をより高めることを目指した医療である．

「チーム医療はコミュニケーション医療である」といわれる．コミュニケーションの手段は日々の業務，ミーティングやカンファレンスをはじめ多岐にわたる．コミュニケーションを密にとりながら，チームメンバー一人ひとりが互いを尊重し，共通の目標に向かって前進する体制作りが重要である．

第1章. がん薬物療法の臨床現場

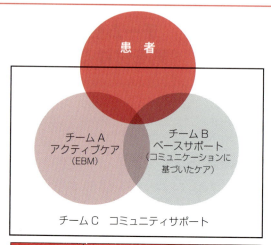

構成要素	職種例
A: アクティブケア	医師, 薬剤師, 検査技師, 栄養士, 理学療法士, 作業療法士, 看護師
B: ベースサポート	チャプレン, 臨床心理士, 音楽療法士, 絵画療法士, 看護師, ソーシャルワーカー, 家族, 友人, スピリチュアル・アドバイザー
C: コミュニティサポート	ペーシェント・アドボケイト(患者団体), 製薬会社社員, 基礎研究者, 疫学研究者, 政府職員, ソーシャルワーカー, 家族, 友人, スピリチュアル・アドバイザー

図1 チーム医療モデル

[福原麻希:チーム医療を成功させる10か条―現場に学ぶチームメンバーの心得―, 中山書店, 東京, 2013を改変して引用]

文献

1) 福原麻希:チーム医療を成功させる10か条―現場に学ぶチームメンバーの心得―, 中山書店, 東京, 2013

2章 疾患別がん薬物療法のルール

1. 肺がん（小細胞肺がん，非小細胞肺がん）
2. 乳がん
3. 食道がん
4. 胃がん
5. 大腸がん
6. 肝臓がん
7. 膵臓がん
8. 胆道がん
9. 膵神経内分泌腫瘍
10. 前立腺がん
11. 腎がん
12. 膀胱がん・尿路上皮がん
13. 精巣・後腹膜・縦隔胚細胞腫瘍
14. 子宮がん（子宮頸がん，子宮体がん）
15. 卵巣がん
16. 血液がん（白血病，リンパ腫，骨髄腫，骨髄異形成症候群）
17. 脳腫瘍
18. 頭頸部がん
19. 皮膚がん
20. 骨軟部腫瘍
21. 内分泌がん（甲状腺がん，副腎皮質がん）
22. 原発不明がん
23. HIV 関連悪性腫瘍
24. 小児がん，（小児造血器腫瘍，小児固形腫瘍）

第2章. 疾患別がん薬物療法のルール
1. 肺がん

1-1 小細胞肺がん

薬 物療法はこう使い分ける！

- 進展型（extensive disease：ED）小細胞肺がんの一次治療は，performance status（PS），年齢を考慮し，治療法を決定する（図1）．

標 準的なルール

1 標準治療可能な進展型の一次治療

- PS 0〜2，75歳未満，臓器障害を認めない場合，シスプラチン（CDDP）+イリノテカン（CPT-11）の併用療法（IP療法）を選択する．CPT-11による毒性が懸念される場合（下痢，薬剤

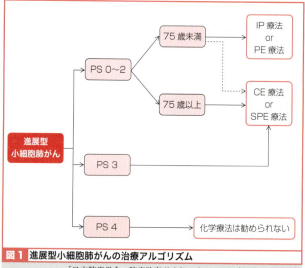

図1 進展型小細胞肺がんの治療アルゴリズム

[日本肺癌学会：肺癌診療ガイドライン，2015年より一部改変]

性肺炎など）は，CDDP＋エトポシド（VP-16）の併用療法（PE療法）を選択する（*N Eng J Med* **346**: *85, 2002*）.

- 一次治療の投与期間は4～6コースが推奨される.
- ①PS 0～2でCDDPの使用が困難，②75歳以上，③PS 3の患者にはカルボプラチン（CBDCA）＋VP-16の併用療法（CE療法）を選択する（*Br J Cancer* **97**: *162, 2007*）.

2 標準治療可能な進行期二次治療

- 二次治療のもっとも重要な効果予測・予後因子に，抗がん薬最終投与日から再発までの期間（treatment free interval：TFI）がある．一般にTFI 90日以上がsensitive relapse，90日未満がrefractory relapseと定義される.
- sensitive relapseを対象に，経口ノギテカン（NGT）でbest supportive care（BSC）と比較して全生存期間の延長を認めている（*J Clin Oncol* **24**: *5441, 2006*）.
- retrospectiveな検討ではあるが，TFIが6ヵ月以上の患者において初回化学療法と同じレジメンを二次治療に用い，45～60％の奏効割合が報告されている（*Eur J Cancer Clin Oncol* **23**: *1697, 1987*）.
- refractory relapseを対象に日本臨床腫瘍研究グループ（JCOG）で行われたアムルビシン（AMR）の第Ⅱ相試験では，奏効割合が32.9％，全生存期間が8.9ヵ月と良好であった（*Lung Cancer* **84**: *67, 2014*）．またNGTとAMRとの第Ⅲ相試験におけるrefractory relapse例のサブグループ解析でAMR群が良好な成績であった（*J Clin Oncol* **32**: *4012, 2014*）．これらの結果から，refractory relapseに対してはAMRが治療選択肢として考慮される.

現場のルール

1 高齢者の場合

- 一般に75歳以上を指す．化学療法の適応は暦年齢のみで判断すべきではないが，高齢者は臓器機能の低下を伴うことも多く，注意が必要である.
- CE療法，CDDP分割療法（SPE療法）が考慮される.

2 PS 3の場合

- 小細胞肺がんにおいてはPS 3の患者でも，化学療法によりPSの改善が得られる可能性があり，CE療法，SPE療法が考慮される.

第2章. 疾患別がん薬物療法のルール

表1 腎障害・肝障害時の用量調節

薬剤	CCR (mL/分)	用量調節	T-Bil	GOT・GPT	用量調節
CDDP	30〜50 <30	50%減量 中止	−	−	不要
CBDCA		Calvertの式により調整	−	−	不要
CPT-11	−	不要	ULN 1.5〜3倍 ULN 3.1〜5倍 ULN 1.5以下 ULN 1.5〜5倍	ULN 5倍以下 ULN 5倍以下 ULN 5.1〜20倍 ULN 5.1〜20倍	60 mg/m² 50 mg/m² 60 mg/m² 40 mg/m²
VP-16	10〜50 <10	25%減量 50%減量	1.5 < T-Bil < 3.0 3.0 <	60 < GOT < 180 180 <	50%減量 中止
AMR		データなし			データなし
NGT	20〜39 <20	50%減量 中止	−	−	不要

ULN:施設基準値上限

③ 腎機能障害のある場合

- 腎排泄率の比較的高い薬剤として,CDDP,CBDCA,VP-16,NGTが知られている.CBDCAは腎機能に応じた投与量の設定が確立している.
- 用量調節は**表1**参照のこと.

④ 肝機能障害のある場合

- 用量調節は**表1**参照のこと.

⑤ 間質性肺炎がある場合

- AMRは間質性肺炎または肺線維症の患者では禁忌,CPT-11も添付文書上は禁忌となっているため,PE療法,CDDPが使用できない場合はCE療法が選択される.
- G-CSF製剤の使用は急性肺障害を生じるとの報告もあり,間質性肺炎合併症例ではメリットを十分に考慮して使用する必要がある.

⑥ 放射線療法併用の場合

- PS 0〜2の限局型(limited disease:LD)小細胞肺がん患者に対しては,全身化学療法と併用して胸部放射線照射を行う.
- 放射線療法は化学療法と同時に行い,1日2回照射の加速過分割照射法が望ましい.

1-1 小細胞肺がん

- 化学療法は PE 療法 4 コースが選択されるが，CDDP の投与が困難な場合は CBDCA も考慮される．

7 術後補助療法

- LD の中でも，臨床病期 I 期（とくに cT1N0M0）では，外科的切除が選択されることが多い．術後小細胞肺がんと確診された患者を対象に PE 療法 4 コース施行し，比較的良好な成績が報告されている（*J Thorac Cardiovasc Surg*: **129**: 977, 2005）．

8 全脳照射について

- LD 例では，一次治療による化学放射線療法で CR または near CR が得られた場合，予防的全脳照射が推奨される（*N Eng J Med* **341**: 476, 1999）．
- ED 例では，奏効例に対する PCI は，3 ヵ月ごとの脳 MRI で経過観察する場合には，推奨されていない（*ASCO 2014*）．

推奨レジメン

1 標準治療可能な進行期一次治療

① CDDP+CPT-11

わが国で行われた第Ⅲ相試験で，PE 療法に比較し有意に生存期間を延長したレジメンである．しかし，海外で行われた追試では，PE 療法に比較して差は認めなかった．その後，白金製剤に CPT-11 または VP-16 を併用したレジメン同士の比較試験のメタアナリシスの結果が報告された．奏効割合と生存期間は，CPT-11 併用群が有意に良好であった（*Cancer* **116**: 5710, 2010）．

CDDP 60 mg/m^2, day 1 + CPT-11 60 mg/m^2, day 1・8・15；4 週ごと

② CDDP+VP-16

CDDP 80 mg/m^2, day 1 + VP-16 100 mg/m^2, day 1〜3；3 週ごと

2 治療可能な進行期二次治療

a. sensitive relapse

① AMR

30〜40 mg/m^2, day 1〜3；3 週ごと

② NGT

1.0 mg/m^2, day 1〜5；3 週ごと

③ CPT-11

60〜100 mg/m^2, day 1・8・15；4 週ごと

第 2 章. 疾患別がん薬物療法のルール

④ 初回治療の re-challenge 法（TFI 6ヵ月以上）

※TFI が 3ヵ月以上 6ヵ月未満の症例に対するデータはなく，個別に適応を判断する．

b. refractory relapse
① AMR
② NGT
③ CPT-11
④ best supportive care

❸ 高齢者
① CBDCA+VP-16

CBDCA AUC=5, day 1 + VP-16 80 mg/m^2, day 1〜3 ; 3〜4 週ごと

② split CDDP+VP-16

CDDP 25 mg/m^2, day 1〜3 + VP-16 80 mg/m^2, day 1〜3 ; 3〜4 週ごと

❹ PS 3
① CBDCA+VP-16
② split CDDP+VP-16

❺ 腎機能障害合併例
① CBDCA+VP-16

❻ 肝機能障害合併例
表 1 参照の上，各レジメンを用量調節．

❼ 間質性肺炎合併例
① CDDP or CBDCA+VP-16

❽ 放射線療法併用
① CDDP +VP-16

※放射線併用時は 4 週ごと．

❾ 術後補助療法
① CDDP+VP-16

ポイント，注意事項

- 小細胞肺がんは抗がん薬治療に対する sensitivity が高く，病期に関わらず生存期間の改善に寄与する．したがって，積極的に治療適応を検討する．
- CPT-11 は，致死的となりうる高度の下痢をきたしうるため，腸管麻痺などの腹部症状や閉塞性黄疸を有する患者には VP-16 を使用する．

- CPT-11 の代謝には *UGT* 遺伝子の多型が知られており，とくに *UGT1A1*6*，**28* の遺伝子多型でホモ（**6/*6*，**28/*28*）またはいずれもヘテロ（**6/*28*）の場合に，重篤な有害事象（とくに好中球減少）の頻度が高い．
- 抗がん薬治療開始数日間は，制吐薬の影響もあり便秘傾向となりやすい．CPT-11 投与時は，便秘により CPT-11 の代謝産物の腸管からの排泄が遅延し，遅発性下痢が重篤化する可能性がある．投与数日間の排便コントロールがきわめて重要である．
- 診断時に脳転移を有する患者も多い．一次全身化学療法により脳転移巣が縮小することもあるため，脳転移例に対しては，慎重に経過観察をしながら化学療法を継続する．
- 診断時 PS 3 の LD 例に対しては化学療法を先行し，PS 0〜2 に改善した場合に放射線療法の追加併用が勧められる．
- CDDP の投与に際しては，腎機能障害の予防のため，長時間かつ大量の補液が必要とされていた．しかし，CDDP 投与前にマグネシウム，マンニトールを投与し，投与時間を短縮したショートハイドレーション法が開発された．腎機能障害も減少し（*Jpn J Clin Oncol* **43**: 1105, 2013），外来でも CDDP の投与が可能となっている．

第2章. 疾患別がん薬物療法のルール
1. 肺がん

1-2 非小細胞肺がん

薬物療法はこう使い分ける！

- Ⅳ期非小細胞肺がんの治療方針は decision tree で示され，各分岐点での要因を判断して治療を選択する．最初の分岐点は組織型（非扁平上皮がんもしくは扁平上皮がん）であり，さらに非扁平上皮がんでは oncogenic driver mutation のステータスにより，*EGFR* 遺伝子変異陽性，*ALK* 遺伝子転座陽性，*EGFR*・*ALK* 遺伝子変異陰性もしくは不明の3通りに分類される．明らかな扁平上皮がんにおいては，遺伝子変異の検索は必須とされていない．
- 実際の臨床では，この4分類がさらに年齢，PS，併存疾患により細分化され，治療方法が選択される（図1）．

標準的なルール

1 標準治療可能な進行期一次治療

- 75歳未満，PS 良好，臓器障害（併存疾患）なし：白金製剤併用療法を基本にベバシズマブ併用および維持療法が選択肢となる．
- 扁平上皮がん：抗腫瘍効果が劣るとされるペメトレキセド（PEM），重篤な喀血のリスクが懸念されるベバシズマブ（BEV）が選択肢から除かれる．
- 白金製剤併用化学療法の投与期間は6コースを超えないことが推奨されている．
- PS 3〜4症例：細胞傷害性抗がん薬は推奨されない．
- *EGFR* 遺伝子変異陽性例：EGFR チロシンキナーゼ阻害薬（EGFR-TKI：ゲフィチニブ，エルロチニブ，アファチニブ）投与が推奨される．
- *ALK* 遺伝子転座陽性例：ALK 阻害薬（クリゾチニブ，アレクチニブ）投与が推奨される．日本人 *ALK* 遺伝子転座陽性非小細胞肺がんを対象とした第Ⅲ相試験において，クリゾチニブに

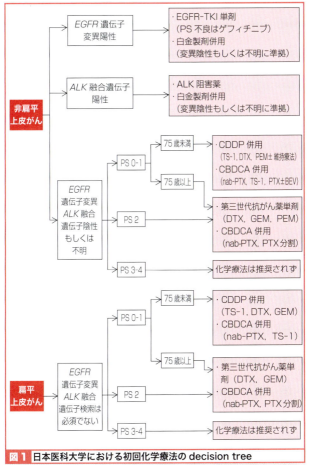

図1　日本医科大学における初回化学療法の decision tree

「肺癌診療ガイドライン（2015年度版）」（日本肺癌学会）を元に日本医科大学での実践に基づいて作成．

対してアレクチニブが有意に無増悪生存期間を延長した．しかし，アレクチニブはクリゾチニブ不応/耐性例においても有効性が示されており，一次治療でのクリゾチニブ使用も選択肢となる．

第2章. 疾患別がん薬物療法のルール

現場のルール

1 75歳以上の進行期一次治療

- 高齢者に対する化学療法の適応は暦年齢のみで判断されるべきではない．高齢者の定義は確立しておらず，本書ではガイドラインに則り75歳以上を高齢者と定義する．
- 第三世代抗がん薬単剤治療が標準治療である．欧米ではビノレルビン（VNR）とゲムシタビン（GEM）が頻用されている．本邦においてはドセタキセル（DTX）も標準治療である（*J Clin Oncol* **24**: 3657, 2006）．
- カルボプラチン（CBDCA）併用療法も選択肢の1つとなりうるが有害事象に注意が必要であり，症例選択が重要である（*Lancet* **378**: 17, 2011）．
- *EGFR*遺伝子変異陽性例：EGFR-TKI（ゲフィチニブ，エルロチニブ）投与が推奨される．通常は化学療法適応とならない超高齢者（80歳以上）においてもゲフィチニブ投与を検討してもよい（*J Clin Oncol* **27**: 1394, 2009 ／ *J Thorac Oncol* **7**: 1417, 2012）．
- *ALK*遺伝子転座陽性例：ALK阻害薬（クリゾチニブ，アレクチニブ）投与が推奨される．高齢者に限定したエビデンスは十分でないが，クリゾチニブに比してアレクチニブは有効性・安全性の面で優れており，予備機能が低下している高齢者では，アレクチニブ投与が優先される．

2 PS 2の進行期一次治療

- PS低下の原因は一様でなく，PS 2症例は多様な集団であることを念頭に置き，治療適応を判断する．
- PS 2の標準治療は定まっていない．毒性に耐用可能と判断される場合には，CBDCA併用レジメン，それ以外は第三世代抗がん薬単剤が選択される．
- *EGFR*遺伝子変異陽性例：EGFR-TKI（ゲフィチニブ，エルロチニブ）投与が推奨される．PS 3〜4といった全身状態不良においてもゲフィチニブ投与を考慮する．
- *ALK*遺伝子転座陽性例：ALK阻害薬（クリゾチニブ，アレクチニブ）投与が推奨される．PS不良例に限定したエビデンスは十分ではない．高齢者の治療に準じる．

3 腎機能障害合併例の進行期一次治療

- 肝代謝が主体であり，腎排泄率の低い抗がん薬を選択する．

- CBDCA は腎排泄性が高いが，体内での代謝を受けず，血漿蛋白とほとんど結合しないため，腎機能と AUC が相関する．腎障害性も低いため，腎機能低下例では CBDCA が選択される．シスプラチン（CDDP）は腎排泄性が高く，腎障害性が強いため，CCR 60 mL/ 分未満での投与は推奨されていない．
- PEM，S-1 は腎機能の影響を受けやすいため，減量が必要となる．減量時の有効性については確認されていない．ゲフィチニブ，エルロチニブ，BEV は減量の必要はない．クリゾチニブ，アレクチニブに関しても減量基準は設けられていない．

4 肝機能障害合併例の進行期一次治療

- 肺がんで用いられる第三世代抗がん薬の多くが肝代謝を受けるため，減量もしくは肝機能の影響を受けない薬剤を選択する．
- CDDP/CBDCA および GEM，PEM は肝機能障害の影響を受けず減量の必要もないため，第一選択となる．その他の薬剤には減量基準，投与中止基準（各薬剤の添付文書確認のこと）が存在し，減量時の有効性については確認されていない．

5 間質性肺炎合併例の進行期一次治療

- 間質性肺炎は高頻度に肺がんを合併するため，日常臨床でも一般的な合併症である．化学療法による致死的な薬剤性肺障害（間質性肺炎急性増悪）の危険が高いため，とくに注意が払われるべき合併症である．
- 化学療法レジメンにより急性増悪の頻度が異なる可能性が強く示唆されている（びまん性肺疾患に関する調査研究平成 21 年度研究報告書 **38**, 2010）．
- CBDCA とパクリタキセル（PTX）併用療法が標準的治療と考えられる．
- 肺障害の危険因子についての知見は十分ではない．特発性肺線維症（IPF），進行性の間質性陰影，低酸素血症，急性増悪の既往，PS 不良は高い危険性が示唆されている．
- 急性増悪発症時，迅速に診断・治療が実施できる医療機関において治療が行われることが望ましい．

6 切除不能局所進行期，放射線療法併用

- 全身状態良好（PS 0〜1）の 70 歳未満では白金製剤を含む化学放射線同時併用療法を行うように勧められる．わが国では DTX，PTX，S-1，VNR 併用療法が広く実施されている．

7 術後補助化学療法

- 病理病期 II，IIIA 期の完全切除例に対しては，術後 CDDP 併

用化学療法が勧められる（*J Clin Oncol* **26**: *3552, 2008*）．
- 比較第Ⅲ相試験で有意な改善が得られた試験ではいずれもCDDP を含む併用療法が用いられていた．投与量・スケジュールは定まっていない．
- 術後病理病期 T1b 以上（TNM 分類 改訂第 7 版）のⅠ期腺がんにおいては，テガフール・ウラシル配合（UFT）投与が推奨される．

⑧ 全身状態良好（PS 0～2）例の二次治療以降

- PS 0～2 かつ oncogenic driver mutation が陰性もしくは不明の場合には，免疫チェックポイント阻害薬ニボルマブもしくはペンブロリズマブが推奨される．免疫チェックポイント阻害薬は，best supportive care（BSC）との第Ⅲ相試験で優越性が示された DTX 単剤に対して忍容性良好かつ生存期間の有意な延長が示されている．
- 非扁平上皮がん，PD-L1 低発現例では，第三世代抗がん薬単剤療法も選択肢となる．扁平上皮がんおよび PD-L1 高発現例では，免疫チェックポイント阻害薬において，より高い有効性が示されている．
- 第三世代抗がん薬では DTX（±ラムシルマブ），非扁平上皮がんでは PEM も選択肢となる．
- PS 3～4 の症例では化学療法の実施は推奨されない．PS 不良例に対する免疫チェックポイント阻害薬の有用性・安全性は明確ではない．
- *EGFR* 遺伝子変異陽性例：EGFR-TKI 未使用の場合には，EGFR-TKI が第一選択となる．EGFR-TKI 使用後の耐性例には，oncogenic driver mutation が陰性もしくは不明の場合の一次治療に則って治療を選択するが，EGFR-TKI 耐性遺伝子変異（T790M）が確認されている場合には，オシメルチニブが選択肢に加わる．
- *ALK* 遺伝子転座陽性例：ALK 阻害薬未使用の場合には，ALK 阻害薬が第一選択となる．ALK 阻害薬使用後の耐性例には，oncogenic driver mutation が陰性もしくは不明の場合の一次治療に則って治療を選択するが，一次治療がクリゾチニブの場合には，アレクチニブが選択肢に加わる．ALK 阻害薬耐性例に対してはセリチニブも選択肢であるが，ALK 阻害薬の使い分けについては今後の研究成果が待たれる．

推奨レジメン

1 標準治療可能な症例の一次治療

① CDDP＋DTX
一世代前の化学療法に対して，日本人を対象に優越性が証明された唯一の治療法であり，わが国での reference arm である．

② CDDP＋S-1
わが国で実施されたCDDP＋DTX療法との第Ⅲ相試験（CATS）において，全生存期間（OS）の非劣性が証明され，発熱性好中球減少，脱毛，QOLで良好な結果が得られた．

> CDDP 60 mg/m², day 8 ＋ S-1 40 mg/m²/回，1日2回，day 1〜21；4〜5週ごと

③ CDDP＋GEM
④ CDDP＋PEM［＋PEM維持療法］（非扁平上皮がん）
PEM維持療法に対するわが国での検証は十分ではなく，必須とはいえないが，導入療法4コースで抗腫瘍効果が認められた症例では考慮する．

> CDDP 75 mg/m², day 1 ＋ PEM 500 mg/m², day 1；3週ごと（維持療法を行う場合，4コース終了後，PEM 500 mg/m², day 1；3週ごと）
> ※投与7日前よりビタミンB_{12}，葉酸投与を行う．

⑤ CBDCA＋PTX（＋BEV）
CBDCA＋PTXへのBEV上乗せによる奏効率向上とOS延長が海外の第Ⅲ相試験で確認されている．BEV維持療法の意義は明確となってはいない．

> CBDCA AUC=6, day 1 ＋ PTX 200 mg/m², day 1 ＋ BEV 15 mg/kg, day 1；3週ごと

⑥ CBDCA＋weekly nab-PTX（ヒト血清アルブミン結合パクリタキセル）
日本も参加した国際共同第Ⅲ相試験において，従来のPTXに比して無増悪生存期間（PFS）およびOSは同等であったが，奏効割合が有意に高く，末梢神経障害の頻度が少なく，利便性の向上（アルコールを含有せず，過敏反応予防処置であるデキサメタゾン，抗ヒスタミン薬の前処置が不要／点滴時間の短縮）が得られた．

> CBDCA AUC=6, day 1 + nab-PTX 100 mg/m², day 1・8・15 ; 4 週ごと

⑦ CBDCA+S-1

　わが国で実施された CBDCA＋PTX 療法との第Ⅲ相試験（LETS study）において，OS の非劣性が証明された．

⑧ EGFR-TKI（ゲフィチニブ，エルロチニブ，アファチニブ）

　EGFR-TKI の投与時期は初回もしくは二次治療のいずれでも同等とみなされている．EGFR-TKI 投与の機会を逸することのないよう，初回治療で用いられることが推奨される．

⑨ ALK 阻害薬（クリゾチニブ，アレクチニブ）

　PS 不良例，高齢者でのエビデンスはないが，EGFR-TKI と同様に初回治療での ALK 阻害薬投与が推奨される．

❷ 高齢者の一次治療

① DTX 単剤

> 60 mg/m², day 1 ; 3 週ごと

② CBACA+weekly PTX（nab-PTX）
③ GEM 単剤
④ ゲフィチニブ，エルロチニブ（*EGFR* 遺伝子変異陽性例）

❸ PS 2 症例の一次治療

① DTX 単剤
② GEM 単剤
③ CBDCA+PTX（nab-PTX）
④ CBDCA+PEM（非扁平上皮がん）
⑤ CBDCA+GEM
⑥ ゲフィチニブ（*EGFR* 遺伝子変異陽性例）

❹ 腎機能障害合併症例の一次治療

① CBDCA+PTX（+BEV）
② CBDCA+nab-PTX
③ CBDCA+GEM

❺ 肝機能障害合併の一次治療

① CDDP（or CBDCA）+PEM（非扁平上皮がん）
② CDDP（or CBDCA）+GEM

❻ 間質性肺疾患合併

① CBDCA+（weekly）PTX

　nab-PTX の安全性についての検討は十分なされていないが，コントロール不良の糖尿病合併や末梢神経障害が懸念される患者には使用を検討してよい．BEV 併用療法については複数の研究

グループにて忍容性の確認が進行中である．

CBDCA AUC=5, day 1 + PTX 100 mg/m^2, day 1・8・15；4週ごと

7 放射線療法併用
① CDDP+DTX

CDDP 40 mg/m^2, day 1・8・29・36 + DTX 60 mg/m^2, day 1・8・29・36

② CBDCA+PTX
③ CBDCA 単剤（71歳以上）
④ CDDP+S-1

8 術後補助化学療法
① IA期；pT1a（≦2 cm）⇒ 経過観察
② IA期；pT1b（>2 cm），IB期 ⇒ UFT
③ Ⅱ期，Ⅲ期 ⇒ 白金製剤＋第三世代抗がん薬

CDDP 80 mg/m^2, day 1 + VNR 25 mg/m^2, day 1・8；3週ごと

9 二次治療以降
① ニボルマブ，ペンブロリズマブ単剤
② DTX 単剤
③ PEM 単剤（非扁平上皮がん）

500 mg/m^2, day 1；3週ごと
※投与7日前よりビタミン B$_{12}$，葉酸投与を行う．

④ オシメルチニブ

ポイント，注意事項

1 薬剤選択のポイント
- 各施設での利便性と各薬剤の有害事象プロファイルに応じて上述のレジメンから選択を行う．
① 外来での CDDP ショートハイドレーション法が困難な場合 ⇒ CBDCA ベース：ショートハイドレーション法では時間あたりの輸液負荷が大きいため，心機能低下症例では規定時間での投与は難しいが，合計の輸液量は少なく抑えられるため，むしろ心負荷を軽減できる側面もある．
② 脱毛を避けたい場合 ⇒ PEM もしくは S-1
③ 末梢神経障害を避けたい場合 ⇒ PTX 回避（nab-PTX は PTX より低頻度）
④ 血糖コントロール不良 ⇒ CDDP および PTX 回避（遅発性悪心嘔吐，過敏反応予防にステロイド使用）

第2章. 疾患別がん薬物療法のルール

⑤重度の便秘や麻痺性イレウスの懸念あり ⇒ PTX, nab-PTX 回避
⑥重度の下痢の懸念あり ⇒ PEM, S-1 の回避
⑦*ALK* 遺伝子転座陽性 ⇒ PEM（基礎・臨床研究で有用性が示唆）
⑧EGFR-TKI による beyond PD 治療のエビデンスは不十分であるが，放射線療法による局所制御可能な再発（脳・骨転移）の場合，実臨床では EGFR-TKI を継続する傾向がある．

② 高齢者の CBDCA 併用化学療法

- 海外の第Ⅲ相試験の成績では併用療法群に 4.4％の治療関連死が認められており，症例選択を行うべきであるが，選択肢の1つと考えられる．日本人での適切な投与量の検討などわが国でも試験が望まれる．

③ PS 2

- PS 低下の原因は多様である．疼痛，感染，大量胸水，気道狭窄，脳転移など対症療法で PS 軽快が望める場合は，原因に対する対策が重視される．

④ 臓器障害合併例の化学療法

- 抗がん薬の特殊性は，他の薬物療法と比較して治療域と副作用域が近接もしくは逆転していることにある．抗がん薬の推奨用量・スケジュールは，臓器障害がなく全身状態が良好な患者群の最大耐用量をもとに設定されているため，臓器障害を有し，予備能力の低下している患者では容易に相対的過量投与に陥りやすい．
- 肺がんに用いられる抗がん薬は作用機序，代謝・排泄経路が多岐にわたっており，そのプロファイルを考慮すれば臓器機能障害の影響を最小限に抑えて，標準治療に近似した治療が可能である．

⑤ その他

- 筆者の施設での CBDCA + weekly PTX による前向き忍容性試験では一次治療による急性肺障害の発症率は約 6％であった．「びまん性肺疾患に関する調査研究班」による全国アンケート調査では，様々なレジメンを含んでいるが急性肺障害発症率は約 13％と報告されている（びまん性肺疾患に関する調査研究平成 21 年度研究報告書 **38**, 2010）．
- 放射線同時併用導入療法後の薬剤を変えた地固め療法は勧められない．

○ 肺がんで使用される分子標的治療薬と通常の細胞傷害性抗がん薬との間に交差耐性は確認されていないため，oncogenic driver mutation のステータスが陽性の場合，いずれのラインで分子標的治療薬を使用したとしても，分子標的治療薬を治療ラインに数えずにステータス陰性に則り細胞傷害性抗がん薬の治療選択を行う．

第2章. 疾患別がん薬物療法のルール

2 乳がん

物療法はこう使い分ける！

- 乳がんはエストロゲンレセプター（ER），黄体ホルモンレセプター（PgR），ヒト上皮成長因子受容体2（HER2），Ki67，または多遺伝子解析により，以下のように5つのサブタイプに分類され，それぞれに適した治療が存在する．多遺伝子解析は保険未収載である．
- Luminal A=内分泌療法単独，Luminal B（HER2-）=内分泌療法+化学療法，Luminal B（HER2+）=内分泌療法+化学療法+抗HER2療法，HER2 enriched=化学療法+抗HER2療法，triple negative=化学療法．Luminalサブタイプは乳管上皮細胞（luminal cell）に特徴的な遺伝子が発現している乳がん（Luminal A：低増殖能，B：高増殖能），triple negativeはER，PgR，HER2のすべてが陰性の乳がんである．
- ERはエストロゲンと結合し，またHER2はHERファミリー（HER1，HER2，HER3，HER4）と2量体を形成し，それぞれの遺伝子の転写を活性化させ，細胞の増殖・浸潤・転移に関与する．PgR（ERの機能を反映）およびKi67（増殖能を反映）はそれぞれ内分泌療法および化学療法の感受性の指標となる．
- 内分泌療法として使用可能な薬とその作用を**表1**に示す．

準的なルール

1 術前または術後補助内分泌療法

- 内分泌療法は副作用が少ないため，Luminalタイプの乳がんではできる限り投与するべきである．非浸潤性乳管がん（病期0）でも，乳房温存術後の乳房内再発の予防，または対側乳がんの発症の予防のために投与を考慮する．
- タモキシフェン5年間の内服が閉経前後に関わらず標準的内分泌療法であった．タモキシフェン5年間と比較して同等またはそれ以上の有効性があると考えられるレジメンを閉経前後に分

表1 内分泌療法薬

選択的エストロゲンレセプターモジュレーター 作用：エストロゲンレセプターに結合し，エストロゲンの作用を抑制する			
タモキシフェン	20 mg/日	閉経前・後	術後・進行再発
トレミフェン	40 mg/日	閉経後	術後・進行再発
トレミフェン高用量	120 mg/日	閉経後	進行再発
黄体化ホルモン放出ホルモンアゴニスト 作用：下垂体からの卵巣刺激ホルモン，黄体化ホルモンの分泌を抑制する			
ゴセレリン	3.6 mg/4週 10.8 mg/12週	閉経前	術後・進行再発
リュープロレリン	3.75 mg/4週 11.25 mg/12週	閉経前	術後・進行再発
アロマターゼ阻害薬 作用：アンドロゲンからエストロゲンの合成を抑制する			
アナストロゾール	1 mg/日	閉経後	術後・進行再発
レトロゾール	2.5 mg/日	閉経後	術後・進行再発
エキセメスタン	25 mg/日	閉経後	術後・進行再発
選択的エストロゲンレセプターダウンレギュレーター 作用：エストロゲンレセプターを消失させる			
フルベストラント	500 mg/4週*	閉経後	進行再発
黄体ホルモン薬 作用：明確にされていないが，様々な抗エストロゲン作用を有する			
メドロキシプロゲステロン	600 mg/日	閉経前・後	進行再発
エストロゲン薬 作用：エストロゲンレセプターに結合し，エストロゲンの本来の作用を抑制する			
エチニルエストラジオール	1.5〜3 mg/日	閉経後	進行再発
アンドロゲン薬 作用：抗エストロゲン作用を有する			
メピチオスタン	20 mg/日	閉経前・後	進行再発

*初回，2回，3回の投与は2週間隔で投与し，その後，4週間隔で投与する．

けて**表2**に示す．
○黄体化ホルモン放出ホルモンアゴニストの併用は，再発リスクの高い症例，例えば化学療法後で年齢が40歳未満の場合に行う．この場合の投与期間は5年間が望ましい（5年投与の臨床

表2 術後補助内分泌療法レジメン

閉経前

- タモキシフェン 5 年 ＋ 黄体化ホルモン放出ホルモンアゴニスト 2～5 年
- タモキシフェン 10 年 +/− 黄体化ホルモン放出ホルモンアゴニスト 2～5 年
- タモキシフェン 5～10 年 +/− 黄体化ホルモン放出ホルモンアゴニスト 2～5 年
  ⇒アロマターゼ阻害薬 5 年（タモキシフェン終了時に閉経が確認された場合）
- タモキシフェン 2～3 年 ⇒ アロマターゼ阻害薬 3～5 年（タモキシフェン終了時に閉経が確認された場合）

閉経後

- タモキシフェン（またはトレミフェン*）10 年
- タモキシフェン（またはトレミフェン*）5～10 年
  ⇒ アロマターゼ阻害薬 5 年
- タモキシフェン（またはトレミフェン）2～3 年
  ⇒ アロマターゼ阻害薬 3～5 年
- アロマターゼ阻害薬 5 年
- アロマターゼ阻害薬 5 年
  ⇒タモキシフェン（またはトレミフェン）5～10 年**
- アロマターゼ阻害薬 6～10 年**

*トレミフェン 10 年間内服の有効性のエビデンスはない．
**エビデンスはない．

試験あり）．
- 化学療法後無月経となっても，化学療法開始時に閉経前であれば，真の閉経でない可能性がある．アロマターゼ阻害薬の排卵誘発作用により月経が再開する可能性があるため，タモキシフェンが望ましい．

2 進行再発症例の内分泌療法

- 初診時遠隔転移を有する症例，手術不能症例，術後再発症例では，Luminal タイプの乳がんの場合，生命の危険がなければ，QOL の維持または改善，病勢進行の遅延，生存期間の延長を目的とし，内分泌療法が第一選択となる．
- 前治療に耐性となった場合，交差耐性の少ない，つまりできる限り作用機序の異なる薬を選択するとよい．閉経前（図1），閉経後（図2）に分けて，内分泌療法薬の投与順序を示す．生命の危険がなければ，可能な限りこの流れに沿って内分泌療法を続ける．

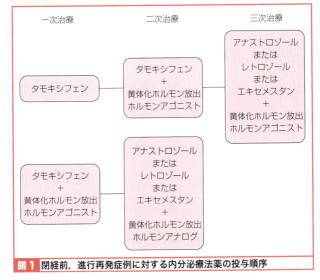

図1 閉経前,進行再発症例に対する内分泌療法薬の投与順序

③ 術前または術後補助化学療法

- 治癒を目指して効果の強い多剤併用化学療法が勧められる.主なレジメンを**表3**に示す.わが国でも持続性の顆粒球コロニー刺激因子(G-CSF)であるペグフィルグラスチムが承認されたため,dose dense レジメン(**表3**のddAC-T など)が施行できるようになった.
- 抗HER2療法としてはトラスツズマブのみが承認されており,タキサンとの同時併用で用いられ,タキサン終了後,ER 陰性の場合は単独で,ER 陽性の場合は内分泌療法との併用で用いられる.投与期間は術後1年間である.

④ 進行再発症例の化学療法

- 遠隔転移がない局所進行乳がんで治癒を目指す場合,FEC(AC,EC)-T または ddAC-T のレジメンを用いる(**表3**).
- 遠隔転移または再発症例では,一次治療としてアントラサイクリン系薬,タキサンを考慮し,これらがすでに投与されていた場合,エリブリン,ビノレルビン,ゲムシタビン,ナブパクリタキセル,イリノテカン,さらに経口薬としてカペシタビン,S-1を考慮する.原則として単独で投与する.病勢進行に応じて薬物を変更する.

第2章．疾患別がん薬物療法のルール

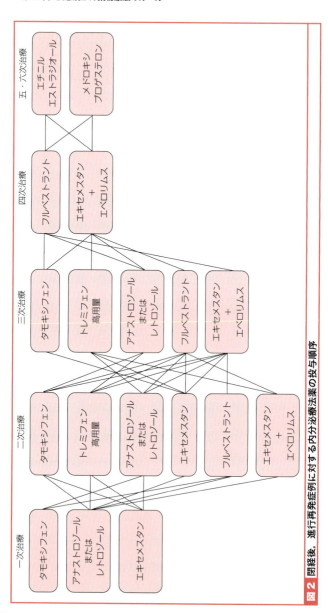

図2 閉経後，進行再発症例に対する内分泌療法薬の投与順序

2. 乳がん

表3 術後補助化学療法のレジメン

	CMF	AC	FAC	AC-T EC-T	FEC-T (T-FEC)	TC	ddAC-T
CPA	100 (a)	600 (b)	500 (b)	600 (b)	500 (b)	600 (b)	600 (b)
DXR		60 (b)	50 (b)	60 (b)*			60 (b)
EPI				90〜100 (b)*	100 (b)		
5-FU	600 (c)		500 (c)		500 (b)		
MTX	40 (c)						
	4週ごと6回	3週ごと4回	3週ごと6回	3週ごと4回	3週ごと4回		2週ごと4回**
PTX				80 (b)*	80 (b)*		80 (b)*
				1週ごと12回	1週ごと12回		1週ごと12回
PTX							175 (b)*
							2週ごと4回**
DTX				75〜100 (b)*	75〜100 (b)*	75 (b)	
				3週ごと4回	3週ごと4回	3週ごと4回	

(単位:mg/m^2)

DXR:ドキソルビシン,EPI:エピルビシン,PTX:パクリタキセル,DTX:ドセタキセル,5-FU:フルオロウラシル,MTX:メトトレキサート,(a):経口 day 1〜14,(b):静注 day 1,(c):静注 day 1 および day 8
*いずれかを選択.**ペグフィルグラスチムを使用.

- パクリタキセルとベバシズマブとの併用はとくに胸水,腹水に有効であるとされる.
- HER2 陽性症例の一次治療ではタキサン,トラスツズマブ,ペルツズマブ併用のレジメンを選択する.
- トラスツズマブ投与中または投与後に病勢進行が認められた場合,トラスツズマブ+ペルツズマブ+化学療法,T-DM1,トラスツズマブ+化学療法,ラパチニブ+カペシタビンのいずれかを選択する.T-DM1 はラパチニブ+カペシタビンより有効であるとの報告がある.

第 2 章．疾患別がん薬物療法のルール

現場のルール

1 病期 I-II，Luminal A または Luminal B（HER2-）乳がん

- 閉経後で乳房切除術の適応があるにも関わらず乳房温存術の希望があれば，術前内分泌療法としてアロマターゼ阻害薬またはタモキシフェンを選択する．術前内分泌療法の治療期間は腫瘍がもっとも縮小するまでと考える．術前内分泌療法が行われ，効果があればその薬剤を術後補助療法として継続する．
- Luminal A は内分泌療法単独でも再発の危険性が低く，**表 2** のレジメンから選択する．Luminal B は化学療法の適応があり，**表 3** に示すレジメンから選択する．その後，内分泌療法（**表 2**）を行う．

2 病期 III，Lumial A または Luminal B（HER2-）乳がん

- 一般に術前または術後に化学療法の適応がある．術前のレジメンとしては病理学的完全奏効が得られやすい FEC/EC/AC-T を選択する．術後補助内分泌療法として，**表 2** のいずれかのレジメンを投与する．化学療法後無月経となっても，化学療法開始時に閉経前であれば，真の閉経でない可能性がある．アロマターゼ阻害薬の排卵誘発作用により月経が再開する可能性があるため，タモキシフェンの投与が望ましい．

3 病期 I-III，HER2 enriched または Luminal B（HER2+）乳がん

- 術前，術後いずれでも FEC/EC/AC-T のレジメンを選択する．トラスツズマブはタキサンと同時併用し，術後 1 年間投与する．初診時，手術不能と判断されれば，ドセタキセル，トラスツズマブ，ペルツズマブの 3 薬の併用療法を行う．
- Luminal B（HER2+）では，化学療法終了後に**表 2** のいずれかのレジメンによる内分泌療法を施行する．化学療法開始時に閉経前であれば，タモキシフェンを選択する．さらに内分泌療法開始時に 40 歳未満であれば，タモキシフェンに黄体化ホルモン放出ホルモンアゴニストを併用する．
- HER2 enriched では，手術後の病理学的診断により浸潤径 5 mm 以下，リンパ節転移陰性の場合は術後補助化学療法なしという選択もある．

4 病期 I-III，triple negative 乳がん

- アントラサイクリンとタキサンの両者が含まれる FEC/EC/AC-T の投与が望ましい．このタイプはタキサン耐性のことが

あり，術前治療でタキサン耐性と判断されればアントラサイクリンに変更できるため，筆者はタキサン先行の T-FEC/EC/AC のレジメンを用いている．特殊な組織型，例えば髄様がん，腺様嚢胞がんなどは予後良好であり，手術単独という選択もある．

5 病期Ⅳまたは再発，Luminal A または Luminal B（HER2−）乳がん

- 生命の危険がなければ，内分泌療法として**表2**のいずれかのレジメンを選択する．閉経前の場合，タモキシフェンと黄体化ホルモン放出ホルモンアゴニストの併用が望ましい．病勢進行となれば，**図1**または**図2**の流れに沿って薬剤を変更する．生命の危険があるか，内分泌療法の効果がなくなれば化学療法へ移行する．

6 病期Ⅳまたは再発，HER2 enriched または Luminal B（HER2+）乳がん

- HER2 enriched では，一次治療としてトラスツズマブ，ペルツズマブ，ドセタキセルの併用療法が推奨される．ドセタキセル継続による副作用が強い場合，ドセタキセルの減量または休薬を行う．術後補助療法としてトラスツズマブ投与中または投与後の再発の場合，トラスツズマブ＋ペルツズマブ＋化学療法，T-DM1，トラスツズマブ＋化学療法，ラパチニブ＋カペシタビンのいずれかを選択する．T-DM1 はラパチニブ＋カペシタビンより有効であるとの報告がある．
- Luminal B（HER2+）では，一次治療として生命の危険がなければ，**図1**または**図2**の流れに沿った内分泌療法またはトラスツズマブとの併用を考慮する．病勢進行に応じて，前述したHER2 enriched 乳がんの治療方針に準じた治療へ移行する．

7 病期Ⅳまたは再発，triple negative 乳がん

- アントラサイクリン，タキサンが第一選択である．アントラサイクリン，タキサンの既治療症例で生命の危険がある場合，早期の効果を期待してパクリタキセルとベバシズマブの併用療法も考慮する．病勢進行に応じて，未使用の薬剤を考慮する．AC，EC，FEC などの併用療法の場合，補助療法に比べ低用量を用いる．

8 病期0

- 乳房切除術が施行された場合，補助内分泌療法は対側乳がんの予防として投与を考慮する．乳房温存術が施行された場合，

第2章. 疾患別がん薬物療法のルール

ER 陽性ならばタモキシフェンまたはアロマターゼ阻害薬の投与が推奨される.

⑨ 骨転移を有する乳がん

- デノスマブまたはビスホスホネートのゾレドロン酸を併用する.

推奨レジメン

① 術後補助内分泌療法(表1, 表2)
② 進行再発症例に対する内分泌療法(表1, 図1, 図2)

非ステロイド性アロマターゼ阻害薬の治療歴のある再発症例に対して, mTOR 阻害薬のエベロリムスはエキセメスタンとの併用で用いられる.

> エキセメスタン 25 mg 錠, 1 錠/回, 1日1回 + エベロリムス 5 mg 錠, 2 錠/回, 1日1回

③ 術前または術後補助化学療法(表3)

HER2 陽性症例に対し, アントラサイクリンを含まないレジメンとして以下がある.

> ドセタキセル 75 mg/m²;3週ごと
> カルボプラチン AUC=6;3週ごと
> トラスツズマブ 初回 8 mg/kg, 2回目以降 6 mg/kg;3週ごと

④ がん性胸膜炎, 腹膜炎:以下の併用が有効である.

> ベバシズマブ 10 mg/kg, 2週ごと + パクリタキセル 80〜90 mg/m², 1週ごと, 3回, 1回休薬

⑤ 骨転移

> デノスマブ 120 mg, 皮下注, 1回/4週
> またはゾレドロン酸 4 mg, 15分以上かけて点滴静注, 1回/3〜4週

ポイント, 注意事項

1 術後補助内分泌療法

- 閉経後患者では表2に示すようにレジメンの種類が多い. 最初の投与としてタモキシフェン, アロマターゼ阻害薬のいずれを選択するかは表4の長短を考慮して決定する.
- 閉経後で再発リスクが高い場合, アロマターゼ阻害薬の投与が勧められる.
- アロマターゼ阻害薬投与に伴い, カルシウムを1日あたり1 g, 活性型ビタミン D_3 を1日あたり 800〜2,000 IU の投与が推奨される. また, 可能な限り骨密度を dual-energy X-ray

2. 乳がん

表4 アロマターゼ阻害薬とタモキシフェンの比較

	アロマターゼ阻害薬	タモキシフェン
再発率	○	
全生存率	スイッチング療法（計5年）で同等	
子宮筋腫	○	
子宮内膜がん，ポリープ	○	
帯下	○	
コレステロール値		○
心筋保護		○
骨密度		○
関節痛		○
手指のこわばり		○
QOL（日本人での臨床試験）		○
ほてり，発汗	同等	
脱毛	同等	
血栓塞栓症	同等	

○印の有益性が高い．

absorptiometry（DXA）により測定し，骨粗鬆症［Tスコアが-2.5以下，またはYoung Adult Mean（YAM）比が80％未満で脆弱性骨折の既往あり，またはYAM比が70％未満］と診断された場合，ビスホスホネートまたはデノスマブ（プラリア®）を投与する．両薬におけるコンプライアンスおよび骨密度の変化に基づいて両薬間の変更を行う．それでも骨密度が低下する場合，他の疾患の検索を行うとともに，アロマターゼ阻害薬から選択的エストロゲンレセプターモジュレーターへの変更を考慮する．

- アロマターゼ阻害薬については5年以上内服の有効性のエビデンスがないため，現時点では臨床試験以外での5年以上の投与は慎重に考慮すべきである．
- 閉経前患者において，タモキシフェンに黄体化ホルモン放出ホルモンアゴニストを追加で投与するか否かは，化学療法後かつ40歳未満の患者に対してその有効性が認められている．ただし，タモキシフェンは代謝酵素CYP2D6の遺伝子多型による有効性の違いが指摘されており，黄体化ホルモン放出ホルモンアゴニストの投与を追加した方が効果のばらつきを防ぐことが

表5 タモキシフェンの効果を減弱する薬剤

三環系抗うつ薬	イミプラミン，アミトリプチリン，クロミプラミンなど
SSRI 系抗うつ薬	パロキセチン，セルトラリン，フルボキサミンなど
SNRI 系抗うつ薬	デュロキセチン，ベンラファキシンなど
オピオイド	コデイン，トラマドール，オキシコドン
ドパミン拮抗薬	ハロペリドール，リスペリドン，クロルプロマジン，メトクロプラミドなど
β 遮断薬	メトプロロール，チモロール，プロプラノロールなど
I群抗不整脈薬	フレカイニド，メキシレチン，リドカインなど
ヒスタミン H_1 受容体拮抗薬	プロメタジン，クロルフェニラミン，ジフェンヒドラミンなど

できる可能性がある．しかし，CYP2D6 の遺伝子検査結果を診療に導入することは専門家でも意見の一致をみていない（わが国でも臨床試験中である）．

- タモキシフェン＋／－黄体化ホルモン放出ホルモンアゴニストによる副作用のほてり，発汗などの症状，服薬コンプライアンスの低下に繋がる．副作用軽減に漢方薬（桂枝茯苓丸など）の効果が認められる場合もある．
- タモキシフェンは前述したように CYP2D6 で代謝され有効性を発揮するが，CYP2D6 の阻害薬または基質となる薬剤はタモキシフェンの効果を減弱させる．主な薬剤を**表5**に示す．

2 進行再発症例の内分泌療法

- エキセメスタンとエベロリムス（**図2**）の併用療法では口内炎，間質性肺炎に注意し，以下の対策を講じる．
- 口内炎は高頻度に認められる．口腔ケア（適切なブラッシング，生理食塩液またはアズレンスルホン酸ナトリウムによる1日3～8回の含嗽），デキサメタゾン軟膏口腔用0.1％を1日1～数回潰瘍面に塗布，非ステロイド性抗炎症鎮痛薬および胃粘膜保護薬（レバミピド）の内服などを行う．
- 間質性肺炎について，筆者らは呼吸器内科との連携診療を行っている．まず，治療開始前に全例で胸部 CT を撮影し，KL-6，SP-D を測定し呼吸器内科を受診させる．異常がなければ治療

を開始し，間質性肺炎を疑う症状（咳嗽，発熱，呼吸困難など）が出現した場合，胸部 X 線撮影を行い，同疾患が疑われる場合は CT を撮影し，異常を有する場合は呼吸器内科を受診させる．その後の治療は呼吸器内科と連携しながら行う．
- エベロリムスは CYP3A4 で代謝されるため，CYP3A4 の誘導作用のある薬（リファンピシン，抗てんかん薬など）で濃度低下，CYP3A4 の抑制または競合作用のある薬剤（アゾール系抗真菌薬，マクロライド系抗生物質，カルシウム拮抗薬，グレープフルーツジュース，シクロスポリンなど）で濃度上昇が起こる．生ワクチンは発症の危険があるため禁忌である．

③ 術前化学療法
- 術前の FEC, AC, EC で効果が得られた場合，術後より術前にドセタキセルを追加投与した方が無病生存率を向上させる．
- 腫瘍縮小による乳房温存術が術前化学療法の目的の 1 つである．triple negative 乳がんでは，FEC/EC/AC-T のレジメンにおいて，アントラサイクリンで腫瘍が縮小してもタキサンで腫瘍が増大する場合があるため，その症例を選別するためにもタキサンを先行させる T-FEC/EC/AC のレジメンも推奨される．

④ 腎機能低下症例
- 慎重投与または禁忌の薬：カペシタビン（禁忌），メトトレキサート（禁忌），S-1（透析時禁忌），シクロホスファミド（慎重投与），テガフール・ウラシル配合剤（慎重投与），カルボプラチン（腎機能に基づいて投与量計算）

⑤ トラスツズマブによる心毒性
- トラスツズマブとアントラサイクリンとの同時投与を避ける．
- 投与中は自覚症状の他に，血液検査（BNP），心電図，心エコー検査などで心機能を評価することが望ましい．
- Luminal B（HER2＋）症例でトラスツズマブと内分泌療法と併用する場合，心機能低下症例や心不全の既往を有する患者では，アロマターゼ阻害薬より心臓への影響の少ない選択的エストロゲンレセプターモジュレーターの方が望ましい．
- 乳房温存術後の放射線療法との同時併用は心臓が照射野に入らなければ問題ないと考えられる．

第2章. 疾患別がん薬物療法のルール

3 食道がん

薬物療法はこう使い分ける！

- 食道がんの薬物療法には術前補助化学療法，放射線療法併用化学療法，緩和的化学療法がある．
- レジメンは，いずれもFP療法［フルオロウラシル（5-FU）+シスプラチン（CDDP）］が第一選択である．
- タキサン系薬［ドセタキセル（DTX），パクリタキセル（PTX）］は二次治療として単独で使用されることが多い．

標準的なルール

- 標準治療が可能な場合とは，十分な臓器（骨髄，肝，腎，心，肺）機能を有し，75歳以下，PS 2以下，患者の同意が得られた場合である．

1 Stage Ⅱ・Ⅲ（T4を除く）［食道癌取扱い規約第11版より］

- 切除可能なStage Ⅱ・Ⅲ胸部食道がんに対し，FP療法2コースの術前化学療法が推奨される（5年生存率60.1％；JCOG9907）
- 1コース後に画像評価を行い，部分奏効（PR）であれば2コース目を行う．

2 Stage Ⅰ・Ⅱ・Ⅲ・Ⅳa ［食道癌取扱い規約第11版より］

- 内視鏡治療適応の早期がん（Stage 0）と遠隔転移例（Stage Ⅳb）を除き，すべての症例で根治的化学放射線療法（CCRT）が適応となりうる．しかしわが国では，Stage Ⅰは外科手術，Stage Ⅱ・Ⅲ胸部食道がんは術前化学療法＋外科手術が標準治療であり，手術適応外か手術を希望しない患者に対して根治的CCRTが推奨される．放射線療法併用化学療法はFP療法2コースである．
- ① **Stage Ⅰ**：CCRT成績はCR率87.5％，5年生存率75.5％，再発率22.2％（JCOG9708）．これは標準治療である外科手術（5年生存率78％）と遜色ない結果であり，現在，外科手術と

の第Ⅲ相比較試験（JCOG0502）が行われている．CCRT 後の追加化学療法は行われない．

② **Stage Ⅱ・Ⅲ（T4 除く）**：CCRT 成績は CR 率 68％，5 年生存率 36.8％，再発率約 50％（JCOG9906）．CCRT 後の追加化学療法は FP 療法 2 コースを施行する場合が多い．

③ **Stage Ⅲ（T4）・Ⅳa**：CCRT 成績は CR 率 33％，3 年生存率 23％，生存期間中央値 9 M（*J Clin Oncol* **17**: *2915, 1999*）．CCRT 後の追加化学療法は FP 療法 2 コースを施行する場合が多い．

❸ Stage Ⅳb［食道癌取扱い規約第 11 版より］

- 遠隔転移例や再発例では初回治療として FP 療法がもっとも汎用されているが，生存期間延長のエビデンスはなく，姑息的緩和的な治療として位置づけられている．
- FP 療法の奏効率は 35.9％，生存期間中央値 9.5 M（JCOG8807）．
- FP 療法は治療効果がある限り，また有害事象で治療継続困難となるまで施行する．
- 二次治療はタキサン系薬（DTX，PTX）単剤投与が多い．しかし，二次治療以降が生存期間延長に寄与するか否かは不明である．

現場のルール

1 高齢者・PS 低下例の場合

- 全身状態良好，臓器機能が正常の高齢者であれば，標準治療が可能とされることが多いが，有害事象には十分に注意が必要である．
- PS 不良例や臓器機能低下を伴う高齢者では，さらに状態を悪くする可能性があり無理に化学療法は行わない．症状緩和に努め，症例ごとに適切な治療を検討する．

2 腎機能低下例

- 5-FU，タキサン系薬の用量調節は不要である．
- CDDP の用量調節が必要である．一般に 24CCR が 30〜60 mL/分で 50％量，30 mL/分未満で投与中止が望ましいとされる．
- CDDP の代わりに腎機能障害の程度が軽い白金製剤であるネダプラチンを使用できる．しかし，ネダプラチンは腎機能低下例では好中球減少や血小板減少が強く出現する可能性があり，CDDP 同様減量するなど十分な注意が必要である．

③ 肝機能低下例

- 肝代謝の 5-FU とタキサン系薬（DTX，PTX）は肝障害の程度により減量・中止を考慮する（具体的な減量基準は明らかでない）．
- CDDP の用量調節は不要．

④ 高度狭窄を伴う食道がん

- 遠隔転移があっても原発巣に対して CCRT を考慮することがある．
- 栄養路の確保として食道バイパス術，食道ステント，中心静脈栄養，胃・腸瘻を考慮する．
- 食道ステントは CCRT 前後に行うと穿孔の危険が高まるので適応は慎重に判断する．

⑤ 扁平上皮がん以外のがんの場合

- 標準治療はなく，類似した他がん腫の治療に準じて治療を行うことが多い（例：神経内分泌腫瘍は小細胞肺がん治療に準じる）．

⑥ 高度に大動脈や気管に浸潤が疑われる例

- 化学放射線療法が効きすぎて大動脈穿破や気管食道瘻などの可能性が高いと判断される場合は，化学療法単独や放射線療法単独で治療経過をみることがある．

⑦ 当初から食道気管瘻が認められる例

- 胃瘻や中心静脈栄養で栄養状態を保った上で化学療法や化学放射線療法を行うことがある．
- 肺炎に注意する（化学療法の骨髄抑制時にはとくに注意する）．

⑧ CCRT 中に食道気管瘻を併発した例

- CCRT 中に食道気管瘻が形成された場合，CCRT を完遂することで瘻孔が 70％の割合で自然閉鎖したという報告（*Cancer* 86: 1418, 1999）がある．
- 閉鎖が望めない場合は，胃・腸瘻，食道バイパス術，中心静脈栄養，カバーステントなどを考慮する．

⑨ 化学放射線療法中に骨髄抑制が遷延する場合

- 骨髄抑制の原因は化学療法と放射線療法の両方が考えられる．
- 放射線療法の休止は多くの臨床試験で Grade 4 の血液毒性とされ，再開は Grade 3 以下と規定されている．
- 放射線療法併用化学療法の 2 コース目開始基準は多くの臨床試験では血液毒性 Grade 1 以下と規定され，前コースで Grade 4 の血液毒性を認めた場合や 2 コース目開始が遅れた場合は抗がん薬の減量が考慮される．

推奨レジメン

1 術前補助化学療法
① 5-FU＋CDDP（FP療法）
5-FU 800 mg/m², day 1〜5 ＋ CDDP 80 mg/m², day 1；3週ごと

2 放射線療法併用化学療法
① 5-FU＋CDDP（FP療法）
5-FU 700 mg/m², day 1〜4 ＋ CDDP 70 mg/m², day 1；4週ごと

3 緩和的化学療法（一次治療）
① 5-FU＋CDDP（FP）
5-FU 800 mg/m², day 1〜5 ＋ CDDP 80 mg/m², day 1；4週ごと

4 緩和的化学療法（二次治療）
① DTX
60〜70 mg/m², day 1；3〜4週ごと
② PTX
100 mg/m², day 1・8・15・22・29・36；8週ごと

5 腎機能低下例への化学療法
① 5-FU＋ネダプラチン
5-FU 800 mg/m², day 1〜5 ＋ ネダプラチン 90 mg/m², day 1；4週ごと
② DTX
③ PTX

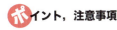ポイント，注意事項

1 食道がん治療の考え方
- 『食道癌診断・治療ガイドライン（改3）』（日本食道学会）では，各stageで標準治療が示されているが，疾患の特徴（高齢者，多飲酒による肝障害ありなど）から必ずしも標準治療に適さない症例も多く，実際には，内視鏡療法，外科手術，化学放射線療法，放射線療法，化学療法，緩和療法の中からもっとも望ましい治療を選択する必要がある．

2 化学放射線療法時の放射線量
- RTOG94-05試験の結果から，50.4 Gy以上の照射の上乗せ効果は得られていない．

第2章. 疾患別がん薬物療法のルール

- 現在のわが国で汎用される 60 Gy から 50.4 Gy に減量することで救済治療（放射線 50.4 Gy 以上照射後の手術など）のリスクが減少することが期待される．

❸ 5-FU の主な有害事象

- 骨髄抑制，口内炎と下痢に注意する．
- 口内炎予防として，投与期間中のアロプリノール含嗽薬，クライオセラピーが有効であるとの報告がある．口内炎症状に対してはリドカイン塩酸塩，トリアムシノロンアセトニド軟膏，アズレン含嗽剤を使用する．
- 下痢に対して，Grade 3 以上の場合はロペラミドやアヘンチンキ®を考慮する．状況に応じて補液を行い，脱水を避ける．

第2章. 疾患別がん薬物療法のルール

4 胃がん

薬物療法はこう使い分ける！

- 切除不能・再発胃がんの初回標準治療はHER2陰性であれば，S-1+シスプラチン（CDDP）であり，HER2陽性であればフルオロウラシル（5-FU）もしくはカペシタビン+CDDP+トラスツズマブ（抗HER2抗体）である．
- HER2陰性胃がんでは，初回治療としてS-1もしくはカペシタビン+オキサリプラチン（L-OHP），カペシタビン+CDDPやS-1+ドセタキセル（DTX）も考慮されうる．
- 切除不能・再発胃がんの二次治療はパクリタキセル（PTX）+ラムシルマブ（抗VEGF受容体2抗体）が推奨される．他，PTX単独，DTX単独，イリノテカン（CPT-11）単独，ラムシルマブ単独も考慮されうる．
- 切除不能・再発胃がんの三次治療は，二次治療までに用いられていない薬剤を用いる．
- 術後補助化学療法はS-1を1年間投与する．また，カペシタビン+L-OHP 6ヵ月投与も考慮されうる．

標準的なルール

- 切除不能・再発胃がんにおいて，BSC群と化学療法群のランダム化比較試験で，化学療法群（生存期間中央値6～13ヵ月）ではBSC群（3～4ヵ月）に対し有意な生存期間延長が示されている．化学療法の目的は症状緩和と生存期間延長である．
- 標準治療が可能な場合とは，十分な臓器（骨髄，肝，腎，心，肺）機能を有し，75歳以下，PS 2以下，患者の同意が得られた場合である．

1 HER2陽性切除不能・再発胃がんの一次治療

- HER2陽性の定義はICH3+，またはIHC2+かつFISH陽性である．
- 推奨レジメンは5-FUもしくはカペシタビン+CDDP+トラス

ツズマブである（ToGA試験）.
- S-1＋CDDP＋トラスツズマブ（3週スケジュール）は選択可能なレジメンであるが，有効性と安全性のデータ蓄積は十分でない.

2 HER2陰性切除不能・再発胃がんの一次治療
- S-1＋CDDPが推奨される（SPIRITS試験）.
- カペシタビン＋CDDPは，海外での標準治療の1つであり選択可能である.
- カペシタビン＋L-OHPは，L-OHPのCDDPに対する非劣性が示され選択可能である（REAL-2試験）.
- S-1＋DTXは大量補液困難例などに選択可能である（START試験）.
- S-1＋L-OHPは，S-1＋CDDPに対し臨床的にほぼ同等の有効性を示したため選択可能である（G-SOX試験）.

3 切除不能・再発胃がんの二次治療以降
- 全身状態良好症例では二次化学療法を行うことが推奨される.
- 二次治療はPTX＋ラムシルマブが推奨される（RAINBOW試験）.
- 症例によっては二次治療としてCPT-11単独，PTX単独（週1回投与法），DTX単独，ラムシルマブ単独が考慮される.
- 三次治療は二次治療までに用いられていない薬剤を用いる.
- 二～三次治療でタキサン系の新しい薬剤としてヒト血清アルブミン結合パクリタキセル（nab-PTX）の使用も考慮できる.

4 術後補助化学療法
- T3N0とT1を除くStage Ⅱ・Ⅲ［胃癌取扱い規約（改13）］の術後補助化学療法として，S-1を1年間投与する（ACTS-GC試験）.
- Stage Ⅱ・ⅢA・ⅢB（AJCC/UICC, 6th ed）の術後補助化学療法として，カペシタビン＋L-OHPの6ヵ月投与が考慮されうる（CLASSIC試験）.

現場のルール

1 高齢者の場合
- 全身状態良好であれば標準治療が考慮されるが，有害事象に十分注意が必要である．状況によりS-1単独治療も考慮する．

2 高度腹膜播種による経口摂取不能または大量腹水例
- 化学療法の適応があれば，5-FU単独療法やPTX，DTXが選択

③ 原発巣が切除された腹腔内洗浄細胞陽性（CY1）症例
- S-1 単独治療が推奨される．

④ 術後補助化学療法中または終了後 6 ヵ月以内に再発した例
- 推奨されるレジメンは決まっていないが，S-1 以外の治療法が選択されることが多い．

⑤ HER2 陽性胃がんの二次治療
- 一次治療でトラスツズマブ未使用例では PTX とトラスツズマブ併用が有効な可能性がある．

⑥ 腎機能低下例
- 5-FU，PTX，DTX は減量の必要なし．
- CPT-11 は 24CCR＜30 mL/分で 30％量，24CCR≧30 mL/分では減量は必要ない．
- CDDP の用量調節が必要である．一般に 24CCR が 30〜60 mL/分で 50％量，30 mL/分未満で投与中止が望ましいとされる．
- S-1 は 24CCR＞80 mL/分で 100％量，80〜50 mL/分で 1 段階減量，50〜30 mL/分で 1 段階以上減量，30 mL/分未満で中止．

⑦ 肝機能低下例
- CDDP の減量は必要ない．
- 肝代謝の 5-FU とタキサン系薬（DTX，PTX），CPT-11 は肝障害の程度により減量・中止を考慮する（具体的な減量基準は明らかでない）．

⑧ 心機能低下などで大量補液困難例
- CDDP 使用不可
- 一次治療として S-1 もしくはカペシタビン＋L-OHP や S-1＋DTX を考慮する．

⑨ 原発巣から出血している症例
- 化学療法を行うことで腫瘍縮小と止血が期待されることがある．
- 保存的に止血困難な場合は，手術で原発切除や胃・空腸バイパス術を行うことで出血部の切除や安静を保ち，止血を期待することがある．また，原発巣に放射線療法を行い，止血を期待することもある．

⑩ 腺がん以外の胃がん例
- 標準治療はなく，類似した他がん腫の治療に準じて治療を行う

第2章．疾患別がん薬物療法のルール

ことが多い（例：神経内分泌腫瘍は小細胞肺がん治療に準じる）．

11 骨髄がん症による播種性血管内凝固症候群（DIC）合併の胃がん
- 予後はきわめて不良であるが，メトトレキサート（MTX）+ 5-FU 治療で有効性を示した報告が多い．
- S-1 を含めた治療の有用性を示す報告も散見される．

推奨レジメン

1 HER2 陽性切除不能・再発胃がんの一次治療
① カペシタビン+CDDP+トラスツズマブ

> カペシタビン［体表面積（BSA）＜1.36 m²：1,200 mg/回，1.36 m² ≦ BSA ＜ 1.66 m²：1,500 mg/回，1.66 m² ≦ BSA ＜ 1.96 m²：1,800 mg/回，1.96 m² ≦ BSA：2,100 mg/回］1日2回，day 1～14 + CDDP 80 mg/m²，day 1 + トラスツズマブ 初回 8 mg/kg，2回目以降 6 mg/kg，day 1；3週ごと

② 5-FU+CDDP+トラスツズマブ
③ S-1+CDDP+トラスツズマブ

2 HER2 陰性切除不能・再発胃がんの一次治療
① S-1+CDDP

> S-1 40 mg/m²/回，1日2回，day 1～21 + CDDP 60 mg/m²，day 1；5週ごと

② カペシタビン+CDDP
③ カペシタビン+L-OHP
④ S-1+DTX
⑤ S-1+L-OHP

> S-1 40 mg/m²/回，1日2回，day 1～14 + L-OHP 100～130 mg/m²，day 1；3週ごと

3 切除不能・再発胃がんの二次治療
① PTX+ラムシルマブ

> PTX 80 mg/m²，day 1・8・15 + ラムシルマブ 8 mg/kg，day 1・15；4週ごと

② CPT-11

> 150 mg/m²，day 1；2週ごと

③ PTX（週1回投与法）

> 80 mg/m²，day 1・8・15；4週ごと

④ DTX
⑤ nab-PTX

4 後補助化学療法

① S-1

40 mg/m²/回，1日2回，day 1〜28；6週ごと（1年間）

② カペシタビン＋L-OHP

5 高度腹膜播種による経口摂取不能または大量腹水例

① 5-FU

800 mg/m²/日，day 1〜5；4週ごと

② PTX

③ DTX

60 mg/m²，day 1；3週ごと

6 24CCR ≦ 30 mL/ 分の腎障害例

① 5-FU

② PTX

③ DTX

7 大量補液困難例

① S-1＋DTX

S-1 40 mg/m²/回，1日2回，day 1〜14 ＋ DTX 40 mg/m²，day 1；3週ごと

② S-1＋L-OHP

8 神経内分泌腫瘍

① CPT-11＋CDDP

CPT-11 70 mg/m²，day 1・15 ＋ CDDP 80 mg/m²，day 1；4週ごと

9 骨髄癌症による DIC 合併の胃がん

① MTX＋5-FU

MTX 100 mg/m²，day 1 ＋ 5-FU 600 mg/m²，day 1 ＋ ホリナート（LV）10 mg/m²，MTX 投与 24 時間後から 6 時間ごと 6 回；毎週行う

ポイント，注意事項

- キードラッグ（5-FU，タキサン系薬，CPT-11，CDDP，L-OHP，トラスツズマブ，ラムシルマブ）を使い切ることを考える．
- CDDP と L-OHP は交差耐性がないと報告されている．
- 切除不能・再発胃がんの化学療法はあくまで延命・緩和療法であり，決して無理をしない．

第2章. 疾患別がん薬物療法のルール

5 大腸がん

薬物療法はこう使い分ける！

- 大腸がんに対する化学療法には，術後再発抑制を目的とした補助化学療法と切除不能な進行再発大腸がんを対象とした全身化学療法がある．進行再発大腸がんに対する化学療法は有意な延命効果が認められる標準治療である（*Lancet* **352**: *1413, 1998*）．
- 大腸がんのキードラッグは，フルオロウラシル（5-FU）系薬，オキサリプラチン（L-OHP），イリノテカン（CPT-11）の3剤と，5-FU増強薬のホリナート（LV）である．分子標的治療薬には，血管新生阻害薬のベバシズマブ（BEV），EGFR阻害薬のパニツムマブ，セツキシマブがある．これらの中から症例に応じて薬剤を選択するのが大腸がん化学療法の基本である．さらに二次治療以降でレゴラフェニブの有用性が報告されている．

標準的なルール

1 標準治療可能な進行再発大腸がんに対する一次治療

- 75歳未満・PS 0〜2，主要臓器機能障害なし：L-OHPとCPT-11のどちらか，または両方に5-FU系薬剤＋LVを併用する．
- 出血や高血圧などのリスクを評価した上で，BEVの併用を考慮する．
- *KRAS*野生型ではEGFR阻害薬のセツキシマブ，パニツムマブを考慮する．
- 分子標的治療薬の使い分けについては明確なコンセンサスはないが，同時併用は毒性増強と効果減弱が示されており，行うべきでない（*Proc Am Soc Clin Oncol* **26**: *AbstrLBA4011, 2008*）．

場のルール

1 高齢者の場合

- 高齢者に対する化学療法の適応は暦年齢のみで判断すべきではない．大腸がんの化学療法は，二次治療以降も含めキードラッグの3剤を何らかの形で使用するように当初から治療計画を立てることが肝要である．高齢者で無症状かつ緩徐な腫瘍進行と判断される場合には，L-OHP や CPT-11 を除いたテガフール・ウラシル配合（UFT）＋LV，カペシタビン＋BEV 治療などを選択し，状況に応じて二次治療以降に L-OHP や CPT-11 を施行する場合もある．
- 高齢者に対しても BEV は考慮してもよい．

2 PS 2 の進行期一次治療

- PS 2 であっても化学療法による延命効果は示されている．
- PS 低下の原因が肝障害や腎障害である場合は，用量減量などの処置が必要である．
- 化学療法により PS の改善が見込まれる場合には積極的に化学療法を行う．
- PS 2 では L-OHP と CPT-11 併用療法（FOLFOXIRI 療法など）はリスクが高い．状態に応じたレジメンを選択する．

3 腎機能障害合併例の進行期一次治療

- 5-FU 系薬剤，CPT-11 は腎障害により副作用が増強されることが知られている．機能低下の程度に応じて減量を行う．
- 他の白金製剤と異なり，L-OHP では軽度の腎障害の場合，用量調整は不要であるが，重篤な腎障害発症の報告もあり注意深い経過観察が必要である．

4 肝障害合併例の進行一次治療

- 5-FU 系薬，CPT-11 は肝障害合併により副作用が増強されることが知られている．臓器機能に応じて減量する．

5 薬物動態に影響する因子

- 5-FU 代謝の律速酵素である DPD の先天的代謝異常の症例がまれに存在する．S-1 など DPD 阻害作用のある薬剤と 5-FU 系薬の併用は重大な副作用を起こすため禁忌である．
- CPT-11 抱合酵素の *UGT1A1* 変異は薬物代謝に影響し，重篤な副作用出現の可能性がある．

推奨レジメン

大腸がん化学療法は以下の薬剤の組み合わせで行われる．
- 経口薬：5-FU，UFT，LV，カペシタビン，レゴラフェニブ
- 注射薬：5-FU，LV，CPT-11，L-OHP，BEV，セツキシマブ，パニツムマブ

1 標準治療可能な症例の一次治療

① FOLFOX±BEV

BEV 5 mg/kg, day 1 + L-OHP 85 mg/m², day 1 + LV 400 mg/m², day 1 + 5-FU 400 mg/m², ボーラス投与, day 1 + 5-FU 2,400 mg/m² /48 時間；2 週ごと

② CapeOX（カペシタビン＋L-OHP）±BEV

③ FOLFIRI±BEV：infusion 5-FU＋LV＋CPT-11 ± BEV

BEV 5 mg/kg, day 1 + CPT-11 150 mg/m², day 1 + LV 200 mg/m² + 5-FU 400 mg/m², ボーラス投与, day 1 + 5-FU 2,400 mg/m² /48 時間；2 週ごと

④ FOLFOX+±セツキシマブ/パニツズマブ：infusion 5-FU＋LV＋L-OHP ±セツキシマブまたはパニツズマブ

⑤ FOLFIRI+±セツキシマブ/パニツズマブ：infusion 5-FU＋LV＋CPT-11 ±セツキシマブまたはパニツズマブ

⑥ FOLFOXIRI±セツキシマブ/パニツズマブ：infusion 5-FU＋LV＋CPT-11＋L-OHP ±セツキシマブまたはパニツズマブ

※PS 良好な症例に施行する（*J Clin Oncol* 5: 1670, 2007）．

2 高齢者の一次治療
① infusion 5-FU＋LV＋±BEV
② カペシタビン＋BEV
③ UFT＋LV（経口）

3 PS 2 症例の一次治療

L-OHP，CPT-11 に対する忍容性に乏しい場合や PS 2 の場合は下記を選択する．

① infusion 5-FU＋LV＋BEV
② カペシタビン＋BEV
③ UFT＋LV（経口）

4 腎機能障害合併例

- 大腸がん化学療法は腎機能正常例が適応となる．腎機能低下症例に対する化学療法はエビデンスに乏しい．実地医療の現場では，治療による利益（延命効果，QOL 改善）が有害事象など

の不利益を上回ると判断される場合のみ化学療法を施行すべきである．
- 軽度の腎障害の場合，L-OHP の用量変更は要しない．
- BEV は蛋白尿など腎毒性を有するので腎障害例では適応が限られる．

① **FOLFOX＋BEV**：infusion 5-FU＋LV＋L-OHP＋BEV
② **CapeOX＋BEV**

5 肝機能障害合併例

　大腸がんはしばしば肝転移をきたし，肝機能障害合併例が多い．AST，ALT が 100 IU/L 以下，総ビリルビンが 2.0 mg/dL 以下で，化学療法により全身状態や肝機能の改善が望める場合には化学療法の適応である．

6 放射線療法併用

　欧米では直腸がんの術前または術後に 5-FU またはカペシタビンを用いた補助放射線化学療法が行われている．

7 術後補助化学療法

- R0 手術が行われた Stage Ⅲ および再発リスクの高い Stage Ⅱ 大腸がんには補助化学療法の適応を考慮する．
- 補助化学療法は術後 8 週以内に開始する．
- 補助化学療法における CPT-11 および分子標的治療薬の有用性は証明されていない（*J Clin Oncol* **25**: 3456, 2007）．

① **5-FU＋LV**
② **UFT＋LV**
③ **カペシタビン**

　経口抗がん薬（UFT＋LV，カペシタビン）と静注 5-FU＋LV は同等の有用性が示されている．

④ **FOLFOX**

　Stage Ⅲ では L-OHP を追加することにより上乗せ効果が示されている．

⑤ **CapeOX**

8 二次治療以降

　二次治療以降では抵抗性となった一次治療レジメンを踏まえて以下のレジメンを考慮する

a．L-OHP を含むレジメンに抵抗性になった場合

① **FOLFIRI±BEV**
② **FOLFIRI（または IRI）± セツキシマブ/パニツズマブ**

③ IRIS

- CPT-11 125 mg/m^2；2週ごと
- S-1 体表面積に応じて 40〜60 mg/回，1日2回，2週内服，2週休薬；4週ごと

④ FOLFIRI＋ラムシルマブ

二次治療として，FOLFIRI にラムシルマブ（8 mg/kg）を追加することにより生存期間の延長が示されている（*Lancet Oncol* **16**: 499, 2015）．

b．CPT-11 を含むレジメンに抵抗性になった場合

① FOLFOX±BEV
② CapeOX±BEV

c．5-FU，L-OHP，CPT-11 を含むレジメンに抵抗性になった場合

① IRI＋セツキシマブ / パニツズマブ

CPT-11 を含むレジメンに抵抗性になった後に，CPT-11＋セツキシマブ / パニツズマブの有効性が示されている（*N Engl J Med* **351**: 337, 2004）．

⑨ 三次治療以降

PS 良好な場合，三次治療の有用性が示されている．

① IRI＋セツキシマブ / パニツズマブ
② セツキシマブ / パニツズマブ
③ レゴラフェニブ

レゴラフェニブは経口マルチキナーゼ阻害薬である．一次・二次治療における有効性と安全性は確立していない（*Lancet* **381**: 303, 2013）

ポイント，注意事項

- L-OHP の神経毒性は蓄積性であり，蓄積量 750 mg/m^2 以上で10％，1,200 mg 以上で50％に出現する．休薬により徐々に改善するので，治療効果と有害事象を考慮した上で，いったん 5-FU＋LV に切り替えるなど，薬剤の休止と再開を考慮する．
- L-OHP の神経障害は寒冷により悪化する．冷房や冷たい飲食物の摂取などに注意を促す．
- L-OHP には咽頭絞扼感や口唇周囲のしびれ感などの独特な副作用がある．治療前にこれらを説明した上で同意を得る．
- 大腸がんでは肝転移や下痢，便秘，イレウスなどの消化器系合併症が多い．消化管症状のみられる場合には CPT-11 の使用を

避ける．
- 一次治療の FOLFOX 療法，FOLFIRI 療法に BEV を追加する有用性が示されている．
- BEV は PD 後も継続投与した場合の生存期間の延長が示されており，考慮してもよい（beyond PD）（*J Clin Oncol* **26**: *5326, 2008*）．
- 直近の手術や血栓症の既往のある場合，BEV は避ける．
- EGFR 阻害薬は *KRAS* 野生型の症例に適応となる．二次治療以降でも治療の機会を逸しないことが肝要である．また特徴的な皮膚障害についてのマネジメントが必要である．
- 大腸がん肝転移に対する肝動注療法は，腫瘍縮小率は高いが生存期間において全身投与を上回る有効性は示されていない．

第2章. 疾患別がん薬物療法のルール

6 肝臓がん

薬物療法はこう使い分ける！

- 肝切除，ラジオ波焼灼療法を中心とした局所治療，肝動脈化学塞栓療法（TACE），肝動注化学療法（HAIC）などの標準治療を施行できない，あるいは治療抵抗性になった場合，さらには遠隔転移が出現した場合にソラフェニブ（*N Engl J Med* **359**: 378, 2008 / *Lancet Oncol* **10**: 25, 2009）を中心とした薬物療法が選択される．
- 日本肝臓学会提唱のコンセンサスに基づく肝細胞がん治療アルゴリズムを図1に示す．肝外病変の有無，Child-Pugh分類（表1）による肝予備能の評価，脈管浸潤，ミラノ基準（腫瘍が単発で直径5 cm以下または3個以内で直径3 cm以下）も考慮した腫瘍個数と腫瘍径によって治療方針が決められる．
- ソラフェニブ以外にランダム化試験で有効性が証明された全身化学療法は存在しない．ソラフェニブが使用できない患者にテガフール・ウラシル配合（UFT）や十全大補湯などを用いることがある．

表1 Child-Pugh分類

	1点	2点	3点
肝性脳症	なし	軽度（Ⅰ・Ⅱ）	昏睡（Ⅲ以上）
腹水	なし	軽度	中程度以上
血清アルブミン値	3.5 g/dL超	2.8〜3.5 g/dL	2.8 g/dL未満
プロトロンビン時間	70%超	40〜70%	40%未満
血清総ビリルビン値	2.0 mg/dL未満	2.0〜3.0 mg/dL	3.0 mg/dL超

各項目のスコアを加算して，その合計点で分類する．
Child-Pugh分類A：5〜6点，B：7〜9点，C：10〜15点．
*プロトロンビン時間のスコアについては，国際標準比（INR）によるスコアにより代替することができる．その場合，① INR 1.7未満は1点，② INR 1.7〜2.3は2点，③ INR 2.3超は3点．

6. 肝臓がん

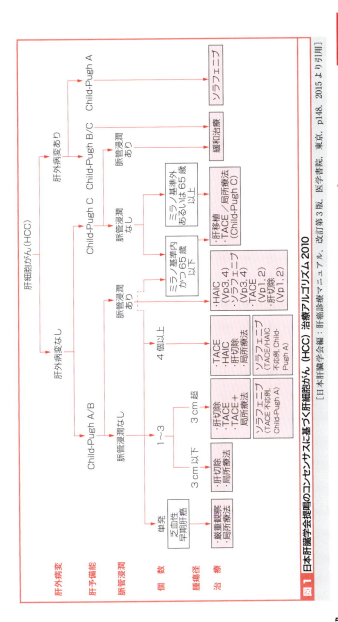

図1 日本肝臓学会提唱のコンセンサスに基づく肝細胞がん（HCC）治療アルゴリズム 2010

[日本肝臓学会編：肝癌診療マニュアル，改訂第3版．医学書院，東京，p148, 2015 より引用]

第2章．疾患別がん薬物療法のルール

準的なルール

1 標準治療：ソラフェニブ

- ソラフェニブは現状では単剤での使用が原則である．TACE や HAIC などとの併用治療や，他の抗がん薬との併用投与は認められていない．
- 下記の場合にソラフェニブが選択される．
  ① Child-Pugh 分類 A で，遠隔転移を有する
  ② Child-Pugh 分類 A で，脈管侵襲（Vp3，Vp4）を伴う
  ③ Child-Pugh 分類 A で，TACE 不能もしくは不応
  * Child-Pugh 分類 B に対する有用性は示されておらず，使用は推奨されない（*J Clin Gastroenterol* **43**: 489, 2009 ／ *Oncologist* **14**: 70, 2009 ／ *J Clini Oncol* **27**: 1800, 2009）．

場のルール

1 ソラフェニブ

a. 遠隔転移例

① 肺転移症例
- 肺転移が存在しても肝内病変が予後を左右する場合には，TACE，HAIC や肝切除を優先した方がよい場合もある．

② 脳転移症例
- 腫瘍出血による脳出血をきたす危険があるため，投与は避けた方がよい．

b. 脈管侵襲（Vp3，Vp4）例
- HAIC も適応となるため，どちらを先に行うべきかについてのコンセンサスは得られていない（*消化器内科* **59**: 77, 2014）．
- HAIC で PR 以上の奏効が得られた場合には長期予後が期待できる．多くの場合は1コース（約1ヵ月）後に効果判定可能である．HAIC を先行し，その効果を判定後にソラフェニブを導入した方がよい場合がある（*消化器内科* **59**: 61, 2014）．

c. TACE 不能もしくは不応例
- TACE 不応と判断し，ソラフェニブを開始するタイミングを見極めることが重要である（*肝癌診療マニュアル，改訂第3版，p140, 2015*）．
- ソラフェニブは Child-Pugh 分類 A での使用が原則である．肝機能が低下した段階になると適応外になり，治療選択肢を狭めてしまう．したがって Child-Pugh 分類 B になる前に TACE

から切り替える．ソラフェニブの効果が乏しければもう一度TACEに戻ることも可能である．

d. 高血圧例
- ソラフェニブによる血圧上昇が軽度の場合にはアンジオテンシン受容体拮抗薬（ARB）を用いることが多いが，速やかに降圧しなければならない場合にはCa拮抗薬を用いる．

e. 高齢者例
- 高齢者は副作用発現のリスク因子を有していることが多いため，血圧，血液生化学検査などを観察しつつ，慎重に投与する．

f. 腎機能障害例
- CCR 40 mL/分未満の症例では通常の投与量は推奨されない（*J Clin Oncol* **27**: 1800, 2009）．
- 腎不全，間質性腎炎，蛋白尿の報告がある．尿蛋白が1g/日を超える場合は中止する．

g. 肝機能障害に対する注意事項
- AST，ALTが200 IU/Lを超える，もしくは総ビリルビンが3.0 mg/dLを超える場合には休薬や減量を行う．

h. 血栓塞栓症の既往例
- 心筋虚血，心筋梗塞発生のリスクがある．

i. 心疾患既往例
- うっ血性心不全のリスクがある．

j. 消化管出血例
- 肝硬変をベースに発症している患者が多いため，食道・胃静脈瘤，胃潰瘍などから出血することがある．消化管出血時には休薬する．再投与の際は，必ず治療部位の上皮の再生を確認する．

2 UFT
- UFT投与後に転移巣が消失した症例報告がある（*癌と化療* **37**: 1139, 2010）．まれではあるが著効する例が存在する．外科的治療適応のない症例などに一度は投与を試みる意義があると考えられる．

3 十全大補湯
- 十全大補湯投与後に肺転移巣が消失・退縮した報告などがあり（*肝臓* **49**: 320, 2008／*漢方医* **29**: 216, 2005），治療として検討してみる価値がある．

推奨レジメン

1 ソラフェニブ

① 標準治療可能な症例

- 400 mg（2錠）/ 回を1日2回経口投与．
- 脂肪分の多い食事では薬剤の吸収が低下するため注意が必要である．

200 mg 錠，2錠 / 回，1日2回

※通院間隔は，投与開始1ヵ月は毎週，2ヵ月目からは2週間に1回，3ヵ月目以後は3～4週間ごと．

② 治療開始時に，高齢，肝機能などから副作用が危惧される症例

200 mg 錠，1錠 / 回，1日2回で開始．2～4週で副作用がみられない場合には 朝2錠/夕1錠，1日2回へ増量する．さらに2～4週後に副作用がみられない場合には，2錠 / 回，1日2回経口投与へ増量する

2 UFT

UFT 200 mg/ 日もしくは UFT 300 mg/ 日を処方．

100 mg/ 回，1日3回経口投与

3 十全大補湯

1包 / 回，1日3回経口投与

ポイント，注意事項

- ソラフェニブは長期の SD を目指す薬剤であり，長期間内服することが重要になる．したがって，副作用対策は治療の成否を握る鍵となる．

1 手足症候群（hand foot skin reaction）

- 保湿，角質除去，刺激除去などのスキンケアにより，多くの症例で治療継続可能である．
- 重症化しても休薬や減量により速やかに改善することが多く，改善が得られれば再投与が可能である．
- 予防対策：尿素（ウレパール®ローション，ケラチナミン®軟膏）など
- 発赤，疼痛部位への対策：ジフルプレドナート（マイザー®）軟膏などのステロイド外用薬の塗布

2 多型紅斑

- 投与後比較的早期に認められる．ソラフェニブの投与を即中止し，皮膚科専門医にコンサルトする．軽症では抗ヒスタミン薬

で軽快することもあるが，多くはステロイドの投与が必要であり，重症化すると生命に関わる．
- アレルギーが発症機序に関わっていると考えられ，ソラフェニブの再投与は原則禁忌である．

③ 間質性肺炎
- 乾性咳嗽，微熱，呼吸困難がみられた場合には本症を疑う．KL-6などの血液マーカーなども参考に診断する．呼吸器内科専門医にコンサルトしてステロイドの投与などを行う．ソラフェニブの再投与は禁忌である．

④ 下 痢
- 3〜4割程度に認められる．
- タンニン酸アルブミン，ビフィズス菌製剤，ロペラミドなどでコントロールできることが多い．
- さらに下痢が強い場合にはコデインなどを用いる場合もある．

⑤ 嗄 声
- 多くの場合は日常生活に支障がない．

⑥ 膵酵素上昇
- アミラーゼ，リパーゼが投与初期に上昇する．ほとんどが無症候性であり，一過性である．まれに膵炎を伴うことがある．

⑦ ワルファリンとの併用
- ワルファリンとの併用は出血リスクを上昇させる．プロトロンビン時間またはINRのモニタリングを行う．

第2章. 疾患別がん薬物療法のルール

7 膵臓がん

薬物療法はこう使い分ける！

- 膵臓がんの治療において根治の可能性があるものは切除のみであり，化学療法は生存期間延長を目的とするものである．

標準的なルール

- 75歳未満，PS良好，併存疾患なしの治療．
- 切除可能の場合：術後補助療法にてS-1療法が推奨される．S-1不耐の場合はゲムシタビン（GEM）が推奨される．
- 局所進行膵臓がんの場合：FOLFIRINOX療法，GEM＋nab-PTX（GNP療法）を考慮する．S-1＋GEM（GS療法）も選択肢となる．
- 遠隔転移を有する場合：一次療法レジメンは多数あり，全身状態，年齢，ステントの有無，慢性呼吸器疾患の有無などを考慮し決定される．
- ①まずFOLFIRINOX療法，GEM＋nab-PTX（GNP療法）を考慮する．GEM＋エルロチニブ（GE療法），S-1単独療法，GEM単独療法，S-1＋GEM（GS療法）も選択肢となる．

現場のルール

1 75歳以上の治療

- GEM単独療法かS-1単独療法が選択される．
- 暦年齢のみで化学療法の適応を決定しない．PS，肝・腎機能などを考慮し，決定する．

2 PS 2の治療

- GEM単独療法，場合によってはS-1単独療法が適応となる．
- PS低下の原因検索をし，治療適応を判断する．
- GEM単独療法は比較的安全性が高く，また優れた症状緩和効果もある．

③ 腎機能障害合併例の一次治療

- 肝代謝が主体であり，腎排泄率の低い抗がん薬を選択する．腎排泄の割合が比較的に高い薬剤は GEM，S-1，オキサリプラチン（L-OHP）である．
- S-1 は腎障害のある患者には骨髄抑制などの副作用が強く現れるおそれがある．腎障害がある場合，CCR の値にて減量，もしくは CCR 30 mL/ 分以下では投与中止とする．
- L-OHP は白金製剤であり，約 55％が腎排泄性である．しかしシスプラチン（CDDP）と異なり腎機能障害に陥ることは少ない．
- S-1，イリノテカン（CPT-11）などの投与により下痢が出現し，脱水からの腎前性腎障害に至ることがあるため注意を要する．

④ 肝機能障害合併例の治療

- 胆膵領域ではがんによる胆汁うっ滞が原因の肝障害を高率に認める．この場合，抗がん薬治療を休薬し，胆道ステントなどの処置後再開する．
- 薬剤性肝障害が疑われる場合は休薬すべきである．
- B 型肝炎ウイルス（HBV）陽性患者の場合，化学療法中 HBV 再活性化が起こることがあるため，抗ウイルス薬の予防投与や HBV-DNA を定期的に測定し HBV-DNA 上昇を検出した時点で，抗ウイルス薬投与を行う．

⑤ 間質性肺炎合併例の治療

- 比較的まれだが，膵がん治療に用いられる GEM，S-1，エルロチニブ，フルオロウラシル（5-FU），CPT-11，L-OHP はすべて間質性肺炎を発症する可能性がある．
- とくに GEM＋エルロチニブを使用する場合は早期発見を心がける．
- 急速増悪発症時に迅速な診断・治療が可能な施設での治療が望ましい．

⑥ 化学放射線療法

- 局所進行症例に適応がある．
- わが国では S-1 が併用化学療法として用いられることが多い．
- GEM 併用放射線療法は消化器症状などの副作用が出現することが多い．

第2章. 疾患別がん薬物療法のルール

推奨レジメン

1 切除可能症例（術後補助療法）

① S-1 単独療法

JASPAC-01 試験により術後補助療法での S-1 単独の GEM に対する優越性が明らかになった（*J Clin Oncol* **31**（Suppl）: *abstr 4008, 2013*）.

> 体表面積に応じて初回投与量を決定し，1日2回，28日間連日経口投与し，その後14日間休薬する．これを繰り返す

② GEM 単独療法

S-1 不耐の場合に推奨される.

> GEM 1,000 mg/m^2＋生食 100 mL を 30 分で点滴静注．週1回，3週連続投与し，1週休薬

※制吐薬は軽度催吐性リスクに準じる．

③ GEM＋S-1（GS 療法）

現在，S-1 単独療法と GEM＋S-1 併用療法の優越性を検証する試験が実施されている．

> GEM day 1・8 に投与，S-1 は 14 日間内服し，7 日間休薬．GEM は 1,000 mg/m^2＋生食 100 mL を 30 分かけて点滴静注

※ S-1 は体表面積に応じて投与量を決定.
※制吐薬は軽度催吐性リスクに準じる．

2 局所進行症例

① GEM＋S-1（GS 療法）

GEST 試験では GEM 単独療法との優越性は示さなかったが，しかし他のランダム化比較試験では GEM 単独療法より抗腫瘍効果，延命効果ともに良好であった．切除可否が境界線上にある（borderline resectable：BR）症例では切除の可能性を高めるために使用されることがある．

② S-1 単独療法

GEST 試験にて非劣性を示されたため候補レジメンとなる（*J Clin Oncol* **31**: 1640, 2013）.

③ GEM 単独療法

以前は 5-FU を用いた化学放射線療法が推奨されていたが，放射線療法の意義は明らかではなく，GEM 単独療法が暫定標準治療である．

❸ 遠隔転移症例
① FOLFIRINOX療法（mFOLFIRINOX療法を含める）
　非常に強力なレジメンである．強い毒性があり，全身状態がきわめて良好な若年者がよい適応である．GEM単独療法と比較したACCORD11試験において，FOLFIRINOX群は生存期間中央値11.1ヵ月，奏効率31.6％，GEM群は生存期間中央値6.8ヵ月，奏効率9.4％と有意にFOLFIRINOX群が良好であった．

- L-OHP 85 mg/m²＋5％ブドウ糖液250 mL，2時間かけて点滴静注
- レボホリナート（ℓ-LV）200 mg/m²＋生食250 mL，2時間かけて点滴静注
- CPT-11 180 mg/m²＋5％ブドウ糖液250 mL，90分で点滴静注
- 5-FU（ボーラス投与）400 mg/m²＋生食50 mL，全開で点滴静注
- 5-FU（持続静注）2,400 mg/m²＋ブドウ糖液250 mL，46時間にて点滴静注；2週おきに施行

※制吐薬は中等度・高度催吐性リスクに準じて使用する．

② GEM＋nab-PTX（GNP療法）
- MPACT試験においてGEM単独療法に対して有意な延命効果を示した（*N Eng J Med* **369**: 1691, 2013）．
- FOLFIRINOX療法ほどではないが血液毒性は強く，末梢神経障害，疲労，脳神経麻痺，黄斑浮腫などの副作用に注意する．

nab-PTX 125 mg/m²，30分で点滴静注後，GEM 1,000 mg/m²＋生食100 mLを30分で点滴静注．週1回，3週連続投与し，1週休薬（day 1・8・15，点滴静注）

※制吐薬は軽度催吐性リスクに準じる．

③ GEM＋エルロチニブ（GE療法）
　GEM単独療法より最初に延命効果を示したレジメンであるが，治療成績の差がわずかであること，また間質性肺炎などもリスクが上昇することに注意する必要があり，使用できる施設に制限があるため，一次治療として普及は進んでいない．

- GEM 1,000 mg/m²＋生食100 mL，30分かけて点滴静注，day 1・8・15，週1回，3週連続投与し，1週休薬
- エルロチニブ 100 mg/日，28日連日内服

※制吐薬は軽度催吐性リスクに準じる．

④ S-1単独療法
　GEST試験にてGEM単独療法にて非劣性が示された有用なレジメンである．

⑤ GEM 単独療法

比較的安全で症状緩和効果もある有用なレジメンである．

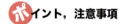

ポイント，注意事項

1 薬剤選択のポイント

- GEM 単独療法の延命効果は他療法に及ばないが，症状緩和効果があり，ハイリスク症例ではよい適応であると考えられる．副作用により減量しても継続困難な場合，80％量で2週連続投与1週休薬，あるいは隔週投与も考慮する．
- S-1 は投与開始2週以内に有害事象が出現した場合，1段階減量を優先し再開を検討する．また投与開始2週以降に有害事象が出現した場合には，投与期間を2週投与1週休薬などへの変更を考慮する．
- FOLFIRINOX 療法は効果，副作用ともにきわめて強力なレジメンであるため，適応は全身状態，臓器機能が良好な若年者になると考えられる．現在，5-FU のボーラス除外，CPT-11 の減量などが行われた modified FOLFIRINOX と称された減量レジメンが投与されることがある．しかし FOLFIRINOX 療法との同等性は明らかではない．
- GNP 療法も FOLFIRINOX 療法ほどではないが毒性は強い．全身状態，臓器機能がよい例に適応があると思われる．末梢神経障害の副作用が強い場合は nab-PTX のみの減量・休薬を考慮する．
- 遠隔転移例で優越性を示した FOLFIRINOX 療法および GNP 療法が，局所進行例において有用かどうかは今後の課題である．

第2章. 疾患別がん薬物療法のルール

8 胆道がん

🔴 薬物療法はこう使い分ける！

- 胆道がんの中で，肝内胆管がん，肝外胆管がん，胆嚢がん，乳頭部がんのいずれにおいてもゲムシタビン（GEM）単独よりもシスプラチン（CDDP）と GEM の併用療法（GC 療法）の方が良好な成績が得られ，エビデンスに基づく標準治療が確立した（*N Eng J Med* **362**: 1273, 2010 ／ *Br J Cancer* **103**: 469, 2010）．
- 二次治療としては S-1 が用いられることがあるが，有用性は確立していない．
- GEM + S-1 併用療法（GS 療法）と S-1 単独療法の比較試験が行われ，GS 療法の方が高い効果が期待できるという結果が得られている．
- 標準治療である GC 療法と GS 療法のどちらがよいのか，使い分けについては日本で大規模比較試験が行われている．
- 胆道がんにおいては，切除手術後の再発防止として術後補助療法は確立していない．
- 進行・再発胆道がんに対する化学療法の目的は根治ではない．決して無理をしないことが重要である．

🔴 標準的なルール

1 GEM + CDDP 療法（GC 療法）
- 胆道がんの化学療法において第一選択となる．原則として GC 療法は 8 コース（16 回の投与）を上限として実施する．

2 GEM 単独療法
- GC 療法の後は GEM 単独療法に移行し，効果が持続する間継続する．

3 GEM + S-1 療法（GS 療法）
- 主に病気の進行を抑える目的で行うため，病状が悪化しなければ効果があると考えて治療を継続する．

第 2 章．疾患別がん薬物療法のルール

- 重篤な副作用が認められた場合には休薬し，その後は必要に応じて減量して再開する．

4 S-1 単独療法

- GC 療法や GEM 単独療法が行えなくなった場合の二次治療として用いられる場合もあるが，有用性は確立していない．

現場のルール

1 高齢者の場合

- 高齢者でも全身状態が保たれている場合には標準治療である GEM＋CDDP 併用（GC 療法）を行う．しかし高齢者においては，併存疾患などを慎重に評価することが重要である．
- 一般的に高齢者では CDDP の副作用が出やすいため，GEM 単独での治療が勧められる．

2 PS 不良例の場合

- PS が 2～4 の不良例では原因を把握して対処する必要がある．その後，化学療法が可能であるかどうかを判断する．例えば，肝機能障害の原因が胆道系のトラブルであればドレナージを適切に行う必要がある．

3 腎機能障害のある場合

a. 基本的な考え方

- 腎機能障害がある症例では，抗がん薬およびその代謝物の排泄が遅延することから毒性が増強され，腎障害や骨髄抑制などの副作用が重篤化する可能性がある．
- とくに GC 療法では CDDP の副作用に注意が必要である．

b. 各薬剤の注意点

① GEM

- 腎排泄される量は 10％未満であり（*J Clin Oncol* **9**: 491, 1991），腎機能障害の影響を受けにくい抗がん薬である．
- 血清 Cre が 1.6 mg/dL 以上の場合，GEM の感受性が上昇し，皮膚毒性や腎障害などの有害事象が発現しやすい傾向にあるが，投与量と副作用の発現に相関は認められない（*J Clin Oncol* **8**: 2780, 2000）．

② CDDP

- CDDP は CCR によって投与量を調整する（**表 1**）．

③ S-1

- S-1 は CCR を目安とした推奨使用量に従って使用する（**表 2**）．

8. 胆道がん

表1 CCR を基にした CDDP の適正使用量

CCR（mL/分）	＞60	30＜ ≦60	≦30
投与量	通常量	50%	投与せず

[国立がん研究センター内科レジデント（編）：がん診療レジデントマニュアル，改訂第5版，p24，2010 より引用]

表2 CCR を基にした S-1 の適正使用量

CCR（mL/分）	≧80	60≦＜80	30≦＜60	＜30
投与開始量	初回基準量	慎重投与で初期基準量，必要に応じて1段階減量	慎重投与で1段階以上の減量，とくに40未満の場合には2段階減量が望ましい	投与不可能

表3 GC療法

		day 1	day 8	day 15	day 21
GEM	1,000 mg/m² 30分で点滴静注	↓	↓		
CDDP	25 mg/m² 120分で点滴静注	↓	↓		

4 閉塞性黄疸のある場合

- 高度の黄疸の下では抗がん薬を安全に投与することはできない．まず，適切な減黄処置（内視鏡的胆道ドレナージもしくは経皮経肝胆道ドレナージ）を行う．総ビリルビン 3.0 mg/dL 以下で投与可能となる．

推奨レジメン

1 標準治療可能な症例の 次治療

① GEM＋CDDP（GC療法）

- 週1回の点滴を day 1・8 と2週連続で行い，その1週間後の day 15 は休薬する．day 21 で1コースが終了し，これを3週間ごとに繰り返す（**表3**）．
- 投与前にマグネシウムを投与することで腎機能の悪化を予防できる．

表4 GEM単独療法

		day 1	day 8	day 15	day 22	day 28
GEM	1,000 mg/m² 30分で点滴静注	↓	↓	↓		

表5 GS療法

		day 1	day 8	day 15	day 21
GEM	1,000 mg/m² 30分で点滴静注	↓	↓		
S-1	60〜100 mg/日	2週間連日内服			1週間休薬

② GEM単独療法

- GC療法の後はGEM単独療法に移行する．GEM単独療法は主に進行を抑える目的で行うため，効果が持続する間は継続する．
- 週に1回の点滴（GEM注1,000 mg/m²）を3週連続で行い，4週目は休薬とすることを1コースとして繰り返す（**表4**）．
- 重篤な副作用が認められた場合には休薬し，その後は必要に応じて1回投与量の減量，投与間隔の変更などを行って再開する．
- 白血球数が2,000 mg/m³未満，または血小板数が7万/m³未満で休薬する．再開は1段階減量（800 mg/m²）で開始する．

2 GEM+S-1療法（GS療法）

① GEMの点滴方法

週に1回の点滴（GEM注1,000 mg/m²）を2週連続で行い，3週目は休薬する（**表5**）．

② S-1の内服方法

体表面積によって決められた量を1日2回内服する．2週間連続内服した後，1週間休薬する．

- GEMの点滴とS-1の内服は21日間で1コースが終了し，これを3週間ごとに繰り返す（**表5**）．

3 二次治療，S-1単独療法

- 4週間連続内服した後，2週間休薬し，6週ごとにPD（増悪）まで投与する（**表6**）．
- CCRを基にした適正使用の目安を参考に投与する（**表2**）．
- なお，減量する際には減量基準を参考に減量する（**表2**）．1回投与量の減量だけでなく，症例によっては投与サイクルの変更を行う．

8. 胆道がん

表6 S-1単独療法

		day 1	day 8	day 15	day 22	day 29	day 36	day 42
S-1	40〜60 mg/回 1日2回 経口	◀ 4週間連日内服 ▶				2週間休薬		

ポイント，注意事項

1 GEM

- GEMの点滴時間が30分（とくに1時間）を越えると，骨髄抑制などの副作用が強く出ることがあるので，点滴時間を守る必要がある．
- 放射線療法を同時に行うと放射線療法による副作用が強く出現する恐れがあるため，胸部などへの放射線療法を行っている患者では禁忌．
- 間質性肺炎の発生（1.4%）に注意する．

2 S-1

a. 内服のタイミング

- S-1は空腹時に内服すると治療効果が減弱するため，体内への吸収がよい食後30分以内に内服することが重要である．
- S-1の内服間隔は必ず8時間以上あける必要がある．
- 経口摂取不良時には休薬する．

b. 相互作用

- 以下の薬剤を使用している場合には，少なくとも7日間間隔をあけてからS-1を再開する必要がある（併用禁忌）．
- ① **フッ化ピリミジン系の抗がん薬**：フルオロウラシル（5-FU），テガフール・ウラシル配合，テガフール，ドキシフルリジン，カペシタビンなど
- ② **抗真菌薬**：フッ化ピリミジン系薬剤と似た構造をしているフルシトシン
- S-1によって作用が増強する可能性があるため，フェニトインやワルファリンは注意する必要がある（併用注意）．

c. 粘膜障害（下痢，口内炎）

- 水様便が1日5回以上になるときは休薬する．

第2章. 疾患別がん薬物療法のルール

9 膵神経内分泌腫瘍

薬物療法はこう使い分ける！

- 膵神経内分泌腫瘍（PNET）の治療において根治の可能性があるものは切除のみであり，切除不能の症例では，減量手術の他，肝動脈化学塞栓術，ラジオ波焼灼術，化学療法などを組み合わせた集学的治療を行う．
- PNETの治療法選択に当たっては，まずPNETの診断が重要である．機能性か非機能性かの確認を行い，多発性内分泌腺腫症1型（MEN1）などの確認を行う．機能性腫瘍に対してはホルモン過剰産生に対する対症治療も併用する．また局在診断を行い，肝転移などが認められれば切除を考慮する．
- 実際の臨床ではこの他に年齢，PS，併存疾患により細分化され治療方針が決定される．

標準的なルール

- 75歳未満，PS良好，併存疾患なしの治療．
- 切除可能の場合：切除が基本である．
- 高分化型PNET（G1，G2）の切除不能，または遠隔転移の場合：スニチニブ単独療法，エベロリムス単独療法がある．欧米ではストレプトゾシンをメインとした治療がある．
- 消化管ホルモン産生腫瘍の場合：症状緩和のためオクトレオチドを追加投与することがある．
- 膵神経内分泌がん（PNEC）の場合：小細胞肺がんに準じてシスプラチン（CDDP）＋エトポシド（VP-16）またはCDDP＋イリノテカン（CPT-11）併用療法が推奨されている．

現場のルール

1 75歳以上の一次治療

- 基本的にエベロリムス単独療法が選択される．高齢者の場合には暦年齢のみで化学療法の適応を決定するべきではない．PS

などを考慮し決定する．

2 PS 2 の一次治療
- 基本的にエベロリムス単独療法が適応となる．PS 低下の原因検索をし，治療適応を判断する．

3 腎機能障害合併例の一次治療
- 肝代謝が主体で，腎排泄率の低い抗がん薬を選択する．
- スニチニブ単独療法，エベロリムス単独療法には腎障害はあまり認められない．
- ストレプトゾシンは腎毒性がありハイドレーションは必須である．アムホテリシン B，アミノグリコシド系抗菌薬などと併用することにより腎毒性増悪の可能性があるため，注意が必要である．

4 肝機能障害合併例の一次治療
- 基本的にスニチニブ単独療法が適応である．
- B 型肝炎ウイルス（HBV）陽性患者の場合，化学療法中 HBV 再活性化が起こることがあるため，抗ウイルス薬の予防投与や HBV-DNA の定期的な測定をし，適切な予防策を講じる．とくにエベロリムスを使用する場合には注意を要する．
- 胆膵領域では腫瘍による胆汁うっ滞が原因の肝障害を認めることがある．この場合，治療を休薬し，胆道ステントなどの処置後再開すべきである．
- 薬剤性肝障害が疑われる場合は休薬する．

5 間質性肺炎合併例の一次治療
- 基本的にスニチニブ単独療法が適応である．
- 間質性肺炎は比較的まれではあるが，エベロリムス単独療法では間質性肺炎リスクはある．
- 急速増悪発症時には迅速に診断・治療ができる施設での治療が望ましい．

6 心機能低下例の一次治療
- 基本的にエベロリムス単独療法が選択される．
- スニチニブでは高血圧，QT 間隔延長などがみられることがあるため，注意が必要である．
- 急速増悪発症時に迅速に診断・治療ができる施設での治療が望ましい．

推奨レジメン

1 PNET G1/G2（高分化型）

① スニチニブ単独療法

> 37.5 mg/回, 1日1回, 連日経口投与；4週を1コースとする

(*N Eng J Med* **364**: 501, 2011 ／ *Invest New Grugs* **31**: 1265, 2013)

② エベロリムス単独療法

> 10 mg, 1日1回, 連日経口投与；4週を1コースとする

(*N Eng J Med 364*: 514, 2011 ／ *Jpn J Clin Oncol 42*: 903-911, 2012)

③ ストレプトゾシン単独療法

- 欧米では標準治療である．
- 腎毒性がありハイドレーションが必要である．また悪心・嘔吐対策が必須である．
- アムホテリシンB, ステロイド, アミノグリコシド系抗菌薬, フェニトインは併用注意．

> - daily投与：ストレプトゾシン 500 mg/m^2 ＋生食 100 mL, 30分で点滴静注. day 1・2・3・4・5 連続投与. 第2〜6週休薬；6週を1コースとする
> - weekly投与：ストレプトゾシン 1,000〜1,500 mg/m^2 ＋生食 100 mL, 30分で点滴静注. 初回は必ず 1,000 mg/m^2 より開始. day 1・8・15・22・29・36, 週1回, 6週連続投与；6週を1コースとする

2 PNEC

- PNECに対する化学療法でこれまでに有効性が証明されたものはない．
- National Comprehensive Cancer Network (NCCN) ガイドラインでは小細胞肺がんに準じたレジメンが推奨されている．

① CDDP＋CPT-11 併用療法

> CDDP 60 mg/m^2 ＋生食 250 mL を60分で点滴静注, day 1 ＋ CPT-11 60 mg/m^2 ＋5%ブドウ糖液 250 mL を90分で点滴静注, day 1・8・15；4週ごとに繰り返す

- 腎機能障害予防のためハイドレーション, 利尿薬, 硫酸マグネシウム前投与が必要．
- CPT-11は胆汁排泄性であり, 胆道閉塞のリスクがある場合には注意が必要．

② CDDP＋VP-16 併用療法

CDDP 80 mg/m² ＋生食 500 mL を 120 分で点滴静注，day 1 ＋ VP-16 100 mg/m² ＋5％ブドウ糖液 500 mL を 120 分で点滴静注，day 1・2・3；3〜4 週ごとに繰り返す

❸ 機能性 NET 消化管ホルモン産生腫瘍（VIP 産生・ガストリン産生腫瘍）

- オクトレオチド投与により消化管ホルモン産生腫瘍の諸症状の改善がみられることがある．
- responder と nonresponder が存在する．症状や血中ホルモン値で判断する．
- 生検標本を用いてソマトスタチン受容体の有無の検索や海外で承認されているソマトスタチン受容体シンチグラフィ（SRS）の実施にてオクトレオチドの効果を事前に予測することが今後の課題である．
- 腫瘍安定化効果の報告も散在するが，現在，抗腫瘍使用は保険承認されていない．

（*J Gastroenterol* **47**: 941, 2012 ／ *J Clin Oncol* **27**: 4656, 2009）

オクトレオチドを 100〜150 μg/ 日，皮下注投与から始め，効果不十分な場合 300 μg/ 日まで増量する．症状安定がみられたらオクトレオチド LAR 20 mg を 4 週間ごとに 3 ヵ月間殿部に筋注，その後症状をみて 10〜30 mg を 4 週ごとに筋注．オクトレオチド LAR 初回投与は血中濃度が不十分であり，事前投与していたオクトレオチドを 2 週間併用する．忍容性がなくなるまで使用する．病勢増悪しても症状安定していたら使用は続行する

❹ 高齢者の一次療法
① エベロリムス単独療法

❺ PS 2 例の一次療法
① エベロリムス単独療法

❻ 腎機能障害例の一次療法
① エベロリムス単独療法
② スーチニブ単独療法

❼ 肝機能障害例の一次療法
① スニチニブ単独療法

- 胆汁うっ滞がある場合，胆道ステントなどの治療後化学療法を施行．
- B 型肝炎の既往歴があれば，抗ウイルス薬予防投与や HBV-DNA を頻繁にチェックすべきである．

⑧ 間質性肺炎合併例の一次療法
○ スニチニブ単独療法が中心となる．

ポイント，注意事項

○ 各施設での利便性と各薬剤の有害事象などを考慮し上記レジメンからの選択を行う．
○ エベロリムス，スニチニブは長期 SD が期待できるため，長期に服用できるように休薬・減量を考慮することが重要である．
○ CDDP + CPT-11 併用療法や CDDP + VP-16 併用療法では高齢者，PS 不良例では CDDP 分割もしくはカルボプラチンへの変更投与を考慮してもよい．
○ インスリノーマによる低血糖症状に対しては，発作時のブドウ糖補充や発作抑制にジアゾキシド，エベロリムスが有効である（*N Eng J Med* **360**: 195, 2009）．

第2章. 疾患別がん薬物療法のルール

10 前立腺がん

薬物療法はこう使い分ける！

- 前立腺がんに対しては手術療法・放射線療法・薬物療法が行われる．手術療法および放射線療法は局所療法として根治が期待できるが，薬物療法での根治は期待できない．
- 抗男性ホルモン療法が薬物療法の基本である．LH-RHアゴニストまたはアンタゴニスト＋抗アンドロゲン薬が基本となり，抗アンドロゲン薬を病勢により変更していく．
- 術前および放射線療法前に前立腺縮小目的にホルモン療法を行う．縮小を期待するには6ヵ月必要であるため，基本的には6ヵ月間のLH-RHアゴニストまたはアンタゴニスト＋抗アンドロゲン薬を投与する．
- 切除不能・再発前立腺がんの標準治療は，薬物療法が主体となる．LH-RHアゴニストまたはアンタゴニスト＋抗アンドロゲン薬で治療を始める．
- 去勢抵抗性前立腺がんに対して，ドセタキセル（DTX）およびカバジタキセルを中心に化学療法が行われる．抗アンドロゲン交替療法後にまずDTX投与を考慮する．有害事象を考慮し投与量およびサイクルを決定する．
- 去勢抵抗性前立腺がんに対して，新規抗アンドロゲン薬であるエンザルタミドおよびアビラテロンが有効である．発売当初はポストDTXに限られていたが，現在は去勢抵抗性であれば投与可能である．

標準的なルール

- 前立腺がんに対するホルモン療法は根治療法ではない．投与の前に根治療法でないこと，基本的に継続が必要なことを説明し，確認しておく．
- 切除不能前立腺がんに対するcomplete androgen blockade（CAB）であるLH-RHアゴニストまたはアンタゴニストに抗

アンドロゲン薬を加えて治療する．CAB は LH-RH アゴニストまたはアンタゴニスト単剤に比して奏効期間の延長が確認されている．
- LH-RH アゴニストはアンドロゲンのフレアアップ現象を認めるため，抗アンドロゲン薬の先行投与を行う．
- LH-RH アンタゴニストはアンドロゲンのフレアアップ現象を認めないため，抗アンドロゲン薬の先行投与は不要である．
- CAB 療法の際の前立腺特異抗原（PSA）上昇に対して，抗アンドロゲン薬を中止し PSA の動向（withdrawal syndrome）を確認すべきである．
- withdrawal syndrome が長く認められる症例は，二次抗アンドロゲン薬以降の奏効期間が長いとされている（*J Clin Oncol* **11** : 1566, 1993）．
- 抗アンドロゲン薬無効例（去勢抵抗性がん）に対して女性ホルモンであるエチニルエストラジオールが有効である．エチニルエストラジオール投与中は LH-RH アゴニストまたはアンタゴニストは継続する．
- 去勢抵抗性がんに対して DTX が投与される．骨髄機能を考慮し投与量および投与期間を決定する．最低 3 コースの投与を行わないと有効・無効の判断はできない．
- 2014 年より去勢抵抗性がんに対してエンザルタミドおよびアビラテロン，カバジタキセルが使用できるようになった．エンザルタミドは当初 DTX 使用後の症例に限られていたが，現在は DTX 投与後に限らず使用できる．アビラテロンはコルチゾール低下もきたすため，プレドニゾロンの併用は必須である．
- カバジタキセルは骨髄毒性が強いため，G-CSF 製剤の予防的投与を行う．骨転移が多い症例や貧血の症例に対しては注意が必要である．
- 骨転移症例に関して，抗 RANKL 抗体やビスホスホネート製剤を投与する．

場のルール

1 投与の順序

- CAB を先行投与することのエビデンスはあるものの，その他の薬剤の投与順序に関するエビデンスはないため，患者の状態などを考慮して薬剤の選択を行う．

② 投与期間
- 基本的に，PSAの3回連続上昇または症状の悪化および評価可能病変の増悪で薬剤を無効とみなし，薬剤を切り替える．

③ 椎骨転移による神経麻痺例
- 緊急事態であり，まず手術可能であるかを考慮する．手術不能の場合には女性ホルモン点滴および緊急の放射線照射を行うことにより，神経麻痺を回避するように心がける．

④ 腎機能低下例
- 前立腺がんに対する腎機能障害を引き起こす薬剤は少ないものの，病気の進行でリンパ節および直接浸潤による尿路閉塞から腎機能障害が起こることがある．腎機能低下時には画像診断を参考に，必要によってステント留置など尿路閉塞を解除するようにする．

⑤ 肝機能低下例
- フルタミドおよびビカルタミドに関しては，投与中の肝機能の観察が必須である．肝機能障害時には投与の中止および他の薬剤に切り替える（*J Hepatol* **10**：346, 1990）．

⑥ 骨粗鬆症予防
- 抗男性ホルモン療法は骨密度の低下が報告されており，ビスホスホネート製剤や抗RANKL抗体などの骨粗鬆症予防が生存期間延長に関与する（*Eur Urol* **19**：114, 1991）．

⑦ メタボリックシンドローム
- 抗男性ホルモン療法ではメタボリックシンドロームの増加が報告されており，血糖および脂質を検査することにより，糖尿病および脂質異常症の発生に注意する（*J Clin Oncol* **24**：3979, 2006）．

⑧ 神経内分泌がん
- 小細胞肺がんに準じる治療を行う．
- 神経内分泌がんはホルモン療法無効であるため，小細胞肺がんに準じたエトポシド（VP-16）＋シスプラチン（CDDP）などの化学療法を行う．また，ホルモン療法中にPSA上昇を伴わない症状悪化および病変の増悪は，神経内分泌がんを疑い生検などを行う．

推奨レジメン

1 CAB療法

　LH-RHアゴニストとしてリュープロレリン（1ヵ月製剤3.75 mg，3ヵ月製剤11.25 mg）およびゴセレリン（1ヵ月製剤3.6 mg，3ヵ月製剤10.8 mg），LH-RHアンタゴニストとしてデガレリクス（1ヵ月製剤のみで初回120 mgを2ヵ所，2回目以降80 mgを1ヵ所）

2 抗アンドロゲン薬

- カソデックス®（ビカルタミド）成人80 mg（1錠）/回，1日1回経口投与
- オダイン®（フルタミド）成人1回125 mg（1錠）/回，1日3回経口投与
- プロスタール®（クロルマジノン）50 mg（2錠）/回，1日2回経口投与

3 プロセキソール®（エチニルエストラジオール）

成人1〜2錠（0.5〜1.0 mg）/回，1日3回内服

4 タキソテール®（ドセタキセル）

投与量は75 mg/m²/3週（プレドニゾロン併用）が最初のエビデンスのある投与量であるが，DTXの量を60〜70 mg/m²/3週と減らしながら長期間投与できるように工夫している

5 エストラサイト®（エストラムスチン）

成人2カプセル/回（エストラムスチンリン酸エステルナトリウム水和物として313.4 mg）を1日2回経口投与

6 イクスタンジ®（エンザルタミド）

4カプセル（160 mg）/回，1日1回投与

7 ザイティガ®（アビラテロン）

プレドニゾロンとの併用において，成人には1日1回1,000 mgを空腹時に経口投与

※低カリウム血症に注意．

8 ジェブタナ®（カバジタキセル）

プレドニゾロンとの併用において，通常，成人に1日1回，カバジタキセルとして25 mg/m²を1時間かけて3週間間隔で点滴静注

※骨髄機能を考慮し適宜減量すること．発売当初に骨髄機能低下による死亡事例の報告あり．G-CSF製剤投与を行う．

⑨ 骨転移に対して

・ランマーク®（デノスマブ）（抗 RANKL 抗体）120 mg/ 回，1 ヵ月に 1 回皮下投与
・ゾメタ®（ゾレドロン酸）4 mg/100 mL，1 ヵ月に 1 回投与

ポイント，注意事項

- 薬剤を変えて何とか持たせる．とくに抗アンドロゲン薬は 1 剤で終わらせることなく，交代療法を積極的に行う．
- 患者の状態に応じて，抗がん薬は欧米のデータより若干低量から開始する．
- 化学療法およびゾレドロン酸，抗 RANKL 抗体前から口腔ケアを継続する．
- 抗 RANKL 抗体投与においては，カルシウムおよびビタミン D を投与しながら低カルシウム血症に注意する
- 腎機能低下例にはゾレドロン酸は減量する．

第2章. 疾患別がん薬物療法のルール

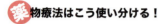

11 腎がん

薬物療法はこう使い分ける！

- わが国において進行性腎がんに使用されている保険適用の薬剤には，サイトカインではインターフェロンα（IFNα），インターロイキン-2（IL-2）が，分子標的治療薬ではチロシンキナーゼ阻害薬（TKI）としてソラフェニブ，スニチニブ，アキシチニブ，パゾパニブがあり，mTOR阻害薬（mTORI）としてエベロリムス，テムシロリムスがある．
- 2014年の進行腎がんに対する薬物療法の欧州臨床腫瘍学会（ESMO）ガイドラインによると，組織型別に淡明細胞がんと非淡明細胞がんに分けられる．淡明細胞がんの一次治療は予後良好・中間群と予後不良群に，二次治療はサイトカイン不応群，TKI不応群に，三次治療は2つのTKI不応群とTKI＋mTORI不応群に細分化している．
- わが国ではベバシズマブ（BEV）や高用量IL-2は保険適用ではない．欧米と異なるところは，IFNαや低用量IL-2が単剤・併用の形で，予後良好群でかつ肺転移のみの症例で使用されている点である．
- 実際の臨床では，年齢，PS，転移臓器，併存疾患，社会的背景なども考慮し，最適な薬剤選択を行う．

標準的なルール

1 進行性淡明細胞がん

① 一次治療
- 予後良好・中間群・肺転移のみ：IFNα，IL-2，IFNα＋低用量IL-2も選択肢
- 予後良好・中間群：スニチニブ，パゾパニブ
- 予後不良群：テムシロリムス

② 二次治療
- サイトカイン不応：アキシチニブ，ソラフェニブ，パゾパニブ

- TKI 不応：アキシチニブ，エベロリムス

③ 三次治療
- 2つの TKI に不応：エベロリムス
- TKI＋mTORI に不応：ソラフェニブ

2 進行性非淡明細胞がん
- 標準治療はない．

現場のルール

- どの臓器の転移であっても外科的完全切除が可能で，全身状態が許せば薬物療法よりも転移巣切除を選択する．
- 腫瘍が縮小すれば外科的完全切除可能と考えられる場合は，腫瘍縮小効果の高いスニチニブを先行し，転移巣完全切除のチャンスを伺う．
- ガイドラインを参考に，年齢，転移臓器，PS，併存疾患なども考慮し，個別に適切な薬剤を選択する．
- 原発巣が切除不能な場合は，生検にて組織型を確定する．非淡明細胞がんでは標準治療はない．
- 予後不良群においては，全身状態が良好であればテムシロリムスのみならずスニチニブなどの TKI も選択肢として考える．

1 高齢者例
- 年齢のみならず，PS，併存疾患，本人・家族の希望などを考慮し，積極的な薬物療法を行うか，best supportive care とするか決定する．
- 一次治療では，65歳超の高齢者においては，ソラフェニブがスニチニブに対し有意に良好な成績を残している（*Eur Urol, 2015 <http://dx.doi.org/10.1016/j.eururo.2015.04.017>*）．65歳以下ではその逆の結果であった．

2 腎機能障害合併例
- TKI の中でスニチニブは他剤と比べ，有害事象（AE）としての腎障害の頻度が高い．GFR 30 mL/分/1.73 m² 未満の腎障害がある場合は減量が必要である．一方，ソラフェニブやパゾパニブは腎機能障害があっても使用しやすい．
- mTORI も腎機能障害をきたしやすいので注意して使用する．

3 肝機能障害合併例
- パゾパニブ，ソラフェニブは肝障害の頻度が高いため注意が必要で，併存疾患として肝機能障害がある場合は他の薬剤の使用を考える．

第2章. 疾患別がん薬物療法のルール

4 切除不能な局所進行がんに対する術前補助療法
- 術前補助療法としてスニチニブ，ソラフェニブなどのTKIやmTORIが試みられてきたが，原発巣に対する満足できる縮小は得られていない．切除可能なものはまずは切除を考える．
- 良好な成績を残しているのはアキシチニブ（*Eur Urol* **66**: 874, 2014）やパゾパニブ（*J Urol* **194**: 297, 2015）である．アキシチニブは保険上，一次治療が認められていないため，現状ではパゾパニブの使用を考える．

5 術後再発リスクの高い患者に対する術後補助療法
- 再発予防に対し有用性が証明された薬剤は現在までない．

奨レジメン

1 一次治療

a. 予後良好・中間群，肺転移のみ

① IFNα：スミフェロン® （300万単位，600万単位）

300〜600万単位/回，週3回，皮下注

② IL-2：イムネース® （35万単位）

1日70〜210万単位，週3回〜連日，点滴静注

③ IL-2＋IFNα併用療法

IL-2 1日70万単位，週5日，点滴静注 ＋ IFNα 1日600万単位，週3回，皮下注．最初の8週間はIL-2，IFNα週2〜3日．その後16週間（*Jpn J Clin Oncol* **40**: 684, 2010）

b. 予後良好・中間群

① スニチニブ（1カプセル12.5 mg）

一次治療の第Ⅲ相試験でIFNαに対し，有意な無増悪生存期間（PFS）の延長を示した．腫瘍縮小効果も高い．

1日1回4カプセル，食後または空腹時，2週投与1週休薬

② パゾパニブ（1錠200 mg）

一次治療の第Ⅲ相試験（COMPARZ）でスニチニブに対し，PFSで非劣性を示し，かつ健康関連QOLでは有意に良好であった．患者選好を一次評価項目としたスニチニブに対する一次治療の第Ⅲ相試験（PISCES）でも優越性を示した．

1日1回4錠，空腹時（食事の1時間以上前または2時間以上後），連日投与

c. 予後不良群
① テムシロリムス
　予後不良群を対象とした一次治療の第Ⅲ相試験（ARCC）で，IFNαに対し有意に全生存期間（OS）を延長した．

1日1回25 mg＋生食250 mL，週1回，30～60分かけて点滴静注

❷ 二次治療

- サイトカイン不応例には，すべてのTKIが有効である．
- 一次治療でTKIを使用した場合，二次治療では，mTORIより他のTKIを使用した逐次療法の方が成績良好である．例外は，TKIに対する忍容性が低い（共通の副作用で中止）場合で，mTORIを使用する．

① ソラフェニブ（1錠200 mg）
　サイトカイン不応例に対するプラセボを対象とした第Ⅲ相試験（TARGET）で有意にPFSを延長した．スニチニブ不応例に対するテムシロリムスとの第Ⅲ相試験（INTERSECT）で有意にOSを延長した．

2錠/回，1日2回，食後または空腹時，連日投与

② アキシチニブ（1錠5 mg，1 mg）
　サイトカイン，スニチニブなどの不応例に対する二次治療の第Ⅲ相試験（AXIS）で，ソラフェニブに対し有意にPFSを延長した．ただし，OSには差を認めなかった．

5 mg/回，1日2回，食後または空腹時，10 mg/回の1日2回まで増量できる．連日投与

③ エベロリムス（1錠5 mg）
　TKI不応例に対するプラセボを対象とした第Ⅲ相試験（RECORD-1）でPFSを有意に延長した．

1日1回2錠，空腹時（食事の1時間以上前または2時間以上後），連日投与

④ スニチニブ，テムシロリムスも投与可能

❸ 三次治療

- エベロリムス，ソラフェニブが標準的治療として挙がっているが，使用方法は二次治療のものと同様である．
- ソラフェニブはTKI＋mTORIに不応例に対する第Ⅲ相試験（GOLD）で，VEGFRやFGFRの阻害作用の強いdovitinibに対し，PFS，OSともに同等であった．

第2章. 疾患別がん薬物療法のルール

ポイント，注意事項

1 副作用

- 治療開始前に効果，AEに関する教育を患者のみならずメディカルスタッフにも十分に行う．AE発現時，患者が過度の恐怖を感じないようにすぐに相談でき，迅速な対応ができるような環境を，医師，看護師，薬剤師などが一体となって構築し，患者を支援する．
- 必ず内服状況，血圧，AEなどがチェックできる日誌をつけてもらう．
- 分子標的治療薬の副作用は可逆的なものがほとんどで，休薬のみで改善する．
- 循環器内科，皮膚科，呼吸器内科など，他科との連携を十分に行う．

① TKI

- 高血圧の第一選択薬はアムロジピンなどのCa拮抗薬，第二選択薬はα_1遮断薬，サイアザイド系利尿薬，第三選択薬にはアンジオテンシンⅡ受容体拮抗薬やアンジオテンシン変換酵素阻害薬を使用する．
- 手足症候群予防には，手足の物理的刺激を避けることと保湿が重要．
- スニチニブでは甲状腺機能低下症の発現頻度が高い．TSH ≧ $10\mu U/mL$となったり，それ未満でも疲労などの症状がある場合はホルモン補充療法を開始する．
- スニチニブでは，好中球減少症，血小板減少症などの血液毒性が高頻度で起こる．血算のモニタリングをしっかり行う．
- スニチニブでは，心機能異常（左室駆出率低下，QT間隔延長，心不全）に注意が必要となる．投与前と比較して息切れなどが出現し，悪化している場合は，胸部X線，心電図，心エコーなどで心機能の評価を行い，駆出率が50％未満となったり，治療前より20％超の低下を認めたら休薬や減量を考慮する．
- パゾパニブでは肝障害に注意が必要となる．総ビリルビンの上昇にはとくに注意が必要である．総ビリルビンの上昇があるも胆道系酵素の上昇がなく，間接ビリルビン優位な場合は，潜在的にGilbert症候群があると考え，治療継続可能である．
- TKIに外照射併用時，照射野に腸管が含まれると穿孔する危険性が高くなるため避ける．

- 消化管浸潤のある患者にTKIを使用すると消化管穿孔をきたす可能性があるため,適応について十分に検討する.
- 脳転移症例にTKIを使用する際は,脳出血の危険性を念頭に置き,血圧管理をしっかり行う.
- アミラーゼ,リパーゼなどの膵酵素上昇があってもほとんどは一過性であり,症状がなければ治療継続が可能である.

② mTORI

- 間質性肺疾患は無症候性で,画像で診断されるものを含めると約50%に発生すると考えられる.症候の有無,聴診(ベルクロ・ラ音),酸素飽和度のチェックに加え,適宜胸部X線,胸部CT,肺拡散能を含む呼吸機能検査,血算,血清CRP,KL-6,SP-Dでモニタリングする.
- 肺疾患をみたら,サイトメガロウイルス(CMV)感染症,真菌感染症などの日和見感染も鑑別疾患として念頭に置く.疑われる場合は,一般細菌検査,β-Dグルカン,CMV抗原,*Chlamydophila pneumoniae* 抗体,マイコプラズマ抗体などをチェックする.
- 免疫抑制作用があるため,生ワクチンは併用禁忌,不活化ワクチンは併用注意.肝炎ウイルス,結核などの既感染者は再活性化の危険性があるため慎重に投与する.とくにB型肝炎の既往のある場合には,免疫抑制・化学療法により発症する(「B型肝炎治療ガイドライン」参照のこと).
- 耐糖能が低下するため,糖尿病予備軍,糖尿病のある患者では血糖のコントロールに十分に注意する.
- テムシロリムスでは,重度の infusion reaction を予防するため,投与前に抗ヒスタミン薬(*dl*-クロルフェニラミンマレイン酸塩,ジフェンヒドラミン塩酸塩など)を投与する.
- テムシロリムスでは,投与に使用する輸液バッグや輸液セットには可塑剤としてDEHP[フタル酸ジ-(2-エチルヘキシル)]を含まないものを使用し,孔径5μm以下のインラインフィルターを使用して投与し,調製後6時間以内に投与を終了する.

③ TKI,mTORI共通

- 口内炎では,治療前から口腔内ケアの指導を歯科にて行う.口内炎の予防には,A-AG液(アロプリノール・アルギン酸ナトリウム含嗽液),予防・治療には,P-AG液(ポラプレジンク・アルギン酸ナトリウム含嗽液)を,鎮痛・収斂にはアズレ

ン・リドカイン C 含嗽液，アフタ性口内炎であればステロイド口腔軟膏などを使用する．
- 低リン血症で，2.0 mg/dL 以下で無症候の場合は，牛乳・チーズなどの乳製品の摂取を促す．症候性重度低リン血症（<1.0 mg/dL）の場合には，静注用リン酸 Na 補正液を点滴静注する．

2 有効性

- dose intensity は有効性，副作用の発現と相関する．副作用をコントロールしながら relative dose intensity を少なくとも 50％以上に保つようにする．
- 高血圧，手足症候群などの AE の発現は OS と相関する．したがって，これらの AE をいかにコントロールしながら治療を継続するかが重要である．
- スニチニブの投与スケジュールは，以前は 4 週投与 2 週休薬（4 on 2 off）であったが，現在は 2 週投与 1 週休薬（2 on 1 off）が一般的である．有効性は同等以上で，AE 発現頻度の低下が期待できる．
- アキシチニブの効果を最大限に発揮するには，10 mg から開始し，高血圧が出現するまで用量を増加させる（dose titration）．5 mg 製剤と 1 mg 製剤があるため，細かく用量調整を行う．

12 膀胱がん，尿路上皮がん

薬物療法はこう使い分ける！

- 膀胱がん，尿路上皮がんに対しては手術療法，放射線療法，薬物療法が行われる．
- 薬物療法としては膀胱内注入療法と全身化学療法が行われる．
- 筋層非浸潤膀胱がんおよび膀胱上皮内がんに対して，BCG およびアントラサイクリン系抗がん薬の膀胱内注入療法を行う．
- 筋層非浸潤膀胱がんのハイリスク症例には BCG 維持療法を行う．
- 筋層浸潤膀胱がんおよび上部尿路上皮がんに対しては，MVAC 療法および GC 療法が行われる．
- 切除不能・再発性膀胱がんおよび上部尿路上皮がんの標準治療は，MVAC 療法および GC 療法である．
- 放射線療法の増感薬として低濃度のフルオロウラシル（5-FU）やシスプラチン（CDDP）が用いられる．

標準的なルール

- 筋層非浸潤膀胱がんに対する BCG およびアントラサイクリン系抗がん薬の膀胱内注入療法はあくまで再発予防である．
- 膀胱上皮内がんに対する BCG の膀胱内注入療法は治療目的である（*J Urol* **134** : 36, 1985）．
- MVAC 療法および GC 療法は同等の効果であるが，MVAC 療法の方が副作用が強いため GC 療法が行われる傾向にある（*J Clin Oncol* **18** : 3068, 2000）．
- MVAC 療法および GC 療法の前には腎機能の評価を行い，それに基づいて投与量を決める．
- MVAC 療法および GC 療法無効例にはゲムシタビン（GEM）＋パクリタキセル（PTX）（*Eur J Cancer* **36** : 17, 2000）またはカルボプラチン（CBDCA）＋PTX（*J Clin Oncol* **19** : 2527, 2001）が用いられる．保険適用ではないが症状詳記があれば 2015 年

より使用可能となった.
- 骨転移症例に関して,抗 RANKL 抗体やビスホスホネート製剤を投与する.
- 経口薬テガフール・ウラシル配合（UFT）の治療効果は強くない.

現場のルール

1 膀胱内注入療法の残尿
- 膀胱内注入療法において,とくに男性症例で残尿が多いと副作用の頻度が高くなるため,注入前の残尿測定や α 遮断薬の投与を考慮する.

2 高齢者例
- 高齢者は骨髄機能が低下していることが多いため,体表面積だけでなく貧血を認めた場合には投与量の減量を考慮する.

3 腎機能低下例
- 腎機能低下例では,投与量の減量または CDDP から CBDCA への変更を考慮する.

4 肝機能低下例
- 肝機能低下例では投与量の減量を考慮する.

推奨レジメン

1 イムノブラダー®（BCG）注入療法

80 mg に添付の溶剤 2 mL を加え 40 mg/mL の懸濁液とする.これに生食 39 mL をさらに加え,均等な BCG 希釈液を調整する.これを膀胱内に注入し,2 時間膀胱内に保持するようにする

2 アドリアシン®（ドキソルビシン）注入療法

1 日量が,ドキソルビシン塩酸塩として 30〜60 mg を 20〜40 mL の生食に 1〜2 mg/mL になるように溶解し,1 日 1 回連日または週 2〜3 回膀胱内に注入する.年齢症状に応じて適宜増減する

3 ピノルビン®（ピラルビシン）注入療法

1 日 1 回 15〜30 mg を 20 mL 生食に溶解し,1 日 1 回 3 日連続膀胱内注入し,4 日間休薬する.これを 1 コースとして 2〜3 コース繰り返す.年齢症状により適宜減量する

4 マイトマイシン®（マイトマイシン C）

1 日 1 回あるいは隔日に 10〜40 mg を注射用水で溶解し膀胱内に注入する

12. 膀胱がん，尿路上皮がん

表1 MVAC療法

薬 剤	標準投与量	day 1	day 2	day 15	day 22
MTX	30 mg/m^2	○		○	○
VLB	3 mg/m^2		○	○	○
ADM	30 mg/m^2		○		
CDDP	70 mg/m^2		○		

実際の投与量は腎機能，肝機能，骨髄機能および年齢で考慮する．副作用出現でコース途中での中止もある．

表2 GC療法

薬 剤	標準投与量	day 1	day 2	day 8	day 15
GEM	1,000 mg/m^2	○		○	○
CDDP	70 mg/m^2		○		

実際の投与量は腎機能，肝機能，骨髄機能および年齢で考慮する．副作用出現でコース途中での中止もある．

5 ファルモルビシン®（エピルビシン）

エピルビシン塩酸塩として60 mgを30 mL生食に溶解し，1日1回3日連続膀胱内注入し，4日間休薬する

6 MVAC療法

day 1にメトトレキサート（MTX）を，day 2にビンブラスチン（VLB），アドリアマイシン（ADM），CDDPを，day 15・22にMTX，VLBの静脈点滴投与を行う．これを1コースとして28日間隔で繰り返し，2〜4コース行う（表1）．

① 予想される副作用

・骨髄抑制：20〜100％（好中球減少症，血小板減少）
・感染症：10〜40％（発熱性好中球減少症，敗血症など）
・粘膜炎：10〜20％（口内炎，胃潰瘍）
・悪心・嘔吐：5〜10％
・脱毛：10〜60％

7 GC療法

day 1・8・15にGEMを，day 2にCDDPの静脈点滴投与を行う．これを1コースとして28日間隔で繰り返し2〜4コース行う（表2）．

予想される副作用はMVAC療法と同様であるが，その頻度および重症度は低い．

⑧ CBDCA+PTX療法

1週間に1回,CBDCAとPTXを点滴静注し(約3時間),これを6週間続け,1週間休薬する.この7週を1コースとし,治療効果および副作用を鑑みて次期投与を決定する.

⑨ GEM+PTX療法

day 1にGEMとPTXを点滴静注(約4時間)する.治療は通常2週間ごとに繰り返すが,治療効果および副作用を鑑みて次期投与を決定する.

- CBDCA+PTX療法,GEM+PTX療法ともに骨髄毒性が中心であり,化学療法歴が長い症例ではとくに注意を要する.

ポイント,注意事項

1 手術時の膀胱内単回注入療法

- 経尿道的膀胱腫瘍切除術や上部尿路に対して行う腎尿管全摘除術時の抗がん薬膀胱内単回注入療法は,膀胱内再発を抑制するため行われる.

2 根治か延命か

- 全身に腫瘍が進展したものに関しては化学療法単独での根治は困難である.放射線療法や手術を含めた集学的治療を含めて考慮する必要がある.また,厳しい化学療法のメリットとデメリットを考慮する必要がある.

3 抗PD-1抗体,抗PD-L1抗体

- 現状ではまだ治験段階であるが,ここ10年間尿路上皮がんにおける新たな治療法がない中で非常に期待されている.

13 精巣・後腹膜・縦隔胚細胞腫瘍

薬物療法はこう使い分ける！

- 進行性胚細胞腫瘍に対する治療の目的は根治であり，実際，80％以上の症例で根治可能である．
- そのためには，化学療法は減量なく，3週間隔でスケジュール通りに行うのが大原則となる．
- 化学療法のみならず外科的切除や放射線療法などを併用した集学的アプローチが重要である．
- 進行性精巣・後腹膜・縦隔胚細胞腫瘍に対する共通の化学療法には，導入化学療法および導入化学療法不応例や，導入化学療法後再発例に対する救済化学療法がある．
- 導入化学療法のレジメンは，予後分類であるIGCCCG分類（表1）別に決定する．
- 救済化学療法のレジメンは，導入化学療法で使用した薬剤から2剤異なるレジメンを考える．
- 自家末梢血幹細胞移植（PBSCT）併用超大量化学療法（HDCT）は，予後不良群の導入化学療法や救済化学療法で試みられている．
- 精巣胚細胞腫瘍に対する化学療法には，上記進行症例以外に，再発リスクの高い臨床病期1（CS1）症例に対して再発予防を目的とした補助化学療法が加わる．

標準的なルールと推奨レジメン（表2）

1 再発リスクの高いCS1精巣胚細胞腫瘍に対する補助療法

① セミノーマ

- カルボプラチン（CBDCA）AUC 7，1～2コース．
- 予後不良因子：腫瘍径＞4 cm，精巣網浸潤あり．5年再発率：0因子12％，1因子16％，2因子32％．
- 予後不良因子が2つある症例での選択肢の1つ．その他の選択肢には，経過観察，予防的な放射線療法がある．

第 2 章. 疾患別がん薬物療法のルール

表 1 International Germ Cell Cancer Collaborative Group (IGCCCG 分類)

予後	非セミノーマ	セミノーマ
良好	・精巣 / 後腹膜原発 ・肺外血行性転移なし ・AFP < 1,000 ng/mL ・hCG < 5,000 IU/L ・LDH < 1.5× 正常上限 　以上のすべてを満たす ・56%の症例 ・5 年非進行生存率 89% ・5 年全生存率 92%	・原発部位は問わない ・肺外血行性転移なし ・AFP 正常 ・hCG, LDH は問わない 　以上のすべてを満たす ・90%の症例 ・5 年非進行生存率 82% ・5 年全生存率 86%
中間	・精巣 / 後腹膜原発 ・肺外血行性転移なし ・1,000 ≤ AFP ≤ 10,000 ng/mL 　or 　5,000 ≤ hCG ≤ 50,000 IU/L 　or 　1.5× 正常上限 ≤ LDH ≤ 10× 正常上限 ・28%の症例 ・5 年非進行生存率 67% ・5 年全生存率 72%	・原発部位は問わない ・肺外血行性転移あり ・AFP 正常 ・hCG, LDH は問わない ・10%の症例 ・5 年非進行生存率 67% ・5 年全生存率 72%
不良	・縦隔原発 or 　肺外血行性転移あり or 　AFP > 10,000 ng/mL or 　hCG > 50,000 IU/L or 　LDH > 10× 正常上限 ・16%の症例 ・5 年非進行生存率 41% ・5 年全生存率 48%	該当なし

[J Clin Oncol **15** : 594, 1997 を改変して引用]

② 非セミノーマ

- BEP 療法 1~2 コース.
- 予後不良因子:脈管侵襲あり. 再発率:0 因子 15~20%, 1 因子 50~75%.
- 脈管侵襲のある症例での選択肢の 1 つ. その他の選択肢には, 経過観察, 後腹膜リンパ節郭清術がある.

表2　代表的な化学療法

レジメン	薬剤	用量	投与日	投与間隔
BEP	CDDP	20 mg/m²	day 1〜5	3週間
	VP-16	100 mg/m²	day 1〜5	
	BLM	30 mg	day 1・8・15	
EP	CDDP	20 mg/m²	day 1〜5	3週間
	VP-16	100 mg/m²	day 1〜5	
VIP	CDDP	20 mg/m²	day 1〜5	3週間
	VP-16	75 mg/m²	day 1〜5	
	IFM	1.2 g/m²	day 1〜5	
VelP	CDDP	20 mg/m²	day 1〜5	3週間
	IFM	1.2 g/m²	day 1〜5	
	VLB	0.11 mg/kg	day 1・2	
TIP	CDDP	20 mg/m²	day 2〜6	3週間
	IFM	1.2 g/m²	day 2〜6	
	PTX	175 mg/m²	day 1, 24時間持続注入	
TIN	NDP	100 mg/m²	day 2	3週間
	IFM	1.2 g/m²	day 2〜6	
	PTX	200 mg/m²	day 1, 24時間持続注入	
GEMOX	GEM	1,000 mg/m²	day 1・8	3週間
	L-OHP	130 mg/m²	day 1	
TGN	PTX	200 mg/m²	day 1	3週間
	GEM	1,000 mg/m²	day 1	
	NDP	100 mg/m²	day 2	
CPT-P	CDDP	20 mg/m²	day 1〜5	4週間
	CPT-11	100〜150 mg/m²	day 1・15	
PVB	CDDP	20 mg/m²	day 1〜5	3週間
	VLB	0.15 mg/kg	day 1・2	
	BLM	30 mg	day 2・9・16	

CDDP：シスプラチン，VP-16：エトポシド，BLM：ブレオマイシン，IFM：イホスファミド，VLB：ビンブラスチン，PTX：パクリタキセル，GEM：ゲムシタビン，L-OHP：オキサリプラチン，NDP：ネダプラチン，CPT-11：イリノテカン

2 胚細胞腫瘍 CS 2 以上の導入化学療法

① 予後良好群
- BEP 療法 3 コース,または EP 療法 4 コース.
- 標準治療は BEP 療法 3 コースである.
- BLM による肺毒性のリスクが高い症例(後述)には,EP 療法 4 コースを行う.

② 予後中間・不良群
- BEP 療法 4 コース,または VIP 療法 4 コース.
- 標準治療は BEP 療法 4 コースである.
- BLM による肺毒性のリスクが高い症例(後述)には,VIP 療法 4 コースを行う.

3 救済化学療法
- 導入化学療法が BEP 療法 4 コース:TIP 療法がもっとも頻用される有効なレジメンであるが,前向き比較試験は行われていない.
- 導入化学療法が VIP 療法:標準的なレジメンはない.

現場のルール

1 導入化学療法後に腫瘍マーカーが正常化した場合の治療方針
- 画像上残存腫瘍がなければ経過観察.
- 画像上残存腫瘍があれば転移巣摘除.

a. 後腹膜リンパ節郭清術(RPLND)の場合

① セミノーマ
- 後腹膜リンパ節(RPLN)≦ 3 cm:RPLND または経過観察
- RPLN > 3 cm:RPLND

② 非セミノーマ
- RPLN ≦ 1 cm:RPLND または経過観察
- RPLN > 1 cm:RPLND

2 救済化学療法
- BEP 療法不応例には,TIP 療法(*Jpn J Clin Oncol* **33**: 127, 2003)が一般的である.TIN 療法(*Int J Urol* **14**: 527, 2007)も良好な成績が報告されている.その他には古典的な VeIP 療法がある.
- VIP 療法不応例には,TGN 療法(*Int J Clin Oncol* **14**: 436, 2009),GEMOX 療法(*Int J Clin Oncol* **19**: 1112, 2014),CPT-P 療法(*Cancer* **95**: 1879, 2002)が行われている.施設により PVB 療法も行われることがある(インディアナ大学).

- 2016年4月現在，TGN療法やGEMOX療法であれば保険適用にて施行可能．CPT-P療法のCPT-11は保険では認められていない．

③ PBSCT併用HDCT

- 導入化学療法では，予後不良群を対象にBEP療法をコントロールとした2つの第Ⅲ相試験が行われたが優越性を示せなかった．
  - BEP 4コース vs. BEP 2コース＋HDCT 2コース（*J Clin Oncol* 25: 247, 2007）
  - BEP 4コース vs. VIP 1コース＋HDCT 3コース（*Ann Oncol* 22: 1054, 2011）
- 一次救済療法では，多数例の後ろ向き解析で，標準量と比較してHDCTは2年無病生存率，5年生存率で良好な成績が得られている（*J Clin Oncol* 29: 2178, 2011）．
- HDCTの代表的なレジメンは以下のとおり．

> - CBDCA 700 mg/m^2 ＋ VP-16 750 mg/m^2，PBSCTの5・4・3日前；2コース（*N Engl J Med* 357: 340, 2007）
> - PTX 200 mg/m^2, day 1, IFM 2,000 mg/m^2 ＋ メスナ day 2〜4，14日ごと；2コース．その後，CBDCA AUC=7〜8 ＋ VP-16 400 mg/m^2, day 1〜3，PBSCT併用14〜21日ごと；3コース（*J Clin Oncol* 28: 1706, 2010）

ポイント，注意事項

- 社会保険診療報酬支払基金は2015年2月23日，「ゲムシタビン塩酸塩を，転移のある胚細胞腫瘍・精巣がんに対して，二次化学療法としてオキサリプラチンまたはパクリタキセルと併用投与することを保険上認める」ことを明らかにした．

1 注意すべき副作用

① BLMによる間質性肺炎

- BEP療法はBLMを高用量に使用するレジメンであるため間質性肺炎に注意が必要となる．
- 間質性肺炎のリスク因子として，総投与量（300 mg超），高齢（40歳以上），腎機能低下（GFR<80 mL/分），進行性肺転移，喫煙，呼吸器疾患の合併，高濃度の酸素吸入，胸部およびその周辺への放射線照射が挙げられる．
- 定期的に症状の有無，聴診，酸素飽和度，胸部X線，胸部CT，血算，血清CRP，KL-6をチェックする．

- リスクの高い予後良好群では BEP 療法 3 コースの替わりに EP 療法 4 コース,中間・予後不良群では BEP 療法 4 コースの替わりに VIP 療法 4 コースを行う.

② 二次発がん

- VP-16 の総投与量が増加すると急性白血病のリスクが高くなる.
- 投与後 2〜3 年で発症し,*11q23* 染色体の転座を伴うことが多い.
- フォローアップ時には,白血球分画のチェックも必要となる.

③ 妊孕性

- シスプラチンを含む標準的レジメンで,化学療法後には数%〜50%の症例が永続的な造精機能障害に陥る.
- 治療前に精液検査を行い,精子が認められる場合には,将来の挙児希望に関わらず精液の凍結保存を勧めるべきである.

④ 絨毛がん症候群

- hCG が著明に高値を示す症例において,導入化学療法初期に転移巣の著明な出血をきたし,重篤な状態となる病態である.とくに,肺転移巣からの出血による急性呼吸不全が多い.
- このようなリスクのある症例では,導入時,BEP 療法を EP 療法にしたり,減量したりするなどの軽減化学療法を行い,状態をみながら次コースから標準レジメンへ戻すなどの工夫を行う(*Ann Oncol* **21**: 1585, 2010).

第2章. 疾患別がん薬物療法のルール
14. 子宮がん

14-1 子宮頸がん

薬物療法はこう使い分ける！

- 子宮頸がんに対する化学療法の適応は主としてIB期からIVA期までの化学放射線療法（CCRT）と，IVB期，再発がんに行われる全身化学療法である．
- 転移再発子宮頸がんの治療は，子宮頸部小細胞がんかそれ以外かに大別される．子宮頸部小細胞がんは希少だが，小細胞肺がんに準じたレジメンが使用される．

標準的なルール

1 IB～IVA期の一次治療
- 毎週シスプラチン（CDDP）投与に全骨盤照射を併用するCCRTが選択される（*Lancet* **358**: 781, 2001）．

2 術後補助療法
- 高リスク stage IB では術後補助療法として CCRT が選択される．中リスク以下の有用性に関しては現在検証中である（**表1**）．
- 術後補助 CCRT の化学療法として FP［CDDP＋フルオロウラシル（5-FU）］療法もあるが，汎用性の高い CDDP 単剤が用いられることがほとんどである（*Int J Gynecol Cancer* **23**: 567, 2013）．

3 術前補助化学療法
- 有用性は証明されていない．

表1　I・II期のリスク分類

Risk	項目
低	腫瘍径が小さい，骨盤リンパ節転移陰性，子宮部結合組織浸潤陰性，頸部間質浸潤が浅い，脈管侵襲陰性，のすべてを満たす
中	腫瘍径が大きい（4 cm以上B期），頸部間質浸潤が深い，脈管侵襲陽性
高	骨盤リンパ節転移陽性，子宮傍結合織浸潤陽性（，手術断端陽性）

［日本婦人科腫瘍学会：子宮頸癌治療ガイドライン2011年版より引用］

第 2 章．疾患別がん薬物療法のルール

4 標準治療可能なIVB期一次治療

- カルボプラチン（CBDCA）＋パクリタキセル（PTX）療法（TC療法）と従来の標準治療であるCDDP＋PTX療法の非劣性が証明されたことより，わが国では3週ごとのTC療法が第一選択である（*J Clin Oncol* **30**: *Abstr 5006, 2012*）．
- 組織型（扁平上皮がんあるいは腺がん，それ以外）によって治療法を変更する意義は証明されていない．
- 腹腔リンパ節転移のみ陽性の場合，転移リンパ節を含めた拡大照射野によるCCRTも選択肢となる（*Int J Radiat Oncol Biol Phys* **42**: *1015, 1998*）．

5 再発子宮頸がんの治療

- 再発形式は局所と全身性に大別される．局所再発ならば放射線照射野内再発か照射野外再発かに大別される．
- 照射野内局所再発の治療は明確でない．化学療法の奏効率は低いが選択肢の1つである．骨盤除臓術や広汎子宮全摘術などの外科的治療も検討されるが，周術期の合併症や死亡が多く，症例選択には慎重を期す．緩和療法も重要な選択肢となる．
- 放射線療法が施行されていない骨盤内あるいは傍大動脈リンパ節の局所再発には，CCRTや放射線外照射の施行を検討できる．
- 全身性再発は原則的には化学療法の適応となる．過去に白金製剤使用歴があっても，最終投与から間隔が開いている場合，白金製剤の再使用も選択肢となる（*Cancer Chemother Pharmacol* **68**: *337, 2011*）．
- 白金製剤最終投与からの間隔が短い再発の場合の基本的治療は緩和療法だが，非白金製剤の単剤療法も選択肢となる．ただしエビデンスレベルは低い．

現場のルール

1 高齢者における投与

- PSが良好かつ適切な臓器機能を有する場合は標準治療を実施できる．

2 肝機能障害を有する場合の投与

- 白金製剤の減量は原則不要．PTXは総ビリルビンやAST，ALTの値により，135 mg/m^2，90 mg/m^{2}への減量を推奨する．

3 腎機能障害を有する場合の投与

- CDDPの明確なエビデンスに基づく中止規準は存在しないものの，臨床試験プロトコールではCCR＜50 mL/分では

CCRT での CDDP 投与は行わず，50 mL/分以上となるまで延期することが多い．
- CBDCA の投与量決定には Calvert の式を用いる．

4 PS 不良例に関して

- PS 不良例に関する明確な化学療法の意義は証明されていない．PS 3 以上であれば一般的に積極的治療の適応は乏しい．

推奨レジメン

① CCRT

- CDDP 40 mg/m^2，day 1・8・15・22・29・36（6 回投与）
- 放射線療法：全骨盤照射 45〜50.4 Gy（1.8〜2 Gy/回）
- 高線量率腔内照射：12〜24 Gy（2〜4 回分割）

② TC 療法

- 21 日ごと，6 コース（*J Clin Oncol* 30: *Abstr 5006, 2012*）
- PTX 175 mg/m^2，3 時間静注，day 1
- CBDCA AUC=5，1 時間静注，day 1

③ TP 療法

- 21 日ごと，6 コース（*J Clin Oncol* 23: *4626, 2005*）
- PTX 135 mg/m^2，24 時間持続点滴，day 1
- CDDP 50 mg/m^2，1〜2 時間静注，day 2

④ セカンドラインの単剤療法

- イリノテカン単剤 100 mg/m^2，day 1・8・15；28 日ごと，6 コース
- エトポシド 50 mg/m^2/日，day 1〜21；28 日ごと，6 コース

ポイント，注意事項

1 TC 療法が行えない場合

何らかの理由で TC 療法が施行できない場合，欧米の標準治療である CDDP+PTX，あるいは，CDDP 単剤と比して唯一全生存期間を延長させた CDDP+トポテカン（ノギテカン）療法などは妥当な治療選択肢である．

2 CBDCA の投与量決定

子宮頸がんにおける CBDCA 投与量は，AUC 5 であり過剰投与のリスクは肺がんや卵巣がんよりも低い．米国 NCI は Cre の下限値を 0.7 mg/dL とし，最大 GFR を 125 mL/分と設定することを勧告している．すなわち，Cre が 0.7 mg/dL 未満でも一律 0.7 mg/dL として計算する．骨格筋量の少ない高齢女性は Cre が低値になりやすく，とくに注意する．

第2章. 疾患別がん薬物療法のルール
14. 子宮がん

14-2 子宮体がん

薬物療法はこう使い分ける！

- FIGOのStage別の治療方針を示す（**表1**）．早期の子宮体がん（Ⅰ～Ⅱ期）ではリスクに応じて術後補助療法が決定される．Ⅲ期では主に手術および化学療法が行われる．Ⅳ期・再発期においては，化学療法またはホルモン療法または放射線療法が行われる．
- 再発リスクに応じた術後補助療法の方針を示す（**表2**）．
- 進行・再発子宮体がんでは，無症状またはGrade 1の症例ではホルモン療法が選択肢になる（**表3**）．ERまたはPgR陽性例はホルモン療法に感受性が高い可能性が指摘されている．
- 進行・再発子宮体がんでは薬物療法による生存のメリットは明らかではない．どのような治療を選択した場合でも，緩和療法を並行して行う．

標準的なルール

- 術後補助化学療法の標準的レジメンはAP療法である（*Gynecologic Oncology* **112**: *543, 2009* ／ *J Clin Oncol* **24**: *36, 2006*）．TC療法はオプションの1つである（*Gynecologic Oncology* **125**: *771, 2012*）．
- 白金製剤，アドリアマイシン（ADM）あるいはタキサン系薬に耐性となった場合の化学療法は確立されていない．

表1 FIGO Stage別の標準治療

Stage	標準治療
Ⅰ期	手術（子宮全摘術＋両側付属器切除術）
Ⅱ期	手術→±化学療法±放射線療法
Ⅲ期	手術→化学療法±放射線療法
Ⅳ期	化学療法またはホルモン療法または放射線療法
再発	なし（化学療法またはホルモン療法または放射線療法）

表2 再発リスクファクターと術後補助療法

リスク分類（Stage，組織学的分化度，組織型）		術後補助療法
Low risk	ⅠA 期，G1 あるいは G2	なし
Intermediate risk	ⅠA 期，G3 ⅠB・ⅠC 期 any grade ⅡB・ⅡC 期 any grade ⅢA 期 Non-endometrioid	コンセンサスは 得られていない
High risk	ⅢA・ⅢB・ⅢC 期 any grade ⅣA・ⅣB 期 any grade	化学療法 ± 放射線療法

表3 進行（Stage ⅣB）・再発子宮体がんの治療

症状，組織学的分化度	治療
無症状または G1	ホルモン療法→化学療法
有症状または G2，3	化学療法

現場のルール

1 腎機能障害の場合

- シスプラチン（CDDP）投与を不可とする腎機能の閾値は定まっていない．臨床試験では 1.5〜2.0 mg/dL を境界とすることが多く，これにならうのがよい（*Gynecologic oncology* **112**: 543, 2009／*J Clin Oncol* **24**: 36, 2006）．CCR 30〜60 mL/ 分では CDDP の減量を行う．目安は 50％減量である．それより高度の腎機能障害では，カルボプラチン（CBDCA）の使用が選択肢になる．

2 心不全の場合

- 過去の臨床試験では，ADM の累積投与量が 550 mg/m^2 を超えると 26％に心不全が発症した（*Cancer* **97**: 2869, 2003）．よって，累積投与量を 450〜500 mg/m^2 以下にすることが推奨される．心疾患合併例は高リスクの可能性が示唆されている．
- CDDP 投与時にはハイドレーションが必要であり，心疾患合併例では問題になることがある．

3 肝機能障害の場合

- T-Bil 1.2 mg/dL 以上では ADM の減量が推奨される．目安は 50％減量である．

- パクリタキセル（PTX）は肝機能障害例では減量が推奨される．下記を目安とする．
  - AST < 10×ULN かつ T-Bil ≦ 1.25×ULN では 175 mg/m² で減量不要
  - AST < 10×ULN かつ T-Bil 1.26〜2.0×ULN では 135 mg/m² に減量
  - AST < 10×ULN かつ T-Bil 2.01〜5.0×ULN では 90 mg/m² に減量
  - AST > 10×ULN かつ T-Bil > 5.0×ULN では使用は推奨されない

  *ULN：基準値上限

4 高齢者，PS 低下例の場合

- とくに進行・再発がんの場合は，化学療法実施の必要性についてよく検討し，本人・家族と相談して決定すべきである．

5 高度肥満の場合

- 抗がん薬の投与量は，理想体重ではなく実体重使用が推奨される（*J Clin Oncol* **30**: 1553, 2012）．

6 プラチナアレルギーの場合

- 白金製剤は子宮体がんのキードラッグであり，脱感作療法実施が選択肢になる．

推奨レジメン

1 術後化学療法

① AP 療法（*J Clin Oncol* **24**: 36, 2006）

ADM 60 mg/m², day 1 + CDDP 50 mg/m², day 1；3 週ごと，6〜8 コース

2 再発治療

①（C）AP 療法（*Gynecologic oncology* **41**: 113, 1991 ／ *Ann Oncol* **14**: 441, 2003）

シクロホスファミド（CPA）500 mg/m², day 1 + ADM 40〜60 mg/m², day 1 + CDDP 50 mg/m², day 1；3 週ごと，6 コース

② TAP 療法（*J Clin Oncol* **22**: 2159, 2004）

ADM 45 mg/m², day 1 + CDDP 50 mg/m², day 1 + PTX 160 mg/m², day 2；3 週ごと，7 コース．G-CSF 製剤 5μg/kg，皮下注，day 3〜12 を併用

③ TC 療法 (*J Clin Oncol* **19**: *4048, 2001*)

PTX 175 mg/m², day 1 + CBDCA AUC=5〜7, day 1;4 週ごと,4 コース

④ MPA 療法 (*J Clin Oncol* **17**: *1736, 1999*)

メドロキシプロゲステロン(MPA)200 mg/日

ポイント,注意事項

- 術後補助療法の標準レジメンは AP 療法である.GOG209 試験では,TC 療法の TAP 療法に対する非劣性が検証中であり,中間報告では非劣性が報告された.試験は終了し,最終データの解析中である(*Gynecologic Oncology* **125**: *771, 2012*).
- いずれのレジメンも外来投与が可能である.CDDP は治療前後に約 2,000 mL の生理食塩液輸液をするショートハイドレーションを行う.
- TAP 療法は発熱性好中球減少症のハイリスクであり,予防的に G-CSF 製剤を併用する.投与量は 5 μg/kg が標準であり,わが国の保険適用量では不十分である.

第2章. 疾患別がん薬物療法のルール

15 卵巣がん

薬物療法はこう使い分ける！

- 卵巣がんは手術による病期の決定・腫瘍減量に続いて化学療法を行うことが一般的である．化学療法のレジメンは白金製剤［カルボプラチン（CBDCA），シスプラチン（CDDP）］とタキサン製剤［パクリタキセル（PTX），ドセタキセル（DTX）］の組み合わせが推奨される．

標準的なルール

1 標準治療可能な進行期一次治療

- 実臨床では CBDCA と PTX の組み合わせ（TC療法）が頻用される．
- CBDCA は，CDDP とほぼ同等の効果を持ちながら毒性が少なく，投与も簡便である（*J Clin Oncol* **21**: 3194, 2003）．
- CBDCA と組み合わせる場合，PTX と DTX も効果は同等であるが，毒性のプロファイルが異なっている．PTX は末梢神経障害，筋肉・関節痛など，DTX は悪心・嘔吐，骨髄抑制が生じやすい（*J Natl Cancer Inst* **96**: 1682, 2004）．
- 一次治療の投与期間は6コースが推奨される（*Gynecol Oncol* **100**: 417, 2006）．
- 腹腔内化学療法が，通常の経静脈的化学療法より全生存期間を延長したとの報告もあるが，カテーテル感染，癒着，悪心・嘔吐，腹痛などの有害事象も高いため，適応を慎重に考慮する（*J Clin Oncol* **19**: 1001, 2001）．

2 標準治療可能な進行期二次治療

- 二次治療のもっとも重要な効果予測・予後因子として，白金製剤最終投与日から再発までの期間（platinum free interval：PFI）が知られており，PFI が6ヵ月以上で platinum-sensitive relapse，6ヵ月未満で platinum-refractory relapse と呼ばれる．platinum-sensitive relapse であれば，白金製剤の再投与によ

り高い効果が知られている．

① platinum-sensitive relapse
- 白金製剤の再投与が推奨される（*Lancet* **361**: *2099, 2003*）．

② platinum-refractory relapse
- 白金製剤への抵抗性が考えられるため，白金製剤以外の単剤治療が行われる．

現場のルール

1 高齢者の場合
- 化学療法の適応は単純な暦年齢のみで判断すべきではないが，臓器機能の低下を伴っていることもあり，治療適応の判断，治療に伴う有害事象には注意が必要である．
- しかし，卵巣がんは抗がん薬への感受性が比較的高く，治療に奏効した場合，生存期間の延長へ帰着する可能性も示唆されている（*Gynecol Oncol* **94** : *540, 2004*）．
- 毎週投与のWeekly TC療法と3週ごとのconventional TC療法を比較するランダム化比較第Ⅲ相試験が行われ，無増悪生存期間（PFS）では差は認めず，毒性ではweekly TC療法が軽微であった（*Lancet Oncol* **15**: *396, 2014*）．したがって，高齢者においてもよい適応と考えられる．

2 PS不良の場合
- 適応は慎重に判断する必要があるが，卵巣がんは抗がん薬治療により，延命・QOLの改善が得られる可能性も高く，毒性の比較的軽微なweekly TC療法，単剤治療などが考慮される．

3 腎機能障害のある場合
- CBDCAは腎機能に応じた投与量の設定が確立されている．

4 肝機能障害のある場合
- PTXのクリアランスが低下し，有害事象が強く出現しうるため，使用に注意が必要である．3週ごとのPTXの減量基準として，FDAから用量調節の推奨がなされている（p106参照）．

推奨レジメン

1 標準治療可能な進行期一次治療

① dose-dense TC療法
- PTXの1回量を減らし，回数を増やすことにより治療強度を上げた投与方法（dose-dense TC療法）とconventional TC療法とのランダム化比較第Ⅲ相試験が日本で行われ，dose-

dense TC 群は,PFS,全生存期間を有意に延長した.有害事象は,dose-dense TC 療法群で貧血が有意に多かったが,その他の差は認められず,卵巣がんにおける標準治療である(*Lancet* **374**: 1331, 2009).

CBDCA AUC=6, day 1 + PTX 80 mg/m^2, day 1・8・15;3週ごと

② conventional TC 療法

CBDCA AUC=5〜6, day 1 + PTX 175 mg/m^2, day 1;3週ごと

③ weekly TC 療法

CBDCA AUC=2 + PTX 60 mg/m^2;毎週投与を計 18 週

④ DC 療法

CBDCA AUC=5〜6, day 1 + DTX 75 mg/m^2, day 1;3週ごと

⑤ 腹腔内化学療法

・PTX 135 mg/m^2, day 1(静脈投与)
・CDDP 100 mg/m^2, day 2(腹腔内投与)+ PTX 60 mg/m^2, day 8(腹腔内投与);3週ごと

② 二次治療

a. platinum-sensitive relapse

① conventional TC 療法
② CBDCA+ゲムシタビン(GEM)

CBDCA AUC=4, day 1 + GEM 1,000 mg/m^2, day 1・8

③ CBDCA+ドキシル® (PLD)

CBDCA AUC=5, day 1 + PLD 30 mg/m^2, day 1

b. platinum-refractory relapse

① PLD

40〜45 mg/m^2, day 1, 4 週ごと

② GEM

1,000 mg/m^2, day 1・8・15;4週ごと

③ トポテカン(ノギテカン)

1.5 mg/m^2, day 1〜5;3週ごと

④ イリノテカン(CPT-11)

100 mg/m^2, day 1・8・15;4週ごと

⑤ DTX

75〜100 mg/m^2, day 1;3週ごと

③ 高齢者・PS 不良

○ weekly TC 療法,単剤治療を考慮する.

4 腎機能障害合併例
- CDDP は基本的に避ける.

5 肝機能障害合併例
- PTX の使用には注意が必要である.

ポイント，注意事項

- 上述のように卵巣がんの化学療法には TC 療法が頻用されるが，過敏性反応，末梢神経障害が問題となりうる.
- 過敏性反応は，CBDCA は長期投与後（中央値は 8 回目）に生じることが多く，PTX は初回または 2 回目の投与に多い. CBDCA は platinum-sensitive relapse であればキードラッグであり，中止により生存期間に影響を与えうるため，メリットとデメリットをよく考慮しながら，低濃度から徐々に増量する脱感作療法，CDDP への変更などを行う.日本医科大学武蔵小杉病院腫瘍内科では，脱感作療法を積極的に行っており高い成功率を得ている.PTX での重篤な過敏性反応が生じた場合，基本的には同じ薬剤の再投与は避ける方が望ましく，代替可能であれば別剤での治療を考慮する.
- PTX による末梢神経障害は，患者の QOL を著しく低下させる有害事象であり，難治性である.GEM やドキシル®が代替薬となりうる.
- ベバシズマブの併用は，一次・二次治療（platinum-sensitive/refractory relapse）で比較試験が行われ，ベバシズマブ群の奏効率の向上，PFS の延長を認めたが，全生存期間では有意な差は認めなかった.ベバシズマブ投与を考慮する場合には，リスク・ベネフィットを考慮し，インフォームドコンセントを得るべきと考えられる.

第2章. 疾患別がん薬物療法のルール
16. 血液がん

16-1 白血病

薬物療法はこう使い分ける！

- 白血病は急性白血病と慢性白血病に分類され，それぞれ骨髄性白血病とリンパ性白血病がある．
- 急性白血病は，白血病細胞を撲滅し治癒を目指した治療が標準である．
- 急性白血病の標準薬物療法は寛解導入療法と寛解後療法に分かれる．
- 急性白血病では中枢神経浸潤の予防のため，寛解後療法時にメトトレキサート（MTX）やシタラビン（Ara-C）の髄腔内投与が行われる．
- 急性骨髄性白血病（AML）は急性前骨髄性白血病（APL）とそれ以外で薬物療法が異なる．
- 急性リンパ性白血病（ALL）はフィラデルフィア染色体［$t(9;22)(q34;q11)$］陽性（Ph+）急性リンパ性白血病とそれ以外では薬物療法が異なる．
- 慢性リンパ性白血病は病初期に薬物療法を行っても予後を改善するかは不明であり，病勢が進行をしてから治療を開始する．
- 実際の臨床においては，年齢，臓器障害，感染症の合併などを考慮して治療法が選択される．

標準的なルール

1 急性骨髄性白血病（AML）

- 寛解導入療法は Ara-C とアントラサイクリン系薬の併用療法を行う．わが国ではアントラサイクリン系薬はイダルビシン（IDR）を用いるのが標準的である（*Blood* **117**: 2366, 2011）．
- 寛解後療法は Ara-C 大量療法と標準量の Ara-C とアントラサイクリン系薬の併用療法がある．
- $t(8;21)(q22;q22)$ や $inv(16)(p13q22)$ の染色体転座を有する AML は，寛解後療法として高用量 Ara-C 療法の有用性が示さ

16-1 白血病

表1 急性骨髄性白血病の予後分類

良好群	t(8;21)(q22;q22)；RUNX-1-RUNX1T1 inv(16)(p13.1q22)/t(16;16)(p13.1;q22)；CBFB-MYH11 NPM1 変異陽性 Flt3ITD 陰性（正常核型） CEBPA 変異（正常核型）
中間群 I	NPM1 変異陽性 Flt3ITD 陽性（正常核型） NPM1 変異陰性 Flt3ITD 陽性（正常核型） NPM1 変異陰性 Flt3ITD 陰性（正常核型）
中間群 II	t(9;11)(p22;q23)；MLLT3-MLL 良好群，中間群 I，不良群以外の染色体異常
不良群	inv(3)(q21q26.2)/t(3;3)(q21;q26.2)；RPN1-EVI1 t(6;9)(p23;q34)；DEK-NUP214 11q23 転座 monosomy 5/del(5q) monosomy 7 abn(17p) 複雑核型

れている（*J Clin Oncol* **26**: 4603, 2008）．それ以外の AML に関しては寛解後療法による治療成績に優劣はない．
- 染色体や遺伝子変異による予後分析で予後不良群と考えられる AML に関して，第一寛解期に適切なドナーがいる場合（HLA 一致同胞＞HLA 一致骨髄バンクドナー＞臍帯血ドナー）は同種造血幹細胞移植を行う（**表1**）．

2 急性前骨髄性白血病（APL）
- 寛解導入療法はトレチノイン（ATRA）による分化誘導療法である．
- ATRA と併用する化学療法はアントラサイクリン系薬単独でも有効と考えられるが，Ara-C を追加した場合，予後を改善させる可能性がある（*Blood* **113**: 1875, 2009）．
- 寛解後療法はアントラサイクリン系薬単独，アントラサイクリン系薬と通常量 Ara-C，アントラサイクリン系薬と中〜大量 Ara-C などがあるが，その優劣は明らかになっていない．
- 寛解後療法において，化学療法とともに ATRA を併用する有用性に関しては明らかになっていない．
- 寛解後療法は real time PCR 法を用いた t(15;17)(q22;q12) 微少残存病変（MRD）をモニタリングしながら治療方針を決める（*Blood* **113**: 1875, 2009）．

第2章 疾患別がん薬物療法のルール

- MRD陰性を獲得するためには，アントラサイクリン系薬単独またはAra-Cとの併用による寛解後療法が2ないし3コース程度必要である．
- 寛解後療法後，ATRAの間欠的投与による維持療法は再発率低下に有効である．
- ATRAの投与方法は，連日投与よりも間欠的投与の方が，副作用の頻度が少なく忍容性が高い可能性がある．
- メルカプトプリン (6-MP) /MTXによる化学療法も有効であり，ATRAと併用することにより効果が増強される可能性がある（*Blood* **115**: 1690, 2010）．
- ATRA治療に対して難治性・不耐用の場合や再発時は，三酸化ヒ素（トリセノックス®）やタミバロテン（アムノレイク®）で治療を行う．

③ 急性リンパ性白血病（ALL）(Ph+以外)

- 寛解導入療法はシクロホスファミド (CPA)，ビンクリスチン (VCR)，アントラサイクリン系薬，プレドニゾロン (PSL) などの薬剤が中心の多剤併用療法である．
- 寛解後療法も寛解導入療法と同様に多剤併用療法が繰り返される．
- 寛解後療法に関しては2年ほど多剤併用療法が繰り返されることが多い．
- $t(4;11)$ 転座，$11q23$ 転座，初発時白血球数 30,000/μL 以上などは ALL において予後不良因子と考えられ，第一寛解期に適切なドナーがいる場合（HLA一致同胞＞HLA一致骨髄バンクドナー＞臍帯血ドナー）は同種造血幹細胞移植を行う．
- 上記以外の成人ALLも小児ALLと異なり予後不良のことが多い．第一寛解期にHLA一致同胞ドナーがいる場合は，同種造血幹細胞移植を行うことを考慮する．

④ Ph+ALL

- 寛解導入療法はCPA，VCR，アントラサイクリン系薬，PSLなどの薬剤が中心の多剤併用療法である．
- 染色体分析，FISH法，real time PCR法などによってPh+もしくは *bcr-abl* 融合遺伝子が同定できた後は，イマチニブやダサチニブを併用する．
- 初診時に速やかにPh+もしくは *bcr-abl* 融合遺伝子が同定できた場合は，イマチニブやダサチニブとPSLでの寛解導入療法を行うこともある（高齢者や合併症を有する症例）．

- 寛解後療法も寛解導入療法と同様にイマチニブやダサチニブを併用した多剤併用療法を繰り返す．イマチニブやダサチニブの併用方法は様々な方法があり標準化されていない．
- Ph+ALL は予後不良であるため，第一寛解期に適切なドナーがいる場合（HLA 一致同胞＞HLA 一致骨髄バンクドナー＞臍帯血ドナー）は同種造血幹細胞移植を行う．

5 慢性骨髄性白血病（CML）

- CML は急性白血病と同様に，白血病細胞を撲滅し治癒を目指した治療が標準である．
- 初発 CML 症例はイマチニブによる治療が標準治療であったが，イマチニブと比べて *bcr-abl* の abl チロシンキナーゼ活性抑制能の強い第二世代のニロチニブやダサチニブも初発 CML 症例に保険適用がある．
- 治療効果判定は血算が正常化する血液学的寛解，染色体検査や FISH 法で Ph+ が消失する細胞遺伝学的寛解，real time PCR 法において *bcr-abl* 融合遺伝子が検出できない分子生物学的寛解がある．
- ニロチニブやダサチニブによる速やかな細胞遺伝学的寛解の導入は，薬剤耐性クローンの発生を抑制し予後の改善に繋がる可能性がある（*N Engl J Med* **362**: 2251, 2010 ／ *N Engl J Med* **362**: 2260, 2010）．
- 分子生物学的寛解が得られても薬剤投与は継続する．
- 寛解が得られない場合，それぞれの薬剤の副作用（第 3 章参照）で継続投与ができない場合（不耐用）は他の薬剤に変更をする．
- 効果不十分や失敗した場合は *abl* 遺伝子変異を検索し，薬剤耐性を示す *T315I* などの遺伝子変異が検出された場合は同種造血幹細胞移植を検討する．

6 慢性リンパ性白血病（CLL）

- 進行期の症例にのみ治療適応がある（**表 2**）．
- 他の白血病と異なり白血病細胞の撲滅が目標ではなく，**表 2** で示したような症状や検査値の改善が目標である．

現場のルール

1 高齢者の場合

- 急性白血病の多剤併用化学療法に関しては，慣例的に投与量を 2/3 に減量したり，投与日数を 1〜2 日減らしたりしているが，

表2　CLLの治療開始基準

1. CLLに起因する以下のいずれかの症状があるとき 　a) 過去6ヵ月以内の10%以上の体重減少 　b) ECOG PS 2以上の倦怠感 　c) 感染症の所見のない2週間以上持続する38℃以上の発熱 　d) 感染症の所見のない盗汗 2. 進行性の骨髄機能低下による血小板減少あるいは貧血の増悪 3. ステロイド抵抗性の自己免疫性溶血性貧血あるいは血小板減少 4. 肋骨弓下6 cm以上の脾腫あるいは進行性の脾腫 5. 直径10 cm以上のリンパ節塊または進行性のリンパ節腫脹 6. 2ヵ月以内で50%を超える,あるいは6ヵ月以内で2倍以上のリンパ球増加

　明確な減量基準は示されていない.
- APLやCMLの分子標的治療薬は高齢者でも減量せずに使用する.

② PS 2の場合
- 急性白血病の多剤併用化学療法は好中球減少症の程度がきわめて強いため,PSの悪い症例では呼吸器感染症の合併リスクが高い.明確な減量基準は定まっていないが,高齢者と同様な減量を行う場合がある.
- Ph+ALLの場合はイマチニブやダサチニブとPSLでの寛解導入療法を行う.

③ 腎機能障害のある場合
- CCRによって腎機能を評価し,各薬剤の減量基準に沿って投与量を調節する.

④ 肝機能障害のある場合
- 大多数の薬剤が胆道排泄のためT-Bil値によって減量基準が定まっている.またいくつかの薬剤はAST値も減量基準となる場合がある.

推奨レジメン

1 AML

a. 寛解導入療法

① 3/7療法

Ara-C 100 mg/m^2, 24時間持続静注, day 1〜7 (高齢者の場合day 1〜5)
+ IDR 12 mg/m^2, 緩徐静注, day 1〜3 (高齢者の場合day 1〜2)

b. 寛解後療法
① 高用量 Ara-C 療法

Ara-C 2,000 mg/m^2, 1日2回, 3時間点滴静注, day 1～5（高齢者の場合 1,500 mg/m^2）
＋ メチルプレドニゾロン（mPSL）40 mg/body, Ara-C の各回の直前に 30 分間点滴静注（Ara-C による皮疹, 発熱予防）. 0.01％ベタメタゾン点眼液, 1日4回, 両眼点眼（Ara-C による角結膜炎の予防）

c. 再発や寛解導入困難症例に対しての救援療法
① AEM 療法

Ara-C 100 mg/m^2, 24 時間持続静注, day 1～7
＋ エトポシド（VP-16）80 mg/m^2, 2 時間静注, day 1～5
＋ ミトキサントロン（MIT）5 mg/m^2, 緩徐静注, day 1～3

② APL

a. 寛解導入療法

ATRA 45 mg/m^2, 3 分割内服, day 1～完全寛解まで
＋ ダウノルビシン（DNR）60 mg/m^2, 緩徐静注, day 3～5

b. 寛解後療法

AML 高用量 Ara-C 療法と同じ.

c. 維持療法

6-MP 90 mg/m^2, 連日内服
＋ MTX 15 mg/m^2, 週 1 回内服
＋ 3 ヵ月ごとに ATRA 45 mg/m^2, 3 分割内服を 15 日間投与

③ ALL

① hyper-CVAD/MA 療法

- コース 1

  シクロホスファミド（CPA）300 mg/m^2, 1日2回, 3 時間点滴静注, day 1～3
  ＋ アドリアマイシン（ADR）50 mg/m^2, 24 時間持続点滴静注, day 4
  ＋ ビンクリスチン（VCR）2 mg/body, 緩徐静注, day 4・11
  ＋ デキサメタゾン 40 mg/body, 1日1回内服, day 1～4・11～14

- コース 2

  MTX 1 g/m^2, 24 時間持続点滴静注, day 1（MTX は 1/5 量を 2 時間で投与し, 残りを 22 時間で点滴静注する）
  ＋ Ara-C 3 g/m^2, 1日2回, 3 時間点滴静注, day 2～3（60 歳以上では 1 g/m^2 に減量）, 0.01％ベタメタゾン点眼液 1 日 4 回両

眼点眼（Ara-C による角結膜炎の予防）
+ mPSL 40 mg/body，1 日 2 回静注，day 1〜3
+ ホリナート（LV）（ロイコボリン®）MTX 投与開始 36 時間後から，6 時間ごとに 15 mg/body 静注を MTX 血中濃度が 0.1 μmol/L 以下になるまで繰り返す．
・寛解導入療法でコース 1 を行い，その後，寛解後療法としてコース 2 を行う．以降コース 1 とコース 2 を回繰り返す．

② L-AdVP 療法

ADR 20 mg/m^2，緩徐静注，day 1〜3
+ VCR 1.4 mg/m^2，緩徐静注，day 1・8・15・22・29
+ PSL 40 mg/m^2，1 日 2〜3 分割内服，day 1〜29，以降 1 週間で漸減
+ L-アスパラギナーゼ（L-ASP）4,000 U/m^2，2 時間点滴静注，day 15〜28

④ Ph+ALL

hyper-CVAD/MA 療法にイマチニブ 400 mg を day 1〜14 に併用
※高齢者で造血幹細胞移植の適応でない場合は，hyper-CVAD/MA 療法後に維持療法としてイマチニブ 400〜600 mg/日を 2 年間投与する．

⑤ CML

・イマチニブ 400 mg/日，1 日 1 回内服．効果が得られない場合は 600 mg まで増量可能
・ニロチニブ 800 mg/日，分 2，食間内服
・ダサチニブ 100 mg/日 1 日 1 回内服

⑥ CLL

① フルダラビン（FLU）単独療法

20 mg/m^2，30 分点滴静注，day 1〜5

② FC 療法

FLU 20〜30 mg/m^2，30 分点滴静注，day 1〜3
+ CPA 250〜300 mg/m^2，1 時間点滴静注，day 1〜3

③ 経口 CPA 療法

50〜100 mg/body，1 日 1 回内服，連日投与

ポイント，注意事項

○ 急性白血病の寛解導入療法は真菌感染症の合併リスクが高いため，抗真菌薬の予防投与が必要である（フルコナゾール 200 mg/日の 1 回内服，イトラコナゾール内容液 200 mg/日

- の1回内服）．また無菌室への入室を考慮する．
- 白血病細胞数が多い場合は腫瘍崩壊症候群を合併する可能性が高い．十分な補液（2,000 mL/日以上），アロプリノールによる尿酸低下，炭酸水素ナトリウム（メイロン®）による尿のアルカリ化を行う．
- Ara-CやMTX以外の抗がん薬（とくにアントラサイクリン系薬）は血管外漏出すると組織壊死を起こすので，できる限り中心静脈カテーテルもしくは末梢挿入中心静脈カテーテル（PICC）を挿入し投与する．
- APLに対してのATRA療法においてAPL分化症候群を発症した場合は，mPSL 500 mg/日もしくはデキサメタゾン10 mg 1日2回投与を症状が消失するまで継続する．
- 急性白血病は播種性血管内凝固症候群（DIC）を合併することが多い．新鮮凍結血漿によるフィブリノーゲンの補充，アンチトロンビンの補充，リコモジュリン®やガベキサートなどの治療を併用する．
- L-ASPは初回投与時にはプリックテストを行う．投与中はフィブリノーゲン100 mg/dLを維持するように新鮮凍結血漿を，アンチトロンビン（AT）Ⅲ 70％を維持するようにAT Ⅲ製剤を投与する．Grade 3以上の肝障害や膵炎出現時は投与を中止する．またVCRとは12時間以上あけて投与をする．
- CLLにFLUを投与すると，合併している自己免疫性溶血性貧血が増悪することがある．
- CLLに対してのリツキシマブ併用化学療法は欧米においては標準治療であるが，わが国では保険適用がない．
- ヘモグロビンは7 g/dLを，血小板は1〜2万/mm^{3}を維持するように輸血をする．
- 好中球減少時に重篤な感染症を合併した場合は，白血病細胞の増加に注意をしてG-CSF製剤で好中球数回復を促進する．
- 閉経前の急性白血病女性患者に化学療法を行う場合は，月経時の大量出血を防ぐための月経のコントロール目的で，月経周期に合わせてGn-RHアナログとしてリュープロレリンを投与するか，卵胞黄体ホルモン合剤の投与を行う．
- 挙児を希望している男性患者の場合は，化学療法前に精子保存を行う．

第 2 章．疾患別がん薬物療法のルール
16．血液がん

16-2 リンパ腫

薬物療法はこう使い分ける！

- 悪性リンパ腫の種類は多岐にわたっており，すべての組織型に対して標準治療が定まっているわけではない．まずは臨床現場でよく目にする代表的な悪性リンパ腫に対して，標準治療が何であるか，あるいは標準治療が確立されていなければオルタナティブの治療法が何であるかについて概要を押さえる．
- 様々な治療レジメンが開発されてきた現在においても，リンパ腫治療における CHOP 療法の存在は決して小さくはない．
- 組織型がホジキン型か非ホジキン型か，T 細胞性か B 細胞性か，CD20 は陽性か，aggressive か indolent かなどの要素を勘案し，患者の年齢や病期，PS，臓器障害の有無なども加味して治療スケジュールを決定する．また，移植適応患者に対しては必要に応じて自家末梢血幹細胞移植（場合によっては同種移植）も検討する．

標準的なルール

- 以下に代表的なリンパ腫の治療選択の概要を示す．詳細は『造血器腫瘍診療ガイドライン 2013 年版』などを参照されたい．

1 びまん性大細胞型 B 細胞リンパ腫（DLBCL）

- stage III 以上の DLBCL に対しては R-CHOP 療法 6～8 コースが推奨される．
- stage I～II の限局期に対しては，Bulky mass がなければ R-CHOP 3 コース ± involved-field radiotherapy（IFRT），Bulky mass があれば R-CHOP 6～8 コース ± IFRT が推奨される．
- 治療後に完全奏効（CR）を達成した場合には無治療経過観察とし，部分奏効（PR）以下の場合には残存病変の状況により IFRT の追加もしくは救援療法を試みる．
- 寛解後の chemo-sensitive relapse に対しては，65 歳以下の移

植適応患者へは大量化学療法/自家末梢血幹細胞移植を選択する.

2 濾胞性リンパ腫

- 病勢がある程度進行するまでは無治療経過観察とする"watchful wait"が選択肢となりうる.
- I期ないし隣接するII期の限局期であればIFRTが選択される場合が多く,ときに根治的である.
- 進行期の治療法としてはR-CHOP療法,ドキソルビシン(DXR)を含まないR-CVP療法,リツキシマブ(R)単独療法など,病勢・病期や患者ニーズに応じて治療法が選択される.自家末梢血幹細胞移植や同種移植が選択される場合もある.

3 末梢性T細胞リンパ腫(PTCL)

- 非特定型PTCL(PTCL-NOS),血管免疫芽球性T細胞性リンパ腫(AITL),ALK陰性未分化大細胞型リンパ腫(ALCL)については,通常CHOP(類似)化学療法が選択されることが多いが,その成績は満足できるものではない.標準治療として確立しているとはいえないものの,再燃例に対しては大量化学療法/自家末梢血幹細胞移植,同種移植などが試みられている.
- 一方,ALK陽性のALCLについてはCHOP(類似)化学療法にてもDLBCLに匹敵する治療成績が得られている.

4 ホジキンリンパ腫(HL)

- 古典的HL(CHL)の限局期では初回治療として化学療法(ABVD 4コース)とIFRTの併用療法が行われる.進行期ではABVD 6〜8コースが推奨され,PRならIFRTの追加が,SDやPDの場合,移植適応があれば,救援化学療法後に大量化学療法/自家末梢血幹細胞移植の施行が推奨される.
- 結節性リンパ球優位型HL(NLPHL)の限局期ではIFRTが標準治療である.進行期ではABVD,CHOP類似療法などが選択される.

現場のルール

1 高齢者に対して

- 臓器機能の低下などから強力な化学療法が困難な場合が多いため,減量が必要となる場合も少なくない.ただし年齢による減量基準は存在せず,症例ごとにケースバイケースで対応せざるをえない.

2 肝機能障害・腎機能障害合併例

- 肝機能障害合併時：シクロホスファミド（CPA），ドキソルビシン，エトポシド（VP-16）などは減量が必要．
- 腎機能障害合併時：シスプラチン（CDDP），カルボプラチン（CBDCA），VP-16 などは減量が必要．

※減量の詳細については『Physicians' Cancer Chemotherapy Drug Manual』などを参考にする．

推奨レジメン

① CHOP±R 療法 (*N Engl J Med* **346**: 235, 2002)

R-CHOP は DLBCL に対しての第一選択レジメンである．PTCL など DLBCL 以外の組織型に対してもしばしば用いられる．通常 21 日間隔で投与される．

> リツキシマブ 375 mg/m², 点滴静注, day 1 ＋ アドリアマイシン（ADR）50 mg/m², 点滴静注, day 1 ＋ CPA 750 mg/m² 点滴静注, day 1 ＋ ビンクリスチン（VCR）1.4 mg/m²（最大 2 mg まで）点滴静注, day 1 ＋ プレドニゾロン（PSL）60 mg/m², 分 2, 経口, day 1〜5

② R-ESHAP 療法 (*Haematologica* **93**: 1829, 2008)

DLBCL に対する救援療法の 1 つである．CDDP を CBDCA に置き換える場合も多い．

> リツキシマブ 375 mg/m², 点滴静注, day 1 ＋ VP-16 40 mg/m², 点滴静注, day 1〜4 ＋ CDDP 25 mg/m², 持続静注, day 1〜4 ＋ シタラビン（Ara-C）2 g/m², 点滴静注, day 5 ＋ メチルプレドニゾロン（mPSL）500 mg/body, 点滴静注, day 1〜5

③ hyper-CVAD/MA±R 療法 (*J Clin Oncol* **16**: 3803, 1998)

マントル細胞リンパ腫やバーキットリンパ腫に対して用いられる．治療強度が高く抑制も高度であるため，比較的若年の患者が対象となる．

> ・hyper-CVAD（前半）：CPA 300 mg/m², 点滴静注, 1 日 2 回, day 1〜3 ＋ ADR 50 mg/m², 点滴静注, day 4 ＋ VCR 2 mg/body, 点滴静注, day 4・11 ＋ デキサメタゾン 40 mg/body, 点滴静注, day 1〜4・11〜14. 中枢浸潤予防として day 2 と day 7 にそれぞれメトトレキサート（MTX）12 mg, Ara-C 100 mg の髄注を併用．
> ・MA（後半）：MTX 1,000 mg/m², 持続静注, day 1（ロイコボリン®レスキュー併用）＋ Ara-C 3 g/m², 点滴静注, 1 日 2 回, 12

時間ごと，day 2〜3（Ara-C 投与前に mPSL 125〜250 mg の先行投与あり），中枢浸潤予防として day 2 と day 7 にそれぞれ MTX 12 mg，Ara-C 100 mg の髄注を併用．

④ ABVD 療法

古典的ホジキンリンパ腫に対する第一選択レジメンである．28日間隔で行う．

ADR 25 mg/m^2，点滴静注，day 1・15 ＋ ブレオマイシン（BLM）10 mg/m^2（最大 15 mg まで），点滴静注，day 1・15 ＋ ビンブラスチン（VLB）6 mg/m^2（最大 10 mg まで），点滴静注，day 1・15 ＋ ダカルバジン（DTIC）375 mg/m^2，点滴静注，day 1・15（DTIC は溶解直後に遮光して使用）

ポイント，注意事項

- リツキシマブ投与時には特有の infusion reaction に注意が必要となる．抗ヒスタミン薬，非ステロイド性抗炎症薬（NSAIDs），ステロイドなどの投与を先行させる．
- 腫瘍量が多いアグレッシブリンパ腫に対する初回治療では腫瘍崩壊に留意し，とくに治療開始当日〜翌日にかけては，十分な補液を行うとともに電解質，尿酸値の推移に気を配る．
- MTX の大量療法を行う場合には MTX の毒性を軽減するため，血中濃度をモニタしつつロイコボリン®レスキューを併用する．
- ABVD 療法で使用する BLM は肺障害に注意する．定期的な胸部 X 線，SpO$_2$ のモニタを行う．DTIC は溶解直後に遮光して使用する．静脈炎，血管痛に注意が必要である．血管痛に対してはステロイド併用が効果的な場合がある．嘔気が強いため，5-HT$_3$ 受容体拮抗薬やデキサメタゾンなどを必ず併用する．

第2章. 疾患別がん薬物療法のルール
16. 血液がん

16-3 骨髄腫

薬物療法はこう使い分ける！

- CRAB（高Ca血症，腎障害，貧血，骨病変）症状などを有する症候性骨髄腫に化学療法を行う（*Lancet Oncol* 15: e538, 2014）.
- 自家末梢血幹細胞移植の適応の有無により治療が選択される（図1）.
- 骨孤立性や髄外の形質細胞腫には局所放射線療法後，無治療経過観察を行う.

標準的なルール

1 移植適応（65歳未満，重篤な合併症なし）

- 推奨導入療法は新規薬剤を含む2剤あるいは3剤併用療法で，3〜4コース施行する. 3剤併用ではより高い奏効が期待できるが，毒性も強くなる.
- 2コース後に十分な奏効が得られない場合，3剤併用・レナリドミド（LEN）含有治療法に変更する.
- 導入療法後［最良部分奏効（VGPR）以上到達が望ましい］，シクロホスファミド（CPA）大量療法後G-CSF製剤（あるいはG-CSF製剤のみ）で自家末梢血幹細胞を採取する.
- 大量メルファラン（L-PAM）（100 mg/m^2，2日間）投与後2日目に自家末梢血幹細胞移植を行う.
- 移植後3ヵ月程度で治療効果判定を行う. 地固め・維持療法により，奏効率の上昇，無増悪生存期間（PFS）の延長が得られるが，残存病変，薬剤耐性化リスク，医療経済的な面を考慮して治療を選択する.
- 移植後VGPR非到達例には2回目の大量L-PAM＋自家末梢血幹細胞移植（タンデム移植）によりPFS・全生存期間（OS）の延長が期待できるが，2回目の移植は再発時に行われることが多い.

16-3 骨髄腫

```
┌─────────────────────────┐  ┌─────────────────────────┐
│   移植適応患者†          │  │   移植非適応患者†         │
│ （65歳未満，重篤な合併症なし， │  │                         │
│   心肺機能正常）          │  │                         │
└───────────┬─────────────┘  └───────────┬─────────────┘
            ↓                            ↓
```

移植適応患者†（65歳未満，重篤な合併症なし，心肺機能正常）

推奨導入療法
＜新規薬剤を含む2剤＞
BD, Ld（3〜4コース）
＜新規薬剤を含む3剤＞
BAD, **BTD**（3〜4コース）
その他
＜従来の治療＞
VAD, 大量DEX
＜新規薬剤を含むレジメン＞
CBD, **TD**, **TAD**, BLd
（3〜4コース）

↓

G-CSF単独あるいは
大量CPA+G-CSFなどで
末梢血幹細胞採取

↓

大量L-PAM＋
自家末梢血幹細胞移植

↓

経過観察または臨床試験による
地固め・維持療法：BOR, THAL,
LEN+/−corticosteroid
またはタンデム移植

移植非適応患者†

推奨治療
＜MPベースレジメン＞
MPB, **MPT**（9コース継続）
その他
＜従来の治療＞
MP, CP, VAD, 大量DEX
（プラトーフェーズまで）
＜新規薬剤を含むレジメン＞
Bd, **Td**, Ld, MPL,
MPTB, **CTd**

↓

経過観察
または臨床試験による維持療法

図1　症候性骨髄腫に対する初期治療

日本血液学会『造血器腫瘍診療ガイドライン2013年版』に基づいて作成．

＊THALは初発患者には保険適用なし．
†腎機能障害のある場合，BORベース治療．
DEX：デキサメタゾン，CPA：シクロホスファミド，L-PAM：メルファラン，BOR：ボルテゾミブ，THAL：サリドマイド，LEN：レナリドミド，DXR：ドキソルビシン，VCR：ビンクリスチン，PSL：プレドニゾロン
BAD：BOR+DXR+DEX，BTD：BOR+THAL+DEX，VAD：VCR+DXR+DEX，TD：THAL+DEX，TAD：THAL+DXR+DEX，MPT：L-PAM+PSL+THAL，MP：L-PAM+PSL，CP：CPA+PSL，MPL：L-PAM+PSL+LEN，MPTB：L-PAM+PSL+THAL+BOR，CTd：CPA+THAL+少量DEX

2 移植非適応（65歳以上，合併症あり，あるいは移植拒否）

- 推奨治療は MPB 療法で，奏効すれば9コース継続する．BOR は週1回投与の方が，週2回投与より全奏効率・OS は良好で，副作用も少ない．
- MP 療法ではプラトーフェーズ（M蛋白量などの変化が25%以内で3ヵ月以上継続）まで治療継続したが，新規薬剤併用ではプラトーフェーズでよいとするエビデンスはない．
- Bd 療法，あるいは MPT, Ld, MPL 療法も同等の効果が期待できる．75歳以上の高齢者では，MPB 療法により死亡リスクが増加するため，Ld 療法などが選択肢となる．

3 支持療法

- ビスホスホネート（BP）製剤はすべての症候性患者への投与が推奨され，骨痛や病的骨折などの骨関連事象の発症低下，OS 延長の効果がある．
- 腎障害のために BP 製剤を使用できない症例（CCR 30 mL/分未満）には，ヒト型抗 RANKL モノクローナル抗体デノスマブを使用する（低 Ca 血症予防が必要，OS 延長効果は不明）．BP 製剤同様に顎骨壊死（ONJ）の発症リスクがあるため，投与前に歯科検診を行う．
- 限局性溶骨病変や病的骨折部の疼痛，椎体病変による脊髄や神経根の圧迫症状に対する局所放射線療法は有効である．

現場のルール

1 高齢者の場合

- 65〜70歳の患者に対しては，生物学的年齢を考慮し，可能であれば移植治療を選択する（*Acta Haematol* **132**: 211, 2014）．
- 年齢や合併症，脆弱性などにより抗がん薬の投与量を減量する（**表1**）．

2 腎機能障害のある場合

- BD 療法を通常量で施行する．LEN では腎機能に合わせて減量する．

表1 薬剤投与量の簡便減量法

危険因子		
・年齢：75歳を超える． ・軽度～高度の脆弱（frailty）：家事（買物，数ブロックの歩行，家計や内服薬の管理）や身の回りのこと（身支度，入浴，排泄，食事）に介助が必要 ・合併症（comorbidities）：心，肺，肝あるいは腎障害*		

Dose Level 0	Dose Level-1	Dose Level-2
危険因子なし	危険因子1つ以上	危険因子1つ以上 + Grade 3・4の非血液毒性あり

薬剤（投与法）	Dose Level 0	Dose Level-1	Dose Level-2
BOR（皮下注もしくは静注）	1.3 mg/m² 2回/週	1.3 mg/m² 1回/週	1.0 mg/m² 1回/週
THAL（経口）	100 [-200 (TD)] mg/日	50 [-100] mg/日	25 [-50] mg/日
LEN*（経口）	25 mg/日 (day 1～21/4週)	15 mg/日 (day 1～21/4週)	10 mg/日 (day 1～21/4週)
DEX**（経口）	40 mg/日	20 mg/日	10 mg/日
MEL（経口）	9 mg/m² (day 1～4/4～6週)	7.5 mg/m² (day 1～4/4～6週)	5 mg/m² (day 1～4/4～6週)
PSL（経口）	60 mg/m² (day 1～4)	30 mg/m² (day 1～4)	15 mg/m² (day 1～4)

*腎機能障害時の LEN 投与量：60 ≦ CCR（mL/分）；25 mg/日，30 ≦ CCR < 60；10 (15) mg/日，30 < CCR（透析不要）；15 mg/隔日，30 < CCR（透析）；5 mg/日

**DEX 投与法：大量 DEX，days 1～4・9～12・17～20；4週ごと，VAD，BAD，LD 療法など．
D：day 1～4・15～18；4週ごと，TD 療法など．
d：day 1・8・15（・22）；4～5週ごと，Bd, Ld, Td, BLd, CBd, BRd 療法など．

［Palumbo A, et al: Blood **118**: 4526, 2011 を改変して引用］

推奨レジメン

1 移植適応患者の初期治療

① BD 療法

高リスク染色体異常を有する患者にも有効である.

BOR 1.3 mg/m², day 1・4・8・11 + DEX 20 mg, day 1・2・4・5・8・9・11・12；3 週ごと

② CBD 療法

移植前 VGPR 以上到達は約 60％と高い治療効果と忍容性を示す（Br J Haematol **148**: 562, 2009）.

CPA 300 mg/m², 点滴投与, day 1・8 + BOR 1.3 mg/m², 皮下投与, day 1・4・8・11 + DEX 40 mg, day 1・2・4・5・8・9・11・12；3 週ごと

③ BAD 療法

完全奏効（CR）/near CR は約 30％と良好な奏効を得られ（J Clin Oncol **30**: 2946, 2012），NCCN ガイドラインではカテゴリー 1 で推奨されている.

④ BLd 療法

ほぼ全例で奏効が得られ，LEN や BOR 無効例にも奏効が期待できる.

BOR 1.3 mg/m², day 1・4・8・11 + DEX 20 mg, day 1・2・4・5・8・9・11・12 + LEN 15～25 mg, day 1～14；3 週ごと

2 高齢者（移植非適応）初期治療

① MPB 療法

奏効率 70％，CR 率 30％程度で，骨病変や腎機能障害の改善効果あり.

BOR 1.3 mg/m², day 1・4・8・11・22・25・29・32（1～4 コース）, day 1・8・22・29（5～9 コース）+ L-PAM 9 mg/m², day 1～4 + プレドニゾロン 60 mg/m², day 1～4；6 週ごと, 計 9 コース

② Bd 療法

BOR 1.3 mg/m², day 1・8・15・22 + DEX 40 mg, day 1・8・15・22；5 週ごと

③ Ld 療法

LD 療法と比較して OS で優れている.

LEN 25 mg/日, day 1～21 + DEX 40 mg, day 1・8・15・22；4 週ごと

④ MPT療法

MP療法と比較したメタアナリシスでPFS, OSともに優れていたが，末梢神経障害，血栓症，血球減少の有害事象がより多かった．

❸ 再発・難治性骨髄腫治療

- 再発再燃時は初回と異なる新規薬剤を含んだ治療法を選択する（初回治療最終投与日から6ヵ月以上経過していれば同じ治療法でもよい）．
- 移植奏効期間が1年以上あれば，2回目の移植治療を考慮する．
- 治療抵抗性患者には新規薬剤であるポマリドミド（POM）やHDAC阻害薬パノビノスタット（PANO）を用いたPd療法（POM, DEX），PCd療法（POM, CPA, DEX），PANO-BD療法（PANO, BOR, DEX）や，多剤併用療法〔BLd療法，DCEP療法［DEX, CPA, エトポシド（VP-16），シスプラチン（CDDP）］，DT-PACE療法（DEX, THAL, CDDP, DXR, CPA, VP-16），BDT-PACE療法（DT-PACE ± BOR），VAD ± CPA療法など〕を行うが，感染症などの合併症に十分な注意が必要となる．

ポイント，注意事項

- 若年者はCRを目標とし，高齢者はQOL維持も十分に考慮して治療を選択する．
- 治療前に肺間質影の有無，心機能，HBs抗原・抗体，HBc抗体などを評価する．
- THAL/LEN投与中の血栓症はわが国では少ないが，DEX大量併用，血栓症の既往，肥満，長期臥床，合併症（糖尿病など）などのリスクがあれば，アスピリンなどの予防投与を行う．
- 正常免疫グロブリンの低下・抗がん薬による免疫低下の際の感染症合併に注意する．BOR投与中は帯状疱疹予防が望ましい（アシクロビル200 mg/日など）．
- BORの副作用の末梢神経障害には早期発見による減量・中止がもっとも有効である．末梢神経障害がすでにある患者ではTHAL, BOR, VCR使用に十分注意する．
- 移植後LEN維持療法は二次がん発症率が増加するので，患者への説明と注意が必要である．

第2章. 疾患別がん薬物療法のルール
16. 血液がん

16-4 骨髄異形成症候群(MDS)

薬物療法はこう使い分ける!

- MDS は International Prognostic Scoring System（IPSS；**表1**）と Revised IPSS（IPSS-R；**表2**）を用いて治療選択する.
- 病型,病像が多彩なため,年齢,病像を主体に把握しながら予後リスク分類に沿って治療方針を決定する（**図1**）.

標準的なルール

- IPSSで,Low と Int-1 を白血病進展移行の確率が低い低リスク群 MDS,Int-2 と High を白血病に進展移行する確率が高く予後も不良である高リスク群 MDS と大別する.

表1 IPSS

予後因子	予後因子のスコア				
	0	0.5	1	1.5	2
骨髄芽球%	＜5%	5〜10%		11〜20%	21〜30%
核型	良好	中間	不良		
血球減少	0/1 系統	2/3 系統			

血球減少:
好中球＜1,800/μL
ヘモグロビン＜10 g/dL
血小板減少＜10万/μL

核型:
良好:正常, *20q-*, *-Y*, *5q-*
中間:良好と不良以外
不良:複雑核型（3個以上）,7番異常

リスクの評価	点　数
Low	0 点
Intermediate-1（Int-1）	0.5〜1 点
Intermediate-2（Int-2）	1.5〜2 点
High	2.5 点以上

［Greenberg P, et al: Blood **89**: 2079, 1997 より引用］

表2 IPSS-R

予後因子の配点	0	0.5	1	1.5	2	3	4
核型	Very Good	–	Good	–	Intermediate	Poor	Very poor
骨髄芽球比率（%）	≦2	–	>2〜<5	–	5〜10	>10	
Hb (g/dL)	≧10	–	8〜<10	<8			
血小板数 (×10³/μL)	≧100	50〜<100	<50	–			
好中球数 (×10³/μL)	≧0.8	<0.8	–	–			

リスク群	点数	生存期間中央値（年）
Very low	≦1.5	8.8
Low	>1.5〜3	5.3
Intermediate	>3〜4.5	3.0
High	>4.5〜6	1.6
Very high	>6	0.8

予後グループ	染色体核型
Very good	–Y, del(11q)
Good	正常, del(5q), del(12p), del(20q), double including del(5q)
intermediate	del(7q), +8, +19, i(17q), any other single or double independent clones
Poor	–7, inv(3)/t(3q)/del(3q), double including –7/del(7q), 複雑核型（3個以上）
Very poor	複雑核型（3個より多いもの）

[Greenberg PL, et al: Blood **120**: 2454, 2012 より引用]

場のルール

1 低リスク群

- 免疫抑制療法は染色体異常のない例，発作性夜間血色素症（PNH）血球タイプが検出される例に期待できる
- 免疫抑制薬としてシクロスポリンや抗ヒト胸腺細胞免疫グロブリン（ATG）が用いられる．シクロスポリン反応例の多くはシクロスポリン依存性で，減量や中止に伴って再燃することが多い
- 血清エリスロポエチン（EPO）濃度500 mU/mL以下の低値例において，EPO（ダルベポエチン300 μg，週1回）投与に

第2章 疾患別がん薬物療法のルール

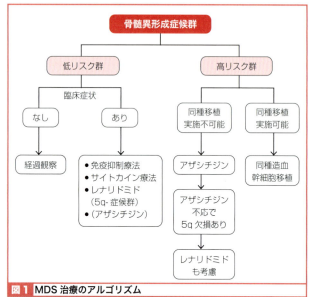

図1 MDS治療のアルゴリズム

[日本血液学会:造血器腫瘍診療ガイドライン2013年版, 金原出版, 東京, p117, 2013より引用]

より70%の症例で, 貧血が改善する (*Br J Haematol* **133**: 513, 2006).

- レナリドミド (LEN) はサリドマイドの誘導体で, とくに5番染色体長腕の欠失 (*del 5q*) を有する低リスク赤血球輸血依存MDS症例に造血促進効果を示す (*N Engl J Med* **355**: 1456, 2006).
- 低リスク群MDSでは同種造血幹細胞移植は推奨されないが, リスクの悪化または悪性傾向のある症例, 高度の輸血依存症例, 免疫抑制療法など治療に反応がみられない症例は適応となる.

2 高リスク群

- MDSにおいて治癒が期待できるのは同種造血幹細胞移植のみである.
- 高リスク群MDSは支持療法のみによる自然経過での予後は不良であり, 同種造血幹細胞移植を行う.

16-4 骨髄異形成症候群（MDS）

- 高齢などにより同種造血幹細胞移植や強力化学療法を実施しない症例では，アザシチジン（DNA メチル化阻害薬）による治療を行う．

推奨レジメン

1 低リスク群 MDS 症例の治療

① ダルベポエチンアルファ（ネスプ®）

貧血症状の程度，年齢などにより適宜増減する．G-CSF 製剤の併用が反応を高めるとされているが，わが国では適応ではない．本剤の投与は貧血症に伴う日常生活活動の支障が認められる患者に限定し，輸血の回避，輸血依存からの離脱または輸血量の減少を目的に使用する．

> ネスプ® 240μg，週1回，皮下注

② シクロスポリン（ネオーラル®）

若年，微小 PNH 血球陽性，HLA-DR1501 陽性，骨髄低形成のいずれかを満たし，かつ予後不良型染色体異常を示さない場合に投与する．

> ネオーラル® 10・25・50 mg カプセル，1日 4 mg/kg，分 2，連日

③ メテノロン酢酸エステル（プリモボラン®）

貧血症状の程度，年齢などにより適宜増減する．3～6ヵ月で 30～50% に有効である．

> プリモボラン® 5 mg 錠，1日3錠，分 3，連日

④ LEN（レブラミド®）

> レブラミド® 5 mg カプセル，1日2カプセル，分1，21 日間連日投与後，1 週間休薬，これを1コースとして投与を繰り返す

⑤ アザシチジン（ビダーザ®）

造血回復をもたらすことがあるが，低形成性 MDS は副作用の汎血球減少の遷延をきたす危険があり使用しない．

> ビダーザ® 1日 75 mg/m²，1日1回，皮下注もしくは 10 分かけての静注，連続 7 日間投与し，21 日間休薬，これを1コースとして繰り返す

2 高リスク群 MDS 症例の治療

① アザシチジン（ビダーザ®）

高リスク群では，白血病移行を遅らせ生存期間の延長を得る目的で使用する．

> ビダーザ® 1日75 mg/m², 1日1回, 皮下注もしくは10分かけての静注, 連続7日間投与し, 21日間休薬. これを1コースとして繰り返す

② 造血幹細胞移植

55歳以下で臓器障害がなくHLA適合ドナーが得られる場合, 同種造血幹細胞移植を行う. また, 55〜70歳で臓器障害がない例でも条件が揃えば適応となる.

❸ 支持療法

① デフェラシロクス（エクジェイド®）

鉄過剰症の治療効果は血清フェリチン値を指標とする. 初期投与量を20 mg/kgとしてフェリチンが1,000 ng/mL以下となるように適宜増減する. しかし, 鉄過剰症が造血機能に直接的に負の作用があるかは前方視的臨床試験と *in vitro* では証明はされていない.

> エクジェイド® 125/500 mg錠, 1日20 mg/kg, 分1, 起床時

ポイント, 注意事項

- MDS患者のQOLを第一に考える. 低リスク群MDSと高リスク群MDSでの治療法が基本的には違う. 輸血の回数がかさむようであれば, デフェラシロクスを鉄過剰症に投与するが, 基本的には予後に左右するかどうかについてはきちんとしたEBMはない.

17 脳腫瘍

 物療法はこう使い分ける！

- 脳腫瘍で薬物療法を必要とするものは多岐にわたるが，ここでは頻度の高い神経膠腫についてのみ述べる．
- 悪性神経膠腫［退形成性星細胞腫（anaplastic astrocytoma），膠芽腫（glioblastoma）］：脳腫瘍摘出術により局所と頭蓋内の減圧を行った後，組織病理診断に基づき術後療法が決定される．中枢神経移行性の点からアルキル化薬のニトロソウレア類が用いられることが多く，世界標準であるテモゾロミド（TMZ）がわが国でも悪性神経膠腫に対する承認を得てからは標準治療となっている．

 準的なルール

1 悪性神経膠腫

① 初発の場合

- 放射線照射との併用にて，TMZ 1回 75 mg/m²（体表面積），1日1回，連日42日間経口投与．4週間休薬の後，TMZ 150 mg/m² を1日1回，連日5日間経口投与し，23日間休薬．この28日間を1コースとし，次コースでは1回 200 mg/m² に増量することができる．

② 再発の場合

- TMZ として1回 150 mg/m²（体表面積）を1日1回，連日5日間経口投与し，23日間休薬．この28日間を1コースとし，次コースで1回 200 mg/m² に増量できる．

2 ベバシズマブの併用

- 初発膠芽腫患者の術後にTMZと放射線療法の併用に加え，ベバシズマブ（BEV）を投与すると，QOLの改善やADLの維持に貢献できる（*N Engl J Med* **370**: 709, 2014）．

第2章. 疾患別がん薬物療法のルール

場のルール

1 高齢者に対する治療

- 70歳以上の膠芽腫でMGMT遺伝子プロモーターのメチル化がある場合にはTMZのみ，メチル化がない場合には放射線療法のみの方が全生存期間，無増悪生存期間が長い（*J Clin Oncol* **29**: 3050, 2011）．しかし，MGMTメチル化の測定には保険適用がなく，現状では標準治療である放射線併用TMZ療法を行っている場合が多い．

2 TMZ開始および休薬基準

① 初発の場合（放射線照射との併用時）

- **投与開始条件**：好中球数1,500/mm^{3}以上，血小板数が10万/mm^{3}以上．
- **継続基準**：好中球数1,500/mm^{3}以上，血小板数が10万/mm^{3}以上．非血液学的な副作用 Grade 1以下．
- **休薬基準**：好中球数500/mm^{3}以上1,500/mm^{3}未満，血小板数1万/mm^{3}以上10万/mm^{3}未満，中等度の非血液学的副作用 Grade 2．
- **中止基準**：好中球数500/mm^{3}未満，血小板数1万/mm^{3}未満，重度または生命を脅かす非血液学的副作用 Grade 3または4．非血液学的な副作用（NCI-CTC Grade）；脱毛，悪心，嘔吐は含まない．

② 再発の場合

- **投与開始条件**：好中球数1,500/mm^{3}以上，血小板数10万/mm^{3}以上．
- 第1コース以後，次の条件をすべて満たした場合に限り，次コースの投与量を200 mg/m^2/日に増量することができる：好中球数1,500/mm^{3}以上，血小板数10万/mm^{3}以上．
- 各コースの開始にあたっては，好中球数1,500/mm^{3}以上，血小板数が10万/mm^{3}以上になるまで投与を開始しない．
- **減量条件**（50 mg/m^{2}減量）：好中球数の最低値が1,000/mm^{3}未満，血小板数の最低値が5万/mm^{3}未満，脱毛，悪心・嘔吐を除く Grade 3の非血液学的な副作用が出現した場合．
- **中止基準**：100 mg/m^2/日未満に減量が必要となった場合は投与中止．

③ リンパ球減少の場合
- ニューモシスチス肺炎の予防のため ST 合剤の予防投与も行われる.

推奨レジメン

1 初発悪性神経膠腫に対する初期治療
① TMZ＋放射線併用
Stupp レジメンとして世界標準となっているプロトコール（*N Engl J Med* **352**: 987, 2005）

TMZ 75 mg/m^2, 1日1回内服（放射線併用）, 42 日間毎日. 空腹時に内服しないと効果減弱. 制吐薬として 5-HT$_3$ 受容体拮抗薬オンダンセトロン 4 mg も同時に内服

② BEV 併用の場合
BEV の悪性神経膠腫への適応拡大以降使用可能となった. わが国では初期治療からも積極的に用いる施設が増えている.

BEV 10 mg/kg, 30 分で点滴（初回のみ 90 分で）. 上記 TMZ 投与 42 日間の期間中に 2 週間に 1 回投与

2 初発悪性神経膠腫に対する維持療法
① TMZ 単剤
初期治療終了 4 週後から開始する.

TMZ 150 mg/m^2, 1日1回, 5日間内服, 23 日間休薬；4 週ごと. 制吐薬（オンダンセトロン 4 mg）も同時に内服. 副作用がなければ 2 回目から 200 mg/m^2 へ増量可

② BEV 併用の場合
上記 TMZ 維持療法と同時進行で投与.

BEV 10 mg/kg, 30 分で点滴. 初期治療の後, 28 日間休薬し, その後 2 週ごと

3 再発悪性神経膠腫に対する治療
- 確立された標準治療はないが, 再発腫瘍に対する治療として腫瘍が摘出可能な部位にあれば摘出術を施行する. 摘出可能でなくとも限局性腫瘍成分がある場合, 定位放射線療法を考慮する.
- 初期治療から BEV を使用していない場合は投与を開始する.

BEV 10 mg/kg, 点滴；2 週間ごと

ポイント，注意事項

1 脳浮腫，頭蓋内圧亢進症に対する治療
- 浮腫，浸潤による頭蓋内圧亢進に対し，ステロイド（ベタメタゾン 4〜16 mg/日）の投与，イソソルビド内用液 70% で 70〜140 mL/日，分 2〜3 や高張グリセリン液 200 mL/回，1 日 2 回投与も頭痛や悪心・嘔吐といった症状の緩和に有効である．また，これらの対応で神経症状の改善にも寄与し，ADL の改善を得ることも期待できる．

2 化学療法による嘔気対策
- 維持療法中に TMZ による嘔気が強い場合は，オンダンセトロンに加え，アプレピタントを day 1 は 125 mg，day 2・3 は 80 mg を 1 日 1 回経口投与する．

3 再発腫瘍に対しての化学療法
- 初期治療から用いている TMZ に対しては耐性を獲得しており，施設によっては他の化学療法剤（ニトロソウレア類のニムスチン，白金製剤，トポイソメラーゼ阻害薬など）を用いることもあるが，保険適用でないものもあり注意が必要である．

第2章. 疾患別がん薬物療法のルール

18 頭頸部がん

薬物療法はこう使い分ける！

- 頭頸部がんは全がんの約5％を占める．その原発部位とTNM分類での進行度に応じて薬物療法を選択する．
- 約9割が扁平上皮がんであり，放射線感受性が高い．Ⅰ・Ⅱ期の多くのがんは手術や放射線療法のみでも局所制御率は高く，化学療法を用いる機会は少ない．一方，Ⅲ・Ⅳ期では化学療法の比重が増し，手術や放射線療法と組み合わせることで治癒や症状緩和が可能である．白金製剤，タキサン系薬，フッ化ピリミジン系薬，分子標的治療薬のセツキシマブがキードラッグである．主に唾液腺に発生する腺系がんの標準的化学療法は確立していない（*Lancet Oncol* 12: 815, 2011）．
- **化学療法の目的**：①根治的化学放射線療法，②術後補助化学放射線療法，③導入化学療法，④術後補助化学療法，⑤緩和的化学療法．
- **化学療法の適応**：①切除可能だが，根治手術により重度の機能障害が生じうる場合，②技術的に根治切除不能な場合，③術後再発のリスクが高い場合，④再発・遠隔転移のため局所治療の適応がない場合．
  ※①～③では放射線療法を同時に併用する．
- 年齢，PS，併存疾患などを考慮し，最適な治療を選択する．

標準的なルール

1 標準治療可能な進行期一次治療

- 75歳未満，PS良好，臓器障害なし：白金製剤併用療法が基本である．
- 根治的化学放射線療法：シスプラチン（CDDP）併用がもっとも推奨されている（*N Engl J Med* 349: 2091, 2003／*J Clin Oncol* 31: 845, 2013／*J Clin Oncol* 21: 92, 2003）．セツキシマブやFP療法［CDDP＋フルオロウラシル（5-FU）］も頻用される．

- 術後補助化学放射線療法：CDDP併用がもっとも推奨されている（*N Engl J Med* **350**: 1937, 2004 ／ *N Engl J Med* **350**: 1945, 2004）.
- 導入化学療法：TPF療法［ドセタキセル（DTX）＋CDDP＋5-FU］が推奨されている.
- PS 3・4症例：細胞傷害性抗がん薬は推奨されていない.

現場のルール

1 高齢者の進行期一次治療

- 化学療法の適応は暦年齢のみでは判断できない．ここでは75歳以上を高齢者と定義する.
- PS良好で臓器障害がない80歳未満：CDDPの投与が可能な症例もある.

2 PS 2の進行期一次治療

- PS低下の原因は一様ではなく，PS 2症例は多様であり，適宜治療適応を判断するが，標準治療は定まっていない.

3 腎機能障害合併例の進行期一次治療

- CDDPは腎障害性が強いため，CCR 60 mL/分未満での投与は推奨されていない．eGFR 60 mL/分/1.73 m² 未満の場合も投与は控える.
- カルボプラチン（CBDCA）は腎排泄率が高いが，体内での代謝を受けず，腎障害性も低いため，頻用される.
- タキサン系薬は肝代謝で腎排泄はわずかのため，減量は必須ではない.
- 5-FUは肝代謝で尿中排泄であり，Cre 3.0 mg/dLまでは投与可能である．一方，S-1は腎機能の影響を受けやすいので減量する.

4 肝機能障害合併例の進行期一次治療

- 白金製剤は肝機能障害の影響を受けず，減量不要のため，第一選択となる.
- タキサン系薬，フッ化ピリミジン系薬は主に肝代謝であり，減量もしくは避ける.

5 間質性肺炎合併例の進行期一次治療

- 間質性肺炎合併例は非合併例に比べ，薬剤性肺障害を高率に発症するため，原則として使用は控える.
- タキサン系薬やセツキシマブは致命的な薬剤性肺障害（間質性肺炎急性増悪）の発症リスクが高く，とくに注意する.

6 切除不能局所進行期，放射線療法併用

- 根治的な外科的切除の適応がない場合，具体的には①技術的に切除困難，②切除可能だが，局所再発や遠隔転移の頻度が高く，根治性が低い（とくに N2c または N3），③嚥下や発声などの機能予後が著しく不良（とくに中咽頭 T4），の場合に行う治療である．
- 全身状態が良好（PS 0・1）な 75 歳未満：CDDP 併用化学放射線療法がもっとも推奨されている．
- CDDP 投与が困難な場合にはセツキシマブを併用する．

7 術後補助化学療法

- 局所進行がん術後再発高リスク（顕微鏡的断端陽性あるいはリンパ節の節外浸潤陽性）症例：CDDP 併用化学放射線療法が推奨されている．
- 化学療法単独で生存に寄与した海外の臨床試験の報告はない．
- エビデンスレベルは低いが，国内の臨床試験で S-1 がテガフール・ウラシル配合（UFT）よりも全生存期間を有意に改善した（*PLoS One* **10**: *e0116965, 2015*）．

8 全身状態良好例（PS 0〜2）の二次治療以降

- 再発・遠隔転移症例：FP 療法＋セツキシマブが標準治療である．

推奨レジメン

1 標準治療可能な進行期一次治療

a．根治的化学放射線療法（CCRT）

① CDDP［＋放射線療法（RT）］

化学放射線療法の中でもっとも推奨されている．わが国でも CDDP 100 mg/m^2（世界標準用量）の忍容性は確認されているが，80 mg/m^2 に減量することも少なくない．

> CDDP 100 mg/m^2, day 1・22・43

② セツキシマブ（＋RT）

RT 単独に比べ，生存の上乗せ効果が証明された（*N Engl J Med* **354**: *567, 2006*）．

> セツキシマブ初回 400 mg/m^2，2 回目以降 250 mg/m^2；毎週（RT 1 週間前〜終了まで：計 7〜8 コース）

③ weekly CDDP（＋RT）

NCCN ガイドラインでは CDDP 40 mg/m^2 が推奨されている．

④ CDDP+5-FU（+RT）

CDDP 80 mg/m², day 1 + 5-FU 800 mg/m², day 1〜5；3〜4 週ごと（2〜3 コース）

b. 術後補助化学放射線療法
① CDDP（+RT）

c. 導入化学療法
① DTX+CDDP+5-FU（TPF 療法）

海外の臨床試験で TPF 療法の生存の上乗せ効果は認められなかったが，FP 療法よりも有意に喉頭温存率が高かった（*J Natl Cancer Inst* **101**: *498, 2009*）.

DTX 60 mg/m², day 1 + CDDP 70 mg/m², day 1 + 5-FU 750 mg/m², day 1〜5；3 週ごと（2〜3 コース）．予防的に抗菌薬投与

※海外の臨床試験の設定用量「DTX 75 mg/m² + CDDP 75 mg/m² + 5-FU 750 mg/m²」のわが国での忍容性は十分に評価されていない．

② 高齢者の進行期一次治療

a. CCRT
① CDDP（+RT）：PS 良好・臓器障害のない 80 歳未満．
② weekly CDDP（+RT）

b. 術後補助化学放射線療法
画一的な治療は困難であり，症例に応じた対応が必要である．

c. 導入化学療法
① CDDP+5-FU：PS 良好・臓器障害のない 80 歳未満．
※認知機能に問題のないことが大前提である．

③ PS 2 の進行期一次治療

a. CCRT
① weekly CBDCA（+RT）：症例を選んで行う

CBDCA AUC=1.5；毎週（放射線療法期間中）

※術後補助化学放射線療法と導入化学療法の施行は困難である．

④ 腎機能障害合併例の進行期一次治療

a. CCRT
① セツキシマブ（+RT）
※術後補助化学放射線療法と導入化学療法の施行は困難である．

⑤ 肝機能障害合併例の進行期一次治療

a. CCRT
① CDDP（+RT）
② weekly CDDP（+RT）

b. 術後補助化学放射線療法
① CDDP（+RT）
c. 導入化学療法
5-FU（肝代謝）が使用できないため，施行は困難である．

⑥ 間質性肺疾患合併
a. CCRT，b. 術後補助化学放射線療法，c. 導入化学療法
前述①と同様の治療が可能だが，セツキシマブ（+RT）やTPF療法では急性増悪に注意する．

⑦ 切除不能局所進行期，放射線療法併用
a. CCRT
前述①と同様．

⑧ 術後補助化学療法
① CDDP+5-FU

上咽頭がんではCCRT後に施行することが推奨されている（NCCNガイドライン）．

⑨ 全身状態良好例（PS 0～2）の二次治療以降の緩和的化学療法
① CDDP or CBDCA+5-FU+セツキシマブ

EXTREME試験でCDDP+5-FUまたはCBDCA+5-FU単独に比べて，全生存期間を有意に延長させた（*N Engl J Med* **359**: 1116, 2008）．

> CDDP 100 mg/m², or CBDCA AUC=5, day 1 + 5-FU 1,000 mg/m², day 1～4；3週ごと（最大6コース）+ セツキシマブ初回400 mg/m²，2回目以降250 mg/m²；毎週（病状進行または毒性による中止まで継続）

② CDDP or CBDCA+5-FU
③ パクリタキセル（PTX）+セツキシマブ

> PTX 80 mg/m², day 1 + セツキシマブ 400 mg/m² → 250 mg/m², day 1；毎週

④ weekly PTX
⑤ DTX
⑥ S-1

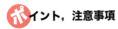イント，注意事項

1 頭頸部がん特有の重要なポイント
- 喫煙や飲酒が発症リスクとなっているため，閉塞性肺障害，肝機能障害，重複食道がんやアルコール依存症の有無などの評価が重要である．

- 口腔，咽喉頭に病変がある場合，疼痛による摂食障害や腫瘍による通過障害の状態を確認しておく．また，進行期の喉頭がんや中・下咽頭がんでは気道の状態や嚥下機能の評価も重要である．気道狭窄や誤嚥を認める場合には，治療前に気管切開術を行う．また頻度は少ないが，腫瘍出血を認める場合も早急に入院させて，気管切開術を行う．
- CCRTでは疼痛・栄養管理や口腔ケアなどの支持療法が大変重要である．

2 薬剤選択のポイント

- 各施設での利便性と各薬剤の有害事象プロファイルに応じて先述のレジメンから選択する．
- ①血糖コントロール不良：CDDPレジメンでは基本的に入院させて，治療前に十分な血糖コントロールを行う．
- ②重度の下痢の懸念あり：5-FUやS-1の回避
- ③重度の便秘や麻痺性イレウスの懸念あり：PTXの回避
- ④末梢神経障害を避けたい場合：PTXの回避

3 臓器障害合併例の化学療法

- 頭頸部がんは発生頻度が低く，原発部位ごとに異なる性質をもち，確立した標準レジメンも少ないため，臓器障害合併例ではエビデンスの低い治療を選ばざるをえない．

4 その他

- 腺系がんは手術または重粒子線療法が一次治療である．切除不能または転移・再発例の有効なレジメンは少ないが，CAP療法［シクロホスファミド（CPA）＋アドリアマイシン（ADM）＋CDDP］は奏効率27〜46％と有用である（*Ann Oncol* **7**：640, 1996／*Cancer* **60**：2869, 1987）．

第2章. 疾患別がん薬物療法のルール

19 皮膚がん

　皮膚がんは手術のみの対応となる腫瘍が多いが，悪性黒色腫は転移能が高いため，薬物療法による治療が必要となる場合が多い．ここでは悪性黒色腫について概説する．

物療法はこう使い分ける！

1 原発病変への対応

- 原発病変が *in situ* か腫瘍深達度が1 mm以下であれば手術のみで治療は終了となるが，1.01 mm以上の場合はセンチネルリンパ節生検によるリンパ節転移の有無および全身の転移についての検索の後，術後補助療法（アジュバント）について年齢，PS，併存疾患を考慮して選択する（図1）．

2 進行期病変への対応

- 従来，ダカルバジン（DTIC）単独もしくは多剤併用療法であるDACTam療法が施行されてきたが，治療抵抗性を示す症例

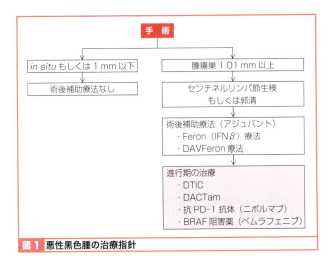

図1 悪性黒色腫の治療指針

- 悪性黒色腫の約 1/3 を占める *BRAF V600E* 遺伝子変異陽性例（*J Dermatol Sci* **66**: 240, 2012 ／ *J Dermatol* **42**: 477, 2015）に対して，とくに急速な進行症例に対して BRAF 阻害薬（ベムラフェニブ）の有効性が報告されている．
- 上述以外の症例に対して抗 PD-1 抗体（ニボルマブ）が用いられる．MEK 阻害薬，抗 CTLA4 抗体については海外でその有効性が報告されている．

標準的なルール

- 原発病変の腫瘍深達度が 1.01 mm 以上 2.0 mm 以下でリンパ節転移がない場合，Feron 療法を 2〜3 コース施行する．
- 原発病変の腫瘍深達が 2.01 mm 以上 4.0 mm 以下でリンパ節転移がない場合，DAVFeron 療法を 2〜3 コース施行する．ただし，最近では生命予後改善の確証がないため，個々の患者ごとに適応を決めるべきとされている．
- 原発病変の腫瘍深達度が 4.01 mm 以上，あるいは腫瘍深達に関係なくリンパ節転移がある場合，DAVFeron 療法を 5〜6 コース施行する．前述のごとく，本療法についてエビデンスに乏しいため，個々の患者ごとに適応を決める．
- 他臓器転移がある場合，DACTam 療法，あるいは biochemotherapy や免疫療法が施行されてきた．近年，根治切除不能な進行期悪性黒色腫において *BRAF* 遺伝子変異が証明され，急速進行症例に対しては BRAF 阻害薬が用いられる．それ以外の症例では抗 PD-1 抗体（ニボルマブ）が用いられる．

現場のルール

- 高齢者の場合，リンパ節を含め転移病巣がない病期では，術後補助療法は無施行または Feron 療法のみとすることもある．
- *BRAF* 遺伝子変異陽性例では，根治切除不能な進行期悪性黒色腫における急速な進行症例の場合，BRAF 阻害薬が用いられる．
- 上述以外の根治切除不能な進行期悪性黒色腫において抗 PD-1 抗体（ニボルマブ）が用いられる．
- 抗 PD-1 抗体（ニボルマブ）で注意が必要な副作用は間質性肺疾患で，とくに 60 歳以上，肺疾患の既往，呼吸機能が低下している例，腎障害のある例には定期的にフォローする必要がある．

- 他臓器転移がある場合で，単発ないし少数の遠隔転移には，外科的な摘出や局所動脈への抗がん薬注入療法，放射線療法を併用することがある．

推奨レジメン

1 術後補助療法（アジュバント）

① Feron 療法

インターフェロン（IFN）βを1日1回300万単位，原発巣周囲に対して局所投与する．わが国のデータベースの解析では，Stage ⅡおよびⅢのいずれにおいても有意差は認められなかったが，Stage Ⅲでは予後を改善する傾向がみられている（日皮会誌 **122**: 2305, 2012）．

維持療法として2〜4週ごとに局所投与が続けられる．エビデンスは弱いものの副作用が軽度であることから，高リスク症例では使用を検討する価値がある．

② DAVFeron 療法

1990年代から最近に至るまでStage ⅡおよびⅢの症例に術後補助療法としてもっとも広く使われてきた．しかし，DTICによる血液毒性［骨髄異形成症候群（MDS）を誘発する］のリスクがあること，2012年度のわが国における集積症例の解析において予後の改善がみられなかったことより（日皮会誌 **122**: 2305, 2012），現時点ではDAVFeron療法を行う根拠は乏しいとされている．

2 進行期の治療

① DTIC 単独療法

黒色腫細胞への選択的な細胞毒性を有する唯一の抗がん薬として約30年用いられてきたが，奏効率は10〜20％であり，生存期間中央値は5〜7ヵ月程度である（*J Clin Oncol* **17**: 2745, 1999）．前述のように血液毒性のリスクを負う．

> 250 mg/m² を1日1回，5日間点滴静注，あるいは850〜1,000 mg/m² を1回投与：4週ごと

② DACTam 療法

Dartmouth regimenをベースにわが国で使用可能な薬剤に変更した治療法で，当初DTIC単剤を超える奏効率が報告されたが，ランダム化比較試験で有意差は認められなかった（*J Clin Oncol* **17**: 2745, 1999）．

> DTIC 160 mg/m²/日,day 2～5,点滴静注 + ニムスチン(ACNU) 60 mg/m²/日,day 2,点滴静注 + シスプラチン(CDDP) 85 mg/m²/日,day 1,点滴静注 + タモキシフェン(TAM) 20 mg/日,分2内服;連日

③ BRAF 阻害薬(ベムラフェニブ)

BRAF コドン 600 の遺伝子変異陽性者に投与する.DTIC 投与群に比べ,OS,PFS,奏効率とも勝るが,耐性が生じるため,本剤単独投与での長期生存は難しい.休薬,投与中止の目安は,忍容不能な Grade 2 または Grade 3 以上の副作用発現および QTc 値 > 500 ms.注意を要する副作用としては有棘細胞がん,QT 間隔延長,重篤な眼障害がある.

> ベムラフェニブ 1,920 mg/日,分2内服;連日

④ 抗 PD-1 抗体(ニボルマブ)

PD-L1 と PD-1 受容体結合による腫瘍免疫抑制を解除し,T 細胞による抗腫瘍効果を回復させる.間質性肺疾患,肝機能障害(肝炎),甲状腺機能障害,抗体製剤による infusion reaction に注意する.

> ニボルマブ 3 mg/kg/日,点滴静注;2週ごと

ポイント,注意事項

- 従来,DTIC が黒色腫細胞への細胞毒性を有する唯一の抗がん薬として 30 年あまり用いられてきたが,無効例も少なからずみられること,血液毒性(MDS を誘発する)のリスクから,術後治療としては Feron 療法のみが選択される傾向にある.
- 近年,新規薬剤として MEK 阻害薬,抗 CTLA4 抗体の開発が進み,次々に治療として用いられつつあるが,副作用に特徴があり,この点に対する注意が必要である.

第2章. 疾患別がん薬物療法のルール

20 骨軟部腫瘍

薬物療法はこう使い分ける！

- 骨軟部腫瘍（骨軟部肉腫）における化学療法の目的は，術後の転移を抑制して予後を改善させること，腫瘍を縮小させることで手術による患肢機能を温存することであり，補助化学療法（neoadjuvant therapy）と位置づけられる．また，摘出した標本の組織学的評価により化学療法の効果判定を行い，術後化学療法の継続や，投与薬剤の変更を判断する．
- 骨軟部肉腫は組織学的には数十種類に分類される．その中で化学療法の効果が明らかなものは，骨肉腫，Ewing肉腫，小児横紋筋肉腫など一部の腫瘍に限られている（日外科系連会誌 37: 223, 2012）．
- 未分化多形肉腫（undifferentiated pleomorphic sarcoma：UPS），脂肪肉腫（粘液/円形型，多形型），滑膜肉腫，悪性末梢神経鞘腫瘍（malignant peripheral nerve sheath tumor：MPNST），脱分化型肉腫などの高悪性度骨軟部肉腫に対しては，手術時の安全な切除縁を確保するために，腫瘍の縮小を目的として化学療法を行う場合があるが，術後の転移の予防効果についての評価は定まっていない．
- 軟骨肉腫（低悪性度），脂肪肉腫（高分化型），骨肉腫（骨内分化型）などの低悪性度骨軟部肉腫に関しては化学療法の有効性が認められていない．
- 転移性腫瘍（骨転移，軟部組織転移）については，局所治療として放射線療法や手術療法を行い，原発病変が分かっている場合には，原発病変に準じた化学療法を行う．原発病変が不明あるいは特定することができない場合には，「原発不明がん」として化学療法を行うこともある．

第 2 章. 疾患別がん薬物療法のルール

標準的なルール

- 骨肉腫，Ewing 肉腫，小児横紋筋肉腫に対しては，原則として術前・術後の化学療法を行う（*J Orthop Sci* **14**: 397, 2009 ／ *J Clin Onc* **26**: 4385, 2008）．放射線療法を併せて行うこともある．
- 高悪性度骨軟部肉腫に対しては化学療法を行うこともある（*Ann Onc* **23**: 777, 2012 ／ *Cancer* **109**: 1646, 2007 ／ *J Clin Onc* **15**: 2378, 1997）．
- 転移を生じた進行例や通常の化学療法が無効な軟部腫瘍の場合には，パゾパニブを投与する（*Lancet* **379**: 1879, 2012）．また，組織型によってはトラベクテジンやエリブリンを投与することもある（*Lancet* **387**: 1629, 2016 ／ *Eur J Cancer* **56**: 122, 2016）．
- セカンドラインとしてゲムシタビンとドセタキセルの併用療法が臨床研究として行われているが，まだ保険適用とはなっていない．
- 転移性骨軟部腫瘍に対して化学療法を行う場合には，原発病変に準じた化学療法を行う．ビスホスホネート製剤（ゾレドロン酸）あるいは抗 RANKL 抗体（デノスマブ）も併せて投与することが勧められる．

現場のルール

1 高齢者の場合

- 使用する薬剤に応じて，70〜80％程度に減量して投与する．
- 80 歳以上の高齢者の場合には，化学療法は原則として行わない．

2 腎機能障害のある場合

- 使用する薬剤に応じて，70〜80％程度に減量して投与する．

3 心機能障害のある場合

- 健常者においてもアドリアマイシン（ADM）の投与総量が 500 mg/m^2 を超えると心毒性（心筋障害）を生じる可能性があるため，ADM の総投与量を減量する．

推奨レジメン

1 骨肉腫（NECO95J）

a. 術 前

① HD-MTX → HD-MTX → CDDP+ADM

メトトレキサート（MTX）12 g/m^2（15歳以上では8～10 g/m^2），シスプラチン（CDDP）120 mg/m^2，ADM 30 mg/m^2/日を2日間，ロイコボリン® 15 mgを6時間ごとに10回

※①終了後に画像評価を行い，病変の進行がない場合（SD, PR）には②を行う．病変の進行がある場合（PD）には③を行う．

② HD-MTX → HD-MTX → CDDP+ADM → HD-MTX → HD-MTX

③ HD-IFM → HD-IFM

イホスファミド（IFM）16 g/m^2（day 1に4 g/m^2，day 2～7に2 g/m^2），メスナ（day 1に4 g/m^2，day 2～7日目に2 g/m^2）

b. 術 後

術前に②を行ったものでは，摘出標本での化学療法の効果判定を行い，効果がみられる場合（壊死が90％以上）には④を2コース行う．効果がみられない場合には⑤を2コースと引き続き③を1コース行う．術前に③を行ったものでは⑤を2コースと引き続き③を1コース行う．

④ ADM → HD-MTX → HD-MTX → CDDP+ADM → HD-MTX

MTX 12 g/m^2（15歳以上では8～10 g/m^2），CDDP 120 mg/m^2，ADM 30 mg/m^2/日を2日間，ロイコボリン® 15 mgを6時間ごとに10回

⑤ HD-IFM → HD-IFM → HD-MTX → HD-MTX → CDDP+ADM

IFM 16 g/m^2（day 1に4 g/m^2，day 2～7に2 g/m^2），メスナ（day 1に4 g/m^2，day 2～7に2 g/m^2），MTX 12 g/m^2（15歳以上では8～10 g/m^2），CDDP 120 mg/m^2，ADM 30 mg/m^2/日を2日間，ロイコボリン® 15 mgを6時間ごとに10回

2 Ewing肉腫，小児横紋筋肉腫

① VACA療法［VCR+CYC+ACT-D（+ADM）］

4コース後に手術あるいは放射線による局所治療を行い，その後に10コース行う．

> ビンクリスチン（VCR）1.5 mg/m²/日，1日 ＋ シクロホスファミド（CPA）1,200 mg/m²/日，1日間 ＋ アクチノマイシンD（ACT-D）0.5 mg/m²/日，3日間 ＋ ADM 30 mg/m²/日，2日間

※低リスクの症例に対して行う．

② VAIA療法［VCR＋IFM＋ACT-D（＋ADM）］

4コース後に手術あるいは放射線による局所治療を行い，その後に10コース行う．

> VCR 1.5 mg/m²/日，1日間 ＋ IFM 2 g/m²/日，3日間 ＋ ACT-D 0.5 mg/m²/日，3日間 ＋ ADM 30 mg/m²/日，2日間

③ EVAIA療法［VP-16＋VCR＋IFM＋ACT-D（＋ADM）］

4コース後に手術あるいは放射線による局所治療を行い，その後に10コース行う．

> エトポシド（VP-16）150 mg/m²/日，3日間 ＋ VCR 1.5 mg/m²/日，1日間 ＋ IFM 2 g/m²/日，3日間 ＋ ACT-D 0.5 mg/m²/日，3日間 ＋ ADM 30 mg/m²/日，2日間

※高リスクの症例に対して行う．

❸ 高悪性度骨軟部肉腫（骨肉腫，Ewing肉腫，小児横紋筋肉腫を除く）

術前に1〜3コース行うが，画像評価を行い病変の縮小が得られない場合（PD，SD）には化学療法を中止して手術を行うこともある．術後は摘出標本での効果判定を行うとともに，手術における切除縁を検討した上で化学療法を継続あるいは変更して継続するか中止するかを判断する．

① MAID療法（ADM＋IFM＋DTIC）

> IFM 2.5 g/m²/日，3日間 ＋ メスナ 2.5 g/m²/日，3日間 ＋ ドセタキセル（DTIC）250 mg/m²/日，3日間 ＋ ADM 30 mg/m²/日，3日間

② AIM療法（ADM＋IFM）

> IFM 2.5 g/m²/日，3日間 ＋ メスナ 2.5 mg/m²/日 ＋ ADM 30 mg/m²/日，3日間

③ ICE療法（IFM＋CBDCA＋VP-16）

> IFM 2 g/m²/日，3日間 ＋ メスナ 2 g/m²/日，3日間＋カルボプラチン（CBDCA）600 mg/m²/日，1日間 ＋ VP-16 100 mg/m²/日，3日間

④ HD-IFM

> IFM 4 g/m²/日，3日間 ＋ メスナ 4 g/m²/日，3日間

⑤ CDDP＋ADM

CDDP 120 mg/m²/日，1日間 ＋ ADM 30 mg/m²/日，2日間

ポイント，注意事項

- いずれのレジメンにおいても，もっとも問題となるのは骨髄抑制である．とくに顆粒球減少による易感染性が重篤な合併症の1つであり，顆粒球コロニー刺激因子（G-CSF）を投与する．通常は化学療法開始の1週目頃より低下し始めて2週目頃に最低値となる．
- IFM や CDDP がキードラッグであることから，催吐作用が強く出ることが多く，アプレピタントを服用させる．
- IFM の投与に際しては，出血性膀胱炎が起きる場合があり，メスナを必ず投与する．化学療法中は膀胱留置カテーテルを用いて，血尿の出現の観察が容易になるようにする．「イホスファミド脳症」の発生にメスナが関与する可能性が指摘されており，IFM 投与量の 2/3 程度に減量して投与する．

第2章. 疾患別がん薬物療法のルール

21 内分泌がん（甲状腺がん，副腎皮質がん）

A 甲状腺がん

薬物療法はこう使い分ける！

- 甲状腺がんの治療方針は組織型によって大きく異なる．

1 濾胞上皮細胞由来の分化がん（乳頭がん，濾胞がん）

- リスクに応じた治療方針を選択する（**図1**）．
- 大半を占める低リスクの分化がんは根治切除手術（甲状腺切除と頸部リンパ節郭清）によって治癒する．
- 高リスクの分化がんや低分化がんに対しては，甲状腺全摘手術後に放射性ヨウ素内用療法（RAI治療）を行った上で，生涯にわたる甲状腺ホルモン投与による甲状腺刺激ホルモン（TSH）抑制療法を行う．RAI治療抵抗性の根治切除不能な分化型甲状腺がんに対しては，チロシンキナーゼ阻害薬（TKI）であるソラフェニブ（ネクサバール®）やレンバチニブ（レンビマ®）が適応となる．

2 未分化がん

- きわめて予後不良であり，標準治療は確立していない．手術，放射線療法と組み合わせて，従来，ドキソルビシン（DXR）やシスプラチン（CDDP），エトポシド（VP-16）などを用いた多剤併用療法が用いられてきたが，効果は限定的である．
- 最近ではパクリタキセル（PTX）週1回投与療法が毒性も少なく，補助療法として有望視されている．
- レンバチニブが根治切除不能な未分化がんに対する適応を取得した．

3 髄様がん

- 進行・再発髄様がんに対しては，DXR，CDDP，フルオロウラシル（5-FU），ダカルバジン（DTIC），ビンクリスチン（VCR），ストレプトゾシンやソマトスタチン誘導体などの効

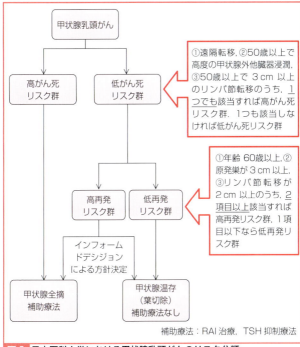

図1 日本医科大学における甲状腺乳頭がんのリスク分類

果が検証されてきた．有効例では下痢やフラッシングなどの症状が軽快することがあるが，抗腫瘍効果についてのエビデンスは低い．近年，分子標的治療薬であるバンデタニブ（*J Clin Oncol* **30**: 134, 2012）と cabozantinib（*J Clin Oncol* **31**: 3639, 2013）が米国食品医薬品局の承認を受けた．わが国においても根治切除不能な髄様がんに対するバンデタニブ（カプレルサ®）の適応が承認された．

標準的なルール

1 TSH抑制療法

- TSH抑制療法は甲状腺分化がん術後の再発・病勢進行・原病死のリスクを低減させるとされていたが（*Ann Med* **34**: 554, 2002），ランダム化比較試験（*J Clin Endocrinol Metab* **95**: 4576,

表1 日本医科大学における甲状腺分化がん術後のTSH抑制レベル

分化がんのがん死・再発リスク	TSH抑制による副作用リスク	
	低（若年者，合併症なし）	高（高齢者，合併症あり）
低リスク群	術後甲状腺機能正常ならTSH抑制療法施行せず	
	術後甲状腺機能低下ならLT4補充によりTSH 0.1〜0.5 mU/L	術後甲状腺機能低下ならLT4補充によりTSH 0.5〜1 mU/L
高リスク群	TSH < 0.1 mU/L	TSH 0.1〜0.5 mU/L

TSH抑制療法施行を考慮する場合，あらかじめ骨密度測定，（負荷）心電図を施行して合併症リスクを評価する．
LT4：レボチロキシン（チラーヂン S®，レボチロキシン Na®），TSH：甲状腺刺激ホルモン

2010）により，乳頭がん再発抑制効果についてTSH抑制療法非施行群の非劣性が示された．またTSH抑制療法施行群では，とくに高齢者での骨密度低下が顕著であった（*Surgery* **150**: 1250, 2011）．

- がん死・再発リスクとTSH抑制による合併症リスクを考慮した対応が必要である．

❷ 根治切除不能な分化型甲状腺がんに対するソラフェニブおよびレンバチニブ治療

- 国際第Ⅲ相試験（*Lancet* **384**: 319, 2014／*N Engl J Med* **372**: 621, 2015）の症例選択基準を鑑みて，適応を慎重に選択する．RAI治療未施行例，非進行例は適応とならない．
- ソラフェニブ，レンバチニブとも「根治切除不能な甲状腺がん」を適応症とするが，前者の未分化がんに対する有効性は確立していない．
- 手足症候群，高血圧など独特の副作用に注意し，腫瘍内科医，皮膚科医などとのチーム医療を行う．必要に応じて，日本臨床腫瘍学会・日本甲状腺外科学会・日本内分泌外科学会・日本頭頸部外科学会・日本甲状腺学会が行う甲状腺癌診療連携プログラム（http://www.jsmo.or.jp/thyroid-chemo/）を利用する．

❸ 根治切除不能な髄様がんに対する分子標的薬治療

- 現在，バンデタニブのほか，レンバチニブ，ソラフェニブが適応を取得している．
- バンデタニブには，下痢，発疹，高血圧，心電図におけるQT間隔延長などの副作用が報告されている．

現場のルール

1 TSH抑制療法の実際
- 症例ごとのリスクに応じたTSH抑制レベルを**表1**に示す.

2 ソラフェニブ, レンバチニブ
- ソラフェニブではきわめて高頻度に手足症候群が出現するほか, Stevens-Johnson症候群などの重篤な皮膚障害, 皮膚がんの発生, 出血, 重度の肝機能障害など様々な副作用が報告されている.
- レンバチニブには, 高血圧, 下痢, 倦怠感, 手足症候群, 蛋白尿などの副作用がある.
- RAI治療抵抗性の分化型甲状腺がん, 根治切除不能な髄様がんに対するTKI治療の使用順序についてのエビデンスは乏しい. 十分な副作用管理体制のもと, 適切に減量・休薬を行いながら, 長期にわたり治療を継続することが重要である.
- 十分なインフォームドコンセントとともに, とくに投与開始後しばらくの間は頻繁な診察が求められる.

3 未分化がんに対する薬物療法
- 病変の広がりとPrognostic Index(①1ヵ月以内の急性増悪症状, ②白血球≧10,000/mm³, ③腫瘍径＞5cm, ④遠隔転移の4項目中の該当項目数. 多いほど予後不良)に基づき, 積極的治療を行うか, 緩和療法中心に対処するかを決定する(*World J Surg* **36**: 1247, 2012).
- PTX週1回投与療法については, 臨床試験による検証が行われ, とくにStage ⅣA, ⅣBに対する術前化学療法として有望視されている.
- レンバチニブには, 創傷治癒遅延や出血のリスクがある. 手術前後の使用は避け, 主要血管周辺に腫瘍が浸潤している場合や, 同部位に対する放射線外照射歴のある場合は, 適応を慎重に判断する.

推奨レジメン

1 TSH抑制療法
甲状腺全摘手術後は術翌日より, 温存手術の場合は術後甲状腺機能確認後に, レボチロキシン(チラーヂンS®, レボチロキシンNa®)投与を100μg(1日1回朝)程度から開始する. あらかじめ, 骨密度, 心電図などにより合併症リスクを把握して,

TSH 抑制の目標値を設定する．

② ソラフェニブ，レンバチニブ，バンデタニブ

- ソラフェニブ 400 mg/回，1日2回経口投与
- レンバチニブ 24 mg/回，1日1回経口投与
- バンデタニブ 300 mg/回，1日1回経口投与

③ 未分化がんに対する PTX 週1回投与療法

PTX（タキソール®，アブラキサン®）80 mg/m²，毎週1回点滴静注．3週間を1コースとし，連続投与を基本とする．放射線外照射を併施する場合は 30 mg/m²/週に減量し，照射後に1週間の休薬期間をおく

ポイント，注意事項

- ソラフェニブによる手足症候群対策では，投与前からの予防措置が重要である．保湿剤（尿素含有製剤，ヘパリン類似物質含有製剤，油脂性基剤，ニュートロジーナなど）によって皮膚を保護し，乾燥，角化，角質肥厚を防ぐこと，手足の圧迫や刺激を避けること（足に合わない靴，水仕事や長時間の筆記，熱い風呂を避ける，木綿の手袋，靴下の着用など），必要に応じて厚くなった角質を取り除くことが重要となる．

B 副腎皮質がん

- 副腎皮質がんはきわめてまれな腫瘍で，80％近くがホルモン産生機能を有する．
- 切除不能例に対しては，副腎皮質毒性とステロイド合成阻害作用を有するミトタン（オペプリム®）の投与が行われることがある．

ミトタン 500〜1,000 mg/回，1日3回経口投与から開始．有効量まで漸増し，以後，症状，血中・尿中ステロイド濃度，副作用などにより適宜増減

- 寛解例はまれだが，全症例の 20〜30％でホルモン過剰分泌に起因する症状の緩和が認められる．
- 血中濃度を 14〜20 μg/L を保つように調整するが，下垂体からの副腎皮質刺激ホルモン（ACTH）の過剰分泌，肝機能障害，長期投与による脳機能障害，副腎不全などの特異な副作用に注意が必要である．
- スピロノラクトン，ペントバルビタールは併用禁忌とされる．

第2章. 疾患別がん薬物療法のルール

22 原発不明がん

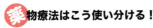

薬物療法はこう使い分ける！

- 原発不明がんは一般に予後不良であるが，多種多様な腫瘍を含んでおり，化学療法により長期生存が望めるサブグループが存在する．
- 原発不明がんの化学療法は，症状の緩和が得られても生存へのインパクトは少ないと考えられている．播種性・全身性病変を有する場合，治療の目的は症状の管理，QOLの改善である．有害事象と治療利益を考慮した上で治療適応を判断する．
- 症状を有するPS 1～2の症例，PS 0で腫瘍増殖の速い症例では化学療法を考慮する．
- 化学療法のレジメンは，臨床所見と組織型に応じて選択する．
- 十分な臨床的検索を行っても原発巣が特定できない場合，同種類の検査を繰り返すなどして治療の機会を逸することのないように注意する

標準的なルール

- 原発不明がんに対して推奨される標準的レジメンは確立していない．原発が不明でも，以下の特徴をもつ転移性腫瘍は推定される原発腫瘍の種類に準じて化学療法の選択を行う．

1 乳がん

- 女性で腋窩リンパ節，肺内，胸水に腺がんを認める場合，潜在的乳がんの可能性がある．ホルモン受容体やHER2などの病理学的検索を行い，外科手術を含め乳がんに準じた治療を施行する．

2 原発性腹膜がん

- 女性で腺がんによるがん性腹膜炎を発症している場合は，腹膜がんの可能性がある．CA125など腫瘍マーカーをチェックする（*Gynecol Oncol* **50**: 347, 1993）．

③ 前立腺がん
- 男性で多発性造骨性骨転移や前立腺特異抗原（PSA）増加を認める場合は前立腺がんとして治療選択する．

④ 性腺外原発胚細胞腫瘍
- 病理組織が未分化がん，低分化腺がんの場合，病巣が後腹膜，縦隔に限局している場合は胚細胞腫瘍の可能性を考慮し，βHCG，αFT のチェックを行う．

⑤ 頭頸部がん
- 頸部リンパ節，鎖骨上リンパ節に扁平上皮がん転移が認められる場合は，食道がん，肺がんを除外診断した上で頭頸部がんを考える．

⑥ 神経内分泌腫瘍
- 肺，食道，膵，小腸などの原発巣が特定できない神経内分泌腫瘍では，小細胞がん，膵島細胞腫瘍，カルチノイド腫瘍などに準じた治療を行う．

⑦ その他
- 原発がまったく推測できない場合は組織型に応じて治療を選択する．

現場のルール

- 臨床的所見や病理所見により，もっとも可能性の高い原発巣を推定し，そのがん腫に準じたレジメンを選択する．
- 原発巣がまったく推定できない場合は病理所見に応じてレジメンを選択する．低分化がんに対しては白金製剤を含む化学療法を検討する．
- 至適な投与コース数，セカンドライン以降の化学療法について参照できるデータはない．実地臨床的判断で治療継続の可否を判断する．

推奨レジメン

① 原発巣の推定が可能な場合
それぞれのがん腫に準じてレジメンを選択する（各がん腫の項目参照）．がん腫によっては内分泌療法や分子標的治療薬のターゲットマーカーを検索する．

② 原発性腹膜がん
原発性腹膜がんは卵巣がんと同様にミューラー管起源の腫瘍であり，化学療法が奏効する（*J Natl Cancer Inst* **96**: 1682, 2004）．

① カルボプラチン (CBDCA) ＋パクリタキセル (PTX)
② CBDCA＋DTX (ドセタキセル)

❸ 原発巣の推定が困難な腺がん

① CBDCA＋PTX
CBDCA AUC=6 ＋ PTX 200 mg/m²；3週ごとに繰り返す

② CBDCA＋PTX＋エトポシド (VP-16)
VP-16 の追加効果を示した報告がある (*Cancer 89: 2655, 2000*).

③ CBDCA＋DTX
CBDCA AUC=6 ＋ DTX 60〜70 mg/m²；3週ごとに繰り返す

④ シスプラチン (CDDP) ＋ゲムシタビン (GEM)
CDDP 100 mg, day 1 ＋ GEM 1,000〜1,250 mg/m², day 1・8；3週ごと

⑤ GEM＋DTX
GEM 1,000 mg/m², day 1・8 ＋ DTX 75 mg/m², day 8；3週ごと

⑥ mFOLFOX6 療法
原発不明がんに対し, 白金製剤を除いた第三世代薬の併用療法の有効性を示した報告がある (*Cancer 100: 1257, 2004*).

オキサリプラチン (L-OHP) 85 mg/m², day 1 ＋ レボホリナート (ℓ-LV) 400 mg/m², day 1 ＋ フルオロウラシル (5-FU) 400 mg/m², ボーラス投与, day 1 ＋ 5-FU 2,400 mg/m² /48 時間；2週ごと

⑦ CapeOX 療法
原発不明がんに対し, 白金製剤を除いた第三世代薬の併用療法の有効性を示した報告がある (*Cancer 100: 1257, 2004*).

L-OHP 130 mg/m² ＋ カペシタビン 850〜1,000 mg/m², 1日2回, 14日間；3週ごと

○ 免疫染色で CK20, CDX2 陽性など大腸がんのプロファイルと矛盾しない症例には, 大腸がんに準拠したレジメンを考慮する.

❹ 原発巣の推定が困難な扁平上皮がん

① CBDCA＋PTX
② CBDCA＋DTX
③ CDDP＋PTX
④ CDDP＋GEM
⑤ CDDP＋DTX
CDDP 80 mg/m² ＋ DTX 60 mg/m²；3週ごと

⑥ CDDP+DTX+5-FU

CDDP 75 mg/m² + DTX 75 mg/m² + 5-FU 750 mg/m², day 1~5；3 週ごと

⑦ CDDP+5-FU

CDDP 20 mg/m² + 5-FU 700 mg/m², day 1~5；3 週ごと

⑧ FOLFOX 療法

5 神経内分泌腫瘍

① CBDCA+VP-16
② CDDP+VP-16

　低分化型神経内分泌腫瘍は原発不明がんの中では化学療法感受性が高い．小細胞肺がんなどに準拠した化学療法を行う．

③ オクトレオチド

　高分化型神経内分泌腫瘍はカルチノイド腫瘍や消化管神経内分泌腫瘍に準拠した治療を行う．

オクトレオチド 20~30 mg, 筋注：4 週ごと

ポイント，注意事項

- 原発不明がんは予後不良な疾患であるが，化学療法に奏効するサブグループの治療機会を逸しないように配慮する．
- 身体の中心線上や後腹膜，縦隔に限局した未分化~低分化な腫瘍の場合，性腺外胚細胞腫の可能性を考えて，poor risk の胚細胞腫に準じた治療を行う（ブレオマイシン+VP-16+CDDP）．その他に，腹膜がん，小細胞がんタイプの神経内分泌腫瘍などでは化学療法が著効する場合がある．
- 化学療法の感受性が乏しいと考えられる場合は，標準治療が確立していないこと，年齢，PS，主要臓器機能などを考慮に入れた上で，治療適応を慎重に判断する．
- 化学療法のみでなく，早期からの緩和療法介入など全人的な治療計画を立てる．
- 分子標的治療薬ではベバシズマブ+エルロチニブが有効であったとの報告がある（*J Clin Oncol* **25**: 1747, 2007）．

第2章. 疾患別がん薬物療法のルール

23 HIV関連悪性腫瘍

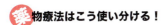薬物療法はこう使い分ける!

- HIV感染症患者に合併する悪性腫瘍は，AIDS指標悪性腫瘍（AIDS-defining cancers：ADC）と非AIDS指標悪性腫瘍（non-AIDS-defining cancers：NADC）の2つに分類される．
- 抗レトロウイルス療法（ART）は，HIV感染症患者の予後を劇的に改善させた．このため，長期合併症の管理がより重要になってきている．
- ADCにはカポジ肉腫（KS），全身性非ホジキンリンパ腫（systemic NHL），原発性脳リンパ腫（PCNSK），原発性滲出性リンパ腫（PEL），浸潤性子宮頸がんが含まれる．一方，NADCには肛門管がん，ホジキン病，原発性肺がん，肝細胞がん，精巣腫瘍，頭頸部がんなど，免疫状態とは関連なく生じる悪性腫瘍が含まれる．ARTが登場してからはNADCによる死亡が増えている（*AIDS* **23**: 41, 2009）．
- AIDSリンパ腫，NADCなどは標準治療がない．非HIV感染者での各臓器のガイドラインに準じて治療を行う．HIV感染症患者の特性に注意し，マネジメントする必要がある．このため，とくに抗がん薬治療を行う際には，経験のある感染症専門医や薬剤師と協働し，治療を行うべきである．

標準的なルール

1 AIDS指標悪性腫瘍

① カポジ肉腫（KS）

- ART：発症を防止するだけではなく，免疫の回復によってART自体がKSを改善させる．
- 局所治療：皮膚や粘膜に限局している場合は局所治療を行う．
- 全身化学療法：①全身に広がる皮膚病変がある，②強い浮腫や疼痛を伴い，QOLが障害されている，③肺を中心とした重要臓器病変がある，④気道閉塞の恐れのある咽喉頭病変がある場

合，選択される．

② 全身性非ホジキンリンパ腫（systemic NHL）

- HIV感染症患者におけるsystemic NHLに対する標準治療は定まっておらず，基本的には非HIV感染例におけるNHLの治療レジメンを適応する．
- びまん性大細胞型B細胞リンパ腫（DLBCL）：CHOP，CDE，EPOCH療法が推奨される．CD4が50/μL以上であれば，リツキシマブを併用する．CD4が50/μL以下の場合は，治療関連死のリスクが上がるため併用しない（*Blood* **106**: 1538, 2005）．Ki67が80％以上の場合は，CD4が50/μL以上であればR-EPOCH療法を考慮する．
- バーキットリンパ腫：CODOX-M/IVAC療法と考えられている（*Cancer* **98**: 1996, 2003）．hyper-CVAD療法も用いられるが，状況によってはR-EPOCH療法も考慮する．
- 再発性リンパ腫：ICEやEPOCH，ESHAP療法が用いられ，非HIV感染者に準じ，自家骨髄移植が行われている．

③ 中枢神経原発性悪性リンパ腫（PCNSL）

- 標準的な治療は定まっていない．ART導入以前の報告では，放射線療法＋副腎皮質ステロイドにより，完全寛解率（CR）は20〜50％程度，日本では3年生存割合が64％と報告されている．
- メトトレキサート（MTX）大量投与ではCRは47％，生存期間中央値は19ヵ月であった．

④ 原発性滲出性リンパ腫（PEL）

- 初回治療としては，ARTのみか，ART＋化学療法が選択される．すでにARTが導入されている場合は，化学療法との相互作用を考えARTの一部変更を考慮する．

2 非AIDS指標悪性腫瘍

- 各臓器のガイドラインに準じて治療を行う．

現場のルール

1 AIDS指標悪性腫瘍

- 非HIV感染例に準じて行うが，HIV感染症患者での臨床試験・後方視的研究も参考にする．

2 非AIDS指標悪性腫瘍

- 薬剤相互作用に注意し，基本的には各臓器のガイドラインに沿って治療を行う．

- PS良好，臓器障害なし，HIV感染症が良好に管理されているような症例については，抗がん薬の用量を減量せずに治療を行う．逆に，合併症が多く，PS不良な例については無理な治療は避けるべきである．

推奨レジメン

1 AIDS指標悪性腫瘍

a. リスク良好のKS

局所治療として，放射線療法（20 Gy程度），硬化剤の局所注射，液体窒素による凍結療法，外科的切除，電気凝固療法／レーザー手術，光線力学的治療法，レチノイン酸の一種であるalitretinoinの外用やビンブラスチン（VLB）の局所注射が行われる．

b. リスク不良のKS

① リポソーム化ドキソルビシン（PLD）

KSに対しもっともよく使用されるレジメンであり，奏効割合は70〜80％と報告されている（*AIDS* **18**: 1737, 2004）．骨髄抑制と心毒性があるが，非リポソーム化アントラサイクリン系薬より少ない．定期的に心電図および心エコーを行うべきである．

20 mg/m², 1日1回, day 1；2〜3週間ごと

② パクリタキセル（PTX）

PLDが無効ないしは極量に達した症例に対し，二次治療として使用される．奏効割合は59〜71％と報告されている．

100 mg/m², 1日1回, day 1；2〜3週間ごと

c. systemic NHL

c-1. びまん性大細胞型B細胞リンパ腫（DLBCL）

① CHOP療法

シクロホスファミド（CPA）750 mg/m², 2時間点滴静注, day 1 ＋ ドキソルビシン（DXR）50 mg/m², 30分点滴静注, day 1 ＋ ビンクリスチン（VCR）1.4 mg/m²（最大2 mg），2時間点滴静注, day 1 ＋ プレドニゾロン（PSL）100 mg/m², 経口

② EPOCH療法

エトポシド（VP-16）50 mg/m², 96時間持続点滴静注, day 1〜4 ＋ DXR 10 mg/m² ＋ 96時間持続点滴静注, day 1〜4 ＋ VCR 0.4 mg/m², 96時間持続点滴静注, day 1〜4 ＋ CPA 750 mg/m², ボーラス投与, day 5 ＋ PSL 60 mg/m², 経口, day 1〜5

c-2. バーキットリンパ腫
① CODOX-M/IVAC療法

○ CODOX-M
CPA 800 mg/m², (day 1), 200 mg/m² (day 2〜5), 2時間点滴静注 + DXR 40 mg/m², 30分点滴静注, day 1 + VCR 1.4 mg/m²（2gまで), ボーラス静注, day 1・8 + MTX 3,000 mg/m², 24時間点滴静注, day 10 + ロイコボリン® 85.7 mg/m²（点滴静注）+12 mg/m²（経口), day 11以降
・シタラビン（Ara-C）+PSL：40 mg+20 mg, 髄注, day 1・3
・MTX+PSL：15 mg+10 mg, 髄注, day 15

○ IVAC
イホスファミド（IFM）1,500 mg/m², 2時間点滴静注, day 1〜5 + メスナ 300 mg/m², 1日3回, 30分点滴静注, day 1〜5 + VP-16 60 mg/m², 2時間点滴静注, day 1〜5
・Ara-C+PSL：40 mg+20 mg, 髄注, day 7・9
・MTX+PSL：15 mg+10 mg, 髄注, day 5

② hyper-CVAD療法

CPA 300 mg/m², 12時間ごとに6回点滴静注, day 1〜3 + DXR 50 mg/m², 48時間持続点滴静注, day 4・5 + VCR 2 mg/m², 12時間点滴静注, day 4・11 + デキサメタゾン（DEX）40 mg, 点滴静注または経口, day 1〜4・11〜14 + G-CSF製剤 5μg/kg, 皮下注, day 8から好中球数が回復するまで

③ R-EPOCH療法

VP-16 50 mg/m², 96時間持続点滴静注, day 1〜4 + DXR 10 mg/m², 96時間持続点滴静注, day 1〜4 + VCR 0.4 mg/m², 96時間持続点滴静注, day 1〜4 + CPA 750 mg/m², ボーラス投与, day 5 + PSL 60 mg/m², 経口, day 1〜5

c-3. 再発性リンパ腫
① ICE療法

IFM 5,000 mg/m², 24時間持続点滴静注, day 2 + メスナ 5,000 mg/m², 24時間持続点滴静注, day 2 + VP-16 100 mg/m², 点滴静注, day 1〜3 + カルボプラチン（CBDCA）AUC=5（最大800 mg), ボーラス投与, day 2 + G-CSF製剤 5μg/kg, 皮下注, day 5〜12

② EPOCH療法

VP-16 50 mg/m², 96時間持続点滴静注, day 1〜4 + DXR 10 mg/m², 96時間持続点滴静注, day 1〜4 + VCR 0.4 mg/m², 96時間持続点滴静注, day 1〜4 + CPA 750 mg/m², ボーラス投

与，day 5 ＋ PSL 60 mg/m^2，経口，day 1〜5

③ ESHAP 療法

VP-16 40 mg/m^2，2 時間点滴静注，day 1〜4 ＋ メチルプレドニゾロン（mPSL）500 mg/m^2，点滴静注，day 1〜4 ＋ Ara-C 2,000 mg/m^2，3 時間点滴静注，day 5 ＋ シスプラチン（CDDP）25 mg/m^2，96 時間持続点滴静注，day 5

※自家骨髄移植：非 HIV 感染者に準じて行われる．

d．中枢神経原発性悪性リンパ腫（PCNSL）
① 放射線療法＋副腎皮質ステロイド
② MTX 大量投与

e．原発性滲出性リンパ腫（PEL）
① 抗レトロウイルス療法のみ
② 抗レトロウイルス療法＋化学療法

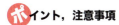イント，注意事項

1 HIV 感染症患者での悪性腫瘍の特性
- 非 HIV 感染者と比較して進行が早い．
- より若年で発生する．
- 細胞傷害性抗がん薬，分子標的治療薬による副作用が増強する．
- ART との薬剤相互作用を考慮する必要がある．
- 治療中の日和見感染症の増加のリスクがある．

2 抗がん薬と ART の薬剤相互作用
- HIV 感染症患者は臨床試験から除外されてきたため，細胞傷害性抗がん薬および分子標的治療薬に対する効果・安全性は検証されていない．このため，毒性リスクが高いことを考慮し，治療方針を決定すべきである．ART と抗がん薬との間に薬剤相互作用がなければ，標準治療量より開始し用量を調整した方がよい（*Cancer* 120: 1194, 2014）．HIV 感染症患者では造血能が低下しているため，骨髄抑制が生じやすい．これは，HIV そのものが関与しており（*J Biol Chem* 272: 27529, 1997），抗がん薬療法を行う際に ART も同時に行うことが重要で，ART 併用が予後因子として報告されている（*J Thorac Oncol* 5: 1864, 2010）．
- プロテアーゼ阻害薬（PI）は CYP3A4 阻害作用を有しており，抗がん薬の毒性増強 / 作用減弱や ART の作用減弱の可能性が

ある．PIでboosterとして使用されるリトナビルは強力なCYP3A4阻害作用をもつため，併用薬の副作用が増大する危険性が高い．一方，非核酸系逆転写酵素阻害薬（NRTI）はCYP3A4を誘導し，併用する抗がん薬の血中濃度を低下させる可能性がある．インテグラーゼ阻害薬（INSTI）であるraltegravirは相互作用も少なく，食事の影響を受けないことから，抗がん薬治療中に使用しやすいARTと考えられる（*Guidelines for the Use of Antiretroviral Agents in HIV-1 Infected Adults and Adolescents* <http://aidsinfo.nih.gov/guidelines>）．

① 薬剤相互作用の注意点
- PI，NRTIの一部（ジダノシン，stavudine，ジドブジン）では肝毒性，高ビリルビン血症，乳酸アシドーシスに注意する．これらを回避するため，アバカビル，エムトリシタビン，ラミブジン，テノホビルへの変更が好ましい．
- NRTIのジダノシンやstavudineは不可逆性の末梢神経障害があり，白金製剤，タキサン系薬，ビンカアルカロイド系薬やプロテアソーム阻害薬のボルテゾミブとの併用に注意する．これらを回避するため，NRTIの変更，抗レトロウイルス療法の一時的な中断，抗がん薬の治療内容変更を検討する．
- 分子標的治療薬については，細胞傷害性抗がん薬のように下痢，骨髄抑制，末梢神経障害などの副作用が少ない一方で，QT延長症候群，皮疹，肝毒性，高血圧などの副作用を有する．この中で，QTcの延長はPIであるアタザナビル，ロピナビル・リトナビル配合剤，サキナビルでみられる．チロシンキナーゼ阻害薬であるラパチニブ，ニロチニブ，またc-MET/ALK阻害薬であるクリゾチニブでは不整脈や突然死の原因となるため，併用は回避した方がよい．

❸ 日和見感染症の予防
- CD4の値による一次予防のみで十分と考えられている（*日エイズ会誌* **15**: 46, 2013）．

❹ 抗がん薬の消化器毒性とARTのアドヒアランス
- 抗HIV薬は基本的に内服薬に限られるため，治療アドヒアランスが問題となる．数日間内服できない場合は，抗レトロウイルス療法を中止する．中途半端な内服継続は，ウイルスの薬剤耐性への誘導の原因となる．

第2章. 疾患別がん薬物療法のルール
24. 小児がん

24-1 小児造血器腫瘍

本項では，小児造血器腫瘍の代表的な疾患である急性リンパ性白血病（ALL）と急性骨髄性白血病（AML）について解説する．

A 急性リンパ性白血病（ALL）

薬物療法はこう使い分ける！

- 疾患のリスクに沿った治療を行う．年齢を1〜10歳未満と10歳以上，初診時白血球数を5万未満と5万以上に分ける米国のNCI（National Cancer Institute）/Rome基準を採用しているものが多いが，わが国では標準リスク群，中間リスク群，高度リスク群の3群に分ける方法を採用している．
- 治療開始前にリスク分類を行うことが多かったが，近年は治療初期のステロイドへの反応性や，治療開始早期のMRD（minimal residual disease）の減衰などにより予後を予想し，治療を層別化している（*Blood* **115**: 3206, 2010）.

標準的なルール

- 1週間のプレドニゾロン内服と1回のメトトレキサート（MTX）髄注後の末梢血芽球数による反応性の判定後，寛解導入療法に入る方法が行われる．その後，再寛解導入療法を含む強化療法，中枢神経浸潤再発予防などを行い，最後に維持療法に進む．
- 腫瘍細胞の多い初期治療では，抗がん薬投与による腫瘍崩壊症候群を防ぐ注意が必要である．
- 寛解導入療法ではステロイド，ビンクリスチン（VCR），L-アスパラギナーゼ（L-ASP），アントラサイクリン系抗がん薬の4薬を組み合わせることが標準治療とされている．
- 強化療法では，寛解導入療法で使用した抗がん薬とは交叉耐性のない薬剤の組み合わせによる治療と，寛解導入療法で用いた

抗がん薬を用いる再寛解導入療法を行う.
- 中枢神経浸潤再発予防は, 抗がん薬の髄腔内投与（髄注）と大量 MTX 療法を行う.
- 維持療法は経口のメルカプトプリン（6-MP）と MTX による治療を 1～2 年行うが, ステロイドと VCR によるパルス療法を維持療法中に施行することもある. また髄注についても, 維持療法期間も数回行う方法を採用しているプロトコールがある.

現場のルール

1 乳児期発症の B 前駆型 ALL（BPC-ALL）

- 1 歳未満で発症した BPC-ALL は予後不良のため 1 歳以上で発症した ALL とは生物学的に異なる疾患であると考えられ, 別の治療が行われている.
- 約 80％で *MLL* 遺伝子の再構成を認め, とくに生後 6 ヵ月未満での予後は悪い. 予後不良群には造血幹細胞移植を行う.

2 フィラデルフィア染色体陽性 ALL

- フィラデルフィア染色体陰性 ALL より予後が悪い. 以前は造血幹細胞移植を用いていたが, 現在はイマチニブなどのチロシンキナーゼ阻害薬を含む化学療法が行われている.

3 ダウン症の治療

- ダウン症の場合, 大量 MTX 療法後の粘膜障害など抗がん薬の毒性が強く出現することがある. 髄注でも粘膜障害が重篤になることがある.
- 感染症に罹患しやすく, そのために治療成績が低下する. それ以外の副作用も出現しやすい.
- 知能障害のため意思の疎通がうまくいかず, 治療上の問題が生じることもある.

4 再発症例の治療

- 初発時に比べ治療抵抗性である. 小児の ALL では初発例の寛解導入率は 95％以上だが, 再発症例では 80～90％である（*J Clin Oncol* 26: 3971, 2008）.
- 初発症例より, 治療による合併症が多い. 前治療でアントラサイクリン系抗がん薬が使用されていることが多く, 心毒性を起こしやすく, L-ASP に対するアレルギー反応の頻度が増加する.
- とくに早期再発症例では強力な化学療法を受けるため, 骨髄抑制や粘膜障害の期間が長く, 重症感染症のリスクが高い.

推奨レジメン

1 BPC-ALL および T 細胞性 ALL（T-ALL）の標準的な治療

BPC-ALL と T-ALL は同様の治療法で治療を行う場合と，異なる方法で治療を行う場合がある．現在，日本で行われている日本小児白血病・リンパ腫研究グループ（JPLSG）の治療では，両者とも3段階にリスク分類を行い，異なる治療法で行っている．

a. ALL-BFM95（BPC-ALL）

世界的な標準治療とされている BFM（Berlin-Frankfurt-Munster）グループの ALL-BFM95 では，3つのリスクに分けた治療を行っている（*Blood* 111: 4477, 2008）.

① 標準リスク群

- 寛解導入 I_A：プレドニゾロン（PSL）day 1～28+VCR 4回+ダウノルビシン（DNR）2回+L-ASP 8回+MTX 髄注 3回
- 早期強化相 Ia：6-MP day 1～28+シクロホスファミド（CPA）2回+シタラビン（Ara-C）4回+MTX 髄注 2回
- 地固め/中枢神経浸潤予防相 M：6-MP day 1～56+大量 MTX 4回+MTX 髄注 4回
- 再寛解導入相 II_A：デキサメタゾン day 1～22+VCR 4回+ドキソルビシン（DXR）4回+L-ASP 4回
  II_a：thioguanine（6-TG）day 1～14+CPA 1回+Ara-C 4回+MTX 髄注 2回
- 維持療法：6-MP 毎日+MTX 週1回（経口）

※女子は診断後 104 週まで，男子は診断後 156 週まで

② 中間リスク群

- 寛解導入 I_A：PSL day 1～28+VCR 4回+DNR 2回+L-ASP 8回+MTX 髄注 3回
- 早期強化相 Ia：6-MP day 1～28+CPA 2回+Ara-C 4回+MTX 髄注 2回
- 地固め/中枢神経浸潤予防相（ランダマイズ）M：6-MP day 1～56+大量 MTX 4回+MTX 髄注 4回
  または MCA：6-MP day 1～56+大量 MTX 4回+中等量 Ara-C+MTX 髄注 4回
- 再寛解導入相 II_A：デキサメタゾン day 1～22+VCR 4回+DXR 4回+L-ASP 4回
  II_a：6-TG day 1～14+CPA 1回+Ara-C 4回+MTX 髄注 2回
- 維持療法（ランダマイズ）：下記①または②
  ① 6-MP 毎日+MTX 週1回（経口）；診断後 104 週まで
  ② 6-MP 毎日+MTX 週1回（経口）およびデキサメタゾン day 1

第2章 疾患別がん薬物療法のルール

〜7とVCR 2回を6回(10週ごとに)

③ 高リスク群

- 寛解導入相 I_A：PSL day 1〜22＋VCR 4回＋DNR 4回＋L-ASP 6回＋MTX 髄注3回
- 強化地固め療法/中枢神経浸潤予防相 HR-1'：デキサメタゾン day 1〜5＋大量 Ara-C 2回＋大量 MTX 1回＋CPA 5回＋L-ASP 1回＋TIT（三者髄注：MTX, Ara-C, ヒドロコルチゾン）1回

  HR-2'：デキサメタゾン day 1〜5＋ビンデシン(VDS) 2回＋DXR 1回＋大量 MTX 1回＋イホスファミド(IFM) 5回＋L-ASP 1回＋TIT 1回

  HR-3'：デキサメタゾン day 1〜5＋大量 Ara-C＋大量 MTX 1回＋CPA 5回＋L-ASP 1回＋TIT 1回

  HR-1'：デキサメタゾン day 1〜5＋VCR 2回＋大量 Ara-C 2回＋大量 MTX 1回＋CPA 5回＋L-ASP 1回＋TIT 1回

  HR-2'：デキサメタゾン day 1〜5＋VDS 2回＋DNR 1回＋大量 MTX 1回＋IFM 5回＋L-ASP 1回＋TIT 1回

  HR-3'：デキサメタゾン day 1〜5＋大量 Ara-C 4回＋エトポシド(VP-16) 5回＋L-ASP 1回＋TIT 1回

- 再寛解導入相 II_A：デキサメタゾン day 1〜22＋VCR 4回＋DXR 4回＋L-ASP 4回

  II_a：6-TG day 1〜14＋CPA 1回＋Ara-C 4回＋MTX 髄注2回 ※一部症例で頭蓋照射あり．

- 維持療法：6-MP 毎日＋MTX 週1回（経口）；診断後104週まで

④ 高リスク群（造血幹細胞移植適応群）

1回目の HR-3'終了後，造血幹細胞移植を行う．

2 同種造血幹細胞移植の適応

JPLSG の基準では，寛解導入療法直後の非寛解，*E2A-HLF* 陽性，MLL-AF4 かつ PPR（prednisolone poor responder），染色体数43本以下，高リスク群において早期強化療法後の MRD が 10^3 以上あることとしている．

ポイント，注意事項

- ALL 治療に当たっては，まず診断を確実に行うことである．形態学的診断，細胞表面マーカー，染色体，遺伝子などの検査を行う．
- 治療プロトコールの選択後，患者や家族に対して治療法の説明を行い，同意をとることも大切である．患者本人に対しては，年齢によりインフォームドアセントをとる場合もある．

B 急性骨髄性白血病（AML）

薬物療法はこう使い分ける！

- AMLには，de novo AML，急性前骨髄性白血病（acute promyelocytic leukemia：APL），ダウン症に伴うAMLがある．
- APLの初発時の治療にはトレチノイン（ATRA）を用いる．ダウン症候群に伴うAMLに対しては，治療関連毒性が強く出ることと，非ダウン症児に比し治療反応性がよいことから，治療強度の軽減化が図られている．
- de novo AMLでは，寛解導入療法後に白血病細胞の染色体や遺伝子異常の違い，寛解導入療法の反応性により，リスク層別化による強化療法，造血幹細胞移植の適応を決定する．

標準的なルール

- 通常のAML（de novo AML）では，まずAra-C，VP-16，アントラサイクリン系抗がん薬による寛解導入療法を行う．Ara-C（200 mg/m^2，10日間），DNR，VP-16を使用する英国のMRC（Medical Research Council）が始めたMRC AML 10（Blood **89**：2311, 1997）が英国や米国の標準治療になっている．
- 寛解導入後は，低リスク，中間リスク，高リスクの3段階に層別化し，治療を行う．高リスク群は同種造血幹細胞移植の適応になる．
- 強化療法は，Ara-C，VP-16，アントラサイクリン系抗がん薬を使用した化学療法が中心である．とくに大量Ara-C療法を含む多剤併用強化療法が標準治療である．
- 強化療法は通常，寛解導入療法を含み，4〜6コース行う．
- 維持療法は行わないことが多い．

現場のルール

1 乳児
- 抗がん薬の投与量を2/3に減量して治療を行うことが多い．

2 急性前骨髄性白血病（APL）
- ATRA，アントラサイクリン系抗がん薬，Ara-Cによる寛解導入療法を行い，その後ATRA，アントラサイクリン系抗がん薬を含む複数回の多剤併用強化療法，さらにATRAによる維持療法を行う．

- 致死的な播種性血管内凝固症候(DIC)を伴うことがしばしばあり,形態学的な特徴での診断がなされた時点でoncologic emergencyとし,すみやかに寛解導入療法を開始する(*Blood* **113**: 1875, 2009).DICの治療も行う.
- ATRA症候群は,ATRAを用いた寛解導入療法時に発症する急性循環呼吸不全症候群である.初診時白血球数が多い例や,ATRAの使用により急激に白血球が増加した場合に発症しやすい.

③ ダウン症

- ダウン症児では急性巨核球性白血病が多く,4歳以前に発病することが多い.
- 非ダウン症児に比べて治療反応性がよく,骨髄関連毒性が強く,感染症の割合も多い.そのため,治療は非ダウン症児より減弱して行う.3年生存率は80〜85%である(*J Clin Oncol* **25**: 5442, 2007).

推奨レジメン

- 寛解導入療法後,リスクにより層別化した造血幹細胞移植を含む治療が行われている.
- 寛解導入療法として,わが国ではVP-16を5日間先行投与し,その後Ara-Cを7日間,およびアントラサイクリン系抗がん薬[ミトキサントロン(MIT)]を5日間投与するECM療法を行い,次に大量Ara-C,VP-16を5日間,イダルビシン(IDR),MTX/Ara-C/ヒドロコルチゾンによる3者髄注のHCEIを行っている.

① 寛解導入療法

- ECM療法:Ara-C 200 mg/m² (12時間持続)を7日間,アントラサイクリン系薬(MIT) 5 mg/m²を5日間
- HCEI:その後,大量Ara-C 3 g/m²/回,1日2回を12時間ごとに6回,VP-16 100 mg/m²/日の2時間点滴静注を5日間,IDR 10 mg/m²を1回,MTX/Ara-C/ヒドロコルチゾンによる髄注

※予後良好と判定された場合は,その後,大量Ara-C,VP-16 (HCE),大量Ara-C,IDR(HCI),大量Ara-C(HC)の3コース,中間群では大量Ara-C,MIT(HCM),HCEI,ECMの3コースを行うレジメンがある.高リスク群は同種造血幹細胞移植の適応とされる.

ポイント，注意事項

1 腫瘍崩壊症候群
- 2,000〜3,000/m²/日の十分な輸液量の確保，アロプリノールによる尿酸合成の抑制を行う．ラスブリカーゼを使用するときには尿のアルカリ化やアロプリノールの投与は不要である．

2 感染症対策
- AMLの治療は感染症に罹患する確率が高い．環境に十分に注意するとともに，医療従事者や付き添いの家族，面会者への感染防御の教育が大切である．
- 細菌感染としてはαストレプトコッカスやグラム陰性桿菌，ウイルス感染としては幼少児に対するRSウイルス感染症，カンジダやアスペルギルスなどの真菌感染への留意が必要である．

3 Ara-C症候群
- 大量Ara-C投与時に起きることが多い．投与後6〜12時間に発熱，筋肉痛などがみられる．予防として，Ara-C投与前にメチルプレドニゾロン（mPSL）60 mg/m²/回（上限125 mg）の投与を行うことが推奨される．同時にステロイド点眼も行う．

第2章. 疾患別がん薬物療法のルール
24. 小児がん

24-2 小児固形腫瘍

薬物療法はこう使い分ける！

- 小児に発生するがんの90％以上が肉腫である．診断には病理学的診断が必須であり，キメラ遺伝子の検出などの分子診断の情報も必要になる．
- 本項では小児固形腫瘍の中でも代表的な3疾患（神経芽腫，腎腫瘍，肝腫瘍）について述べる．

標準的なルール，推奨レジメン

1 神経芽腫

① 低リスク群

低リスク群では手術のみを原則とするが，4S期では経過観察で腫瘍が増大傾向にある，ないしは脊髄圧迫や肝浸潤がある場合，ビンクリスチン（VCR）とシクロホスファミド（CPA）などによる低用量化学療法を6コース施行する．

VCR 1.5 mg/m², day 1 ＋ CPA 300 mg/m², day 8

② 中間リスク群

3期は初期治療としてVCR＋CPAないしはVCR＋CPA＋ピラルビシン（THP）を6コース，後に二期的切除術を行う．4期はVCR＋CPA＋THPを9コース，またはVCR＋CPA＋THP＋シスプラチン（CDDP）を二期的切除術を中間に挟んで6コース施行する．

VCR 1.5 mg/m², day 1 ＋ CPA 1,200 mg/m², day 1 ＋ THP 40 mg/m², day 3 ＋ CDDP 18 mg/m², day 1〜5

③ 高リスク群

わが国ではVCR＋CPA＋THP＋CDDPの高用量多剤併用の寛解導入療法を28日ごとに5〜6コース行い，原発巣の摘出の後に自家末梢血幹細胞移植を併用した超大量化学療法を行う．

VCR 1.5 mg/m², day 1 ＋ CPA 1,200 mg/m², day 1・2 ＋ THP 40 mg/m², day 3 ＋ CDDP 25 mg/m², day 1〜5

2 腎腫瘍

VCR，アクチノマイシンD（ACT-D），アドリアマイシン（ADM）などを組み合わせる．退形成型や進行病期では放射線照射も行う．

① 予後良好例（EE4A レジメン）

VCR 0.05 mg/kg，術後7日目から週1で10回 ＋ ACT-D 0.045 mg/kg，術後5日目から3週ごとに7回

② 中間リスク（DD4A レジメン）

VCR 0.05 mg/kg，術後7日目から週1で10回 ＋ ACT-D 0.045 mg/kg，6週間ごとに5回 ＋ ADM 1.5 mg/kg（1・2回目）か 1.0 mg/kg（3・4回目），3週目から6週ごとに4回 ＋ 腹部照射

3 肝腫瘍

肝芽腫にCDDPは有効で，これを中心としたレジメンが用いられる．

a. 標準リスク肝芽腫

PRETEXT Ⅰ，Ⅱの症例では腫瘍の一期的切除を行うが，多くは2～4コースの術前化学療法を行い，外科切除後にさらに2～4コース追加する．

① CITA 療法

CDDP 80 mg/m^2，24時間持続静注，day 1 ＋ THP 30 mg/m^2，1時間点滴静注，day 2・3

※CITA療法の代わりに病変部位によっては肝動注療法を取り入れたCATA-L療法を行うことも可能である．

② ITEC 療法：CITA 療法無効例に用いる

イホスファミド（IFM）3 g/m^2，day 1・2 ＋ カルボプラチン（CBDCA）400 mg/m^2，day 3 ＋ THP 30 mg/m^2，day 4・5 ＋ エトポシド（VP-16）100 mg/m^2，day 1～5

現場のルール

1 神経芽腫

- 高リスクの化学療法には，重度の腎障害や骨髄抑制からくる重症感染症などの致死的合併症が散見される．とくにCDDPは蓄積量 300 mg/m^2 以上の場合に腎毒性や聴力障害の懸念があるので，治療後のフォローを慎重にする．
- 治療中は腎尿細管障害を生じるため，投与時間を長くし，十分な量の輸液をして利尿を図ることが必要である（小児がん治療後の長期フォローアップガイドライン, p86, 2013）．

❷ 腎腫瘍

- 腎芽腫は無虹彩症やDenys-Drash症候群，Beckwith-Wiedemann症候群など多発奇形症候群に合併することがあり，好発症候群では腹部エコーなどによる定期的なフォローアップが必要である．
- 両側性の場合は可能な限り腎臓を温存する必要があるため，治療がより困難になる．両側腎摘出を余儀なくされると透析や腎移植が必要となり，QOLは著しく低下する．

❸ 肝腫瘍

- 肝芽腫および肝細胞がんの診断や腫瘍マーカーとして治療反応性をみるのにαフェトプロテイン（AFP）は有効である．再上昇は腫瘍が画像上明らかでなくとも再発を強く示唆する所見である．
- 乳児例でのCDDP初回投与はとくに慎重に行うべきである．月齢によって半量まで減量することもある．
- 肝芽腫の予後良好例の治療では，一期的切除により化学療法を軽減できる．しかし，術前に化学療法を行うことにより切除範囲や手術合併症を減少させる可能性があり，状況に応じて判断する．肝細胞がんに関しては，一期的に切除可能なら切除した方がよい．
- 肺転移巣を伴う症例は化学療法を優先するが，肝原発巣が制御されている場合は外科療法も併用することがある．
- 動注化学塞栓療法は，切除不能で静注化学療法に抵抗性の肝腫瘍に対し治療の選択肢となる．
- 治療後は定期的にAFP測定，腹部エコー，CTなどの画像検査を行う．再発が認められた場合は，有効な化学療法のレジメンは存在しないため，可能な限り完全摘出を試みるべきである．

ポイント，注意事項

- 今回取り上げた腫瘍以外にも，横紋筋肉腫，Ewing肉腫ファミリー腫瘍，網膜芽細胞腫，骨肉腫，脳腫瘍，胚細胞腫瘍など，小児に発生する悪性腫瘍は多種存在するが，発生頻度は低い．
- 小児固形腫瘍の治療は，小児・小児外科医の専門医だけでなく，脳神経外科医，整形外科医，眼科医，皮膚科医など様々な科の医師の参加が必要になることもある．近年，日本小児がん研究グループ（JCCG）が創設され，今後は臨床研究の質と効率の飛躍的向上が期待される．

3章 がん薬物療法に使用する薬剤事典

1. **抗がん薬の分類**
2. **分子標的治療薬**
    A. HER2 阻害薬
    B. EGFR 阻害薬
    C. ALK 阻害薬
    D. mTOR 阻害薬
    E. 抗 CD20 抗体
    F. 抗 CD33 抗体
    G. 抗 CCR4 抗体
    H. ABL 阻害薬
    I. プロテアソーム阻害薬
    J. 血管新生阻害薬
    K. 免疫チェックポイント阻害薬
    L. その他の分子標的治療薬
3. **アルキル化薬**
4. **代謝拮抗薬**
5. **抗生物質（アントラサイクリン系など）**
6. **微小管阻害薬**
7. **白金製剤**
8. **トポイソメラーゼ阻害薬**
9. **DNA 機能障害薬**
10. **ホルモン**
11. **サイトカイン**

第3章. がん薬物療法に使用する薬剤事典

1 抗がん薬の分類

抗がん薬には，殺細胞効果を主とする抗がん薬の他にホルモン剤，サイトカイン，分子標的治療薬が含まれる．

分子標的治療薬（表1）

分子標的治療薬は，がん細胞の増殖・浸潤・転移についての分子機構に関わる特定の分子を標的として開発された抗がん薬である．標的分子はがん細胞だけではなく，がんを栄養する異常な腫瘍血管の増殖を標的にしたものや，腫瘍が増殖する微小環境を標的にしたものもある．増殖シグナル関連，血管新生関連，血球表面抗原，免疫チェックポイントなどに対する薬剤が，現在すでに使用されている．またDNA修復関連，細胞周期関連，アポトーシス関連など様々な標的に対して現在薬剤の開発が進められている．

分子標的治療薬の標的は，がん細胞の生存や増殖に必須の分子である．チロシンキナーゼ（HER2阻害薬，EGFR阻害薬，JAK阻害薬，ALK阻害薬，ABL阻害薬，血管新生阻害薬），mTOR（mammalian target of rapamycin）阻害薬，プロテアソーム阻害薬，

表1 分子標的治療薬の分類

抗体薬	・分子量数十万 ・標的は細胞表面・細胞外 　- 増殖因子，増殖因子受容体（HER2阻害薬，EGFR阻害薬，血管新生阻害薬） 　- 血液細胞表面マーカー（抗CD20抗体，抗CD33抗体，抗CCR4抗体） 　-immune checkpoint（抗PD-1抗体） ・標的に対する特異性が高い
小分子化合物	・分子量が数百 ・主に細胞内の標的分子を阻害 ・標的に対する特異性が低い（複数の標的を阻害）

表 2　細胞傷害性抗がん薬の分類

- アルキル化薬
- 代謝拮抗薬
- 抗生物質
- 微小管阻害薬
- 白金製剤
- トポイソメラーゼ阻害薬
- DNA 機能障害薬

HDAC（histone deacetylase，ヒストンデアセチラーゼ）阻害薬（ボリノスタット）や急性骨髄性白血病を分化誘導するオールトランス型レチノイン酸（トレチノイン，タミバロテン）などがある．小分子化合物ではチロシンキナーゼの ATP 結合ドメインに競合的に結合するものがもっとも多い．

分子標的治療薬の一部には，その腫瘍効果が得られるバイオマーカーを持つ患者群が知られており，バイオマーカーを確認して適応を決定することをコンパニオン診断と呼ぶ．また，分子標的治療薬では類似の化学構造，作用機序，薬理作用により，同様の有害事象が出現する．これを class effect と呼ぶ．

B 細胞傷害性抗がん薬

細胞傷害性抗がん薬（表 2）は，正常細胞よりもがん細胞の細胞の方が細胞増殖の回転が速いことを利用し，DNA 合成や細胞分裂の阻害により，がん細胞を正常細胞より多く死滅することで作用する．細胞傷害性抗がん薬は，がん細胞に対する殺細胞効果を有する物質をスクリーニングにより発見することで開発されてきた．近年，細胞傷害性抗がん薬の作用機序が，分子生物学の進歩に伴い明らかになってきている．細胞傷害性抗がん薬は同じ作用機序の抗がん薬であっても同一がん腫に有効であるとは限らず，副作用も共通するものではない　個別の薬剤特性があり，使用する際に気をつけなければならない．

細胞傷害性抗がん薬は，作用機序を理解し薬剤の概略をつかみ，その上で個々の特徴を考えて使用する．

C サイトカイン

サイトカインは細胞から放出され，種々の細胞間情報伝達分子となる微量生理活性蛋白質で，作用は免疫，炎症，細胞の増殖・分化，細胞死あるいは創傷治癒など多様である．インターフェロンやインターロイキン 2 はリンパ球などの免疫担当細胞を活性化し，リンパ球が腫瘍細胞を破壊するものと考えられている．インターフェロンでは，腫瘍に直接作用して破壊する作用，腫瘍血管新生の抑制作用などが報告されているが，詳細な機序は不明である．

D ホルモン療法

ホルモン療法は，乳がん，前立腺がん，子宮内膜がんなど，ホルモン応答性組織に発生するがんに使用される．ホルモン療法の作用機序は，ホルモンの産生・機能の抑制である．前者は，ゴナドトロピン分泌を抑制する LH-RH アゴニスト，アンドロゲンからエストロゲンへの転換を阻害するアロマターゼ阻害薬であり，後者は抗エストロゲン薬や抗アンドロゲン薬である．

第3章. がん薬物療法に使用する薬剤事典

2 分子標的治療薬

A HER2 阻害薬

トラスツズマブ　ハーセプチン® 注 60・150 mg

- HER2 は細胞表面に存在するチロシンキナーゼ活性を有する膜貫通型糖蛋白．4つの HER ファミリー（HER1〜4）はホモまたはヘテロ2量体化でシグナルを発し，HER2・3のヘテロ2量体化のシグナル活性が高い．
- トラスツズマブは HER2 細胞外ドメインⅣに結合する遺伝子組換えヒト化モノクローナル抗体（アミノ酸 214 個の軽鎖 2 分子とアミノ酸 449 個の重鎖 2 分子からなる糖蛋白）．HER2 ホモ 2 量体化に由来するシグナルを抑制．さらに抗体依存性細胞傷害，p95HER2（細胞外ドメイン N 末端側が切断されたもの）形成阻害作用も有する．
- 適応は HER2 過剰発現が確認された乳がん，治癒切除不能な進行・再発胃がん．
- 術後補助療法：化学療法に追加することで全生存期間の有意の延長．1年間の投与が標準．
- 手術不能，進行再発乳がん：一次治療としてペルツズマブおよびドセタキセルとの併用が推奨．アントラサイクリン＋シクロホスファミド（AC 療法），またはパクリタキセルに比べ，本薬の追加併用により病勢進行までの期間，奏効率，奏効期間，生存率が向上．

代謝・排泄経路：ヒト IgG と同様の代謝を受ける．最終的には低分子ペプチドやアミノ酸に分解され，一部は尿中に排泄されるか，内因性アミノ酸として再利用される．

注意すべき副作用：infusion reaction として，初回投与時，悪寒 30％，発熱 25％，悪心 8％，嘔吐 7％など．多くは点滴投与開始後 24 時間以内に出現（軽度〜中等度のほとんどが点滴開始後 2 時間以内に出現）．重篤な場合，アナフィラキシー様症状，間質性肺炎，肺線維症，肺炎，急性呼吸促迫症候群など．心機能障害（NYHA 分類の Ⅲ・Ⅳ 度）として，単独で 3.8％，アントラサイクリンへの同時追加投与で 3％から 16.1％へ上昇．以上より，重篤な心機能障害がある場合は原則禁忌．慎重投与はアントラサイクリン投与中またはその治療歴のある患者，胸部へ放射線療法中の患

第 3 章．がん薬物療法に使用する薬剤事典

者，心不全症状のある患者，冠動脈疾患（心筋梗塞，狭心症など）またはその既往歴のある患者，高血圧症またはその既往歴のある患者．

ラパチニブトシル酸塩水和物　タイケルブ® 錠 250 mg

- HER ファミリーの EGFR（HER1）と HER2 のチロシン自己リン酸化を選択的かつ可逆的に阻害するチロシンキナーゼ阻害薬．
- 適応は HER2 過剰発現が確認された手術不能または再発乳がん．
- カペシタビン 1,000 mg/m^2，1 日 2 回，14 日間投与，7 日間休薬するレジメンと併用：1,250 mg，1 日 1 回，連日内服．アントラサイクリン，タキサンおよびトラスツズマブによる化学療法後の増悪もしくは再発例が対象．
- アロマターゼ阻害薬と併用：1,500 mg，1 日 1 回，連日内服．ホルモン受容体陽性かつ閉経後の症例が対象．
- 血液脳関門を通過し，脳転移に対する有効性が示唆．トラスツズマブ耐性乳がんに対しカペシタビンとの併用が標準治療であったが，脳転移症例も含み，T-DM1 の有効性が高いことが報告．T-DM1 と使用順序において考慮が必要．

代謝・排泄経路：主に CYP3A4 および CYP3A5 により肝で代謝され大部分は糞中に排泄．

病態に応じた使用法：肝機能障害がある場合，肝機能障害が悪化する可能性や AUC が増加する可能性あり，慎重投与．

注意すべき薬物相互作用・副作用

・相互作用：食後に本剤を投与した場合，また 1 日 2 回に分割投与した場合，血中濃度上昇の報告あり．食前・食後それぞれ 1 時間以上あける．CYP3A4 阻害薬，CYP3A4 代謝薬で血中濃度上昇の報告あり．P 糖蛋白に影響する薬剤で血中濃度への影響の報告あり．イミプラミン，キニジン，プロカインアミド，ジソピラミドなどで QT 間隔延長を起こす可能性あり．プロトンポンプ阻害薬で血中濃度減少の報告あり．

・副作用：単剤またはカペシタビンとの併用で，疲労 83％，下痢 60～73％，発疹 67％，瘙痒 67％，手足症候群 49％，悪心 40％，口内炎 35％，肝機能障害 10～25％，心機能障害 4～8％，さらに間質性肺炎，QT 間隔延長，嘔吐，皮膚乾燥，爪障害，爪囲炎など．慎重投与は心不全症状またはその既往歴のある患者，左室駆出率の低下した患者，コントロール不能な不整脈を有する患者，臨床上重大な心臓弁膜症のある患者，間質性肺疾患（放射線性肺炎を含む）またはその既往歴のある患者．

2. 分子標的治療薬

ペルツズマブ　パージェタ® 注 420 mg/14 mL

- HER2 細胞外ドメインⅡ（HER2 ダイマー形成ドメイン）に結合する遺伝子組換えヒト化モノクローナル抗体．HER2 とその他の HER ファミリー（HER1・3・4）とのヘテロ 2 量体形成を阻害．
- もっともシグナルが強い HER2・3 のヘテロ 2 量体化を阻害，トラスツズマブとの併用で，より広範に HER2 シグナルを抑制．さらに抗体依存性細胞傷害，p95HER2 形成阻害作用はトラスツズマブ単独と同様．
- 適応は HER2 陽性の手術不能または再発乳がん．
- 手術不能，進行再発乳がんの一次治療として，トラスツズマブ，ドセタキセル（75 mg/m^2，3 週ごと）との併用療法を推奨．

代謝・排泄経路：トラスツズマブと同様な代謝を受けると推定．上記投与における半減期は 18 日．

注意すべき副作用：トラスツズマブ単剤と同様，infusion reaction と心機能障害に注意が必要．トラスツズマブ，ドセタキセルとの併用による主な副作用は，下痢 58％，脱毛症 57％，倦怠感 52％，好中球減少症 51％，悪心 37％，爪の異常 36％，ニューロパチー 31％，発疹 31％など．トラスツズマブに比べ追加による心機能障害の増加の報告はなし．ただし，下痢，発疹は増加の報告あり．慎重投与はトラスツズマブと同様．

トラスツズマブ エムタンシン（T-DM1）

カドサイラ®

注 100・160 mg（1 バイアル中 T-DM1 を 106 mg および 171 mg 含有）

- トラスツズマブにチューブリン重合阻害薬のエムタンシン（DM1）を安定性の高いチオエーテルリンカーで結合した抗体薬物複合体．
- トラスツズマブ同様，HER2 細胞外ドメインⅣに結合．HER2 シグナル伝達阻害，抗体依存性細胞傷害，p95HER2 形成阻害の 3 つの作用を有し，さらに細胞内に取り込まれ，DM1 含有代謝物を遊離し，G2/M 期での細胞周期を停止し，アポトーシスを誘導．
- 適応は HER2 陽性の手術不能または再発乳がん．臨床試験ではトラスツズマブ既治療例で有効．
- 進行再発乳がんでトラスツズマブ既治療例では，カペシタビン単剤に比べカペシタビン＋ラパチニブの有効性が高く，さらにカペシタビン＋ラパチニブに比べ T-DM1 の有効性が高い．ただし，一次治療での優越性は示されていない．

代謝・排泄経路：T-DM1 は細胞内のリソゾームにより異化，DM1 は肝の CYP3A4 および CYP3A5 で代謝，大部分は糞中に排泄される．

病態に応じた使用法：肝機能障害がある場合は安全性が確立されていないため，慎重投与．

注意すべき薬物相互作用・副作用

- 相互作用：CYP3A4，CYP3A5 を強く阻害する薬剤との併用には注意．
- 副作用：倦怠感 44％，鼻出血 41％，悪心 40％，発熱 32％，食欲減退 29％，血小板数減少 27％，AST 増加 21％など．重大な副作用として，間質性肺疾患，心機能障害，過敏症，infusion reaction など．慎重投与はトラスツズマブと同様で，さらに血小板数減少が起こる（day 8 で最低値）ため，血小板数減少のある患者または抗凝固薬治療中の患者．また，死亡例の報告があるため，安静時呼吸困難などの症候性肺疾患の患者．

B EGFR 阻害薬

ゲフィチニブ　イレッサ®　錠 250 mg

- EGFR チロシンキナーゼ ATP 結合部位に競合し，自己リン酸化を選択的に阻害．
- *EGFR* 遺伝子変異陽性非小細胞肺がんに対する標準レジメンの1つ．適応は EGFR-TKI 感受性変異（Exon 19 deletion, Exon21 L858R）陽性肺がん．
- 間質性肺疾患合併には原則禁忌［間質性肺炎や急性肺障害（ILD）の危険因子のため］．全身状態不良患者や肝機能障害患者への投与は慎重に行う．

代謝・排泄経路：肝代謝が主体．CYP2D6，CYP3A4 が主に関与．未変化体および代謝物の大部分は糞中排泄，一部（4％未満）は尿中排泄．

病態に応じた使用法

- *EGFR* 遺伝子変異陽性：初回・二次治療で同等の効果を示し，高齢者および PS 不良患者でも有効性が報告．
- *EGFR* 遺伝子野生型：IPASS 試験のサブセット解析で無増悪生存期間（PFS）が有意に短く，投与は推奨されない．

注意すべき薬物相互作用・副作用

- 相互作用：CYP3A4 阻害薬との併用で血中濃度上昇．CYP3A4 誘導薬やグレープフルーツジュースとの併用で血中濃度上昇．無酸症など著しい低胃酸状態が持続する状態では，血中濃度低下の可能性（食後投与が望ましい）．プロトンポンプ阻害薬，H_2 受容体拮抗薬との併用にも注意．ワルファリン INR 上昇や出血の報告もある．
- 副作用：AST / ALT 上昇 26.3％，皮疹 5.3％，下痢 0.9％などの非血液毒性が主．間質性肺炎はもっとも注意すべき副作用であり，症例選択が重要（イレッサプロスペクティブ調査 3,322 例中 5.8％に発症，致死率は 38.6％）．

2. 分子標的治療薬

エルロチニブ塩酸塩　タルセバ® 錠 25・100・150 mg

- EGFR チロシンキナーゼ ATP 結合部位に競合，自己リン酸化を選択的に阻害．
- 適応は非小細胞肺がんおよび膵がん．
- *EGFR* 遺伝子変異陽性非小細胞肺がんに対する標準レジメンの1つ．
- 切除不能膵がんの初回治療の推奨レジメン（ゲムシタビン併用）の1つ．
- 切除不能膵がんに対し，初回治療でゲムシタビン併用にて全生存期間（OS）延長が報告．
- 間質性肺疾患，肝機能障害，消化性潰瘍や腸管憩室合併患者への投与は慎重に行う．

代謝・排泄経路：肝代謝が主体．CYP3A4 が主に関与．大部分は糞中排泄，一部は尿中排泄．

病態に応じた使用法
- *EGFR* 遺伝子変異陽性：初回，二次治療で同等の効果が報告．
- *EGFR* 遺伝子野生型：高齢者および PS 不良患者も含む二次・三次治療で有効性が報告（BR21 試験）．

注意すべき薬物相互作用・副作用
- 相互作用：CYP3A4 活性阻害薬やシプロキサン，グレープフルーツジュースとの併用で血中濃度上昇．CYP3A4 誘導薬との併用で血中濃度低下．プロトンポンプ阻害薬，H_2 受容体拮抗薬などの併用にも注意．ワルファリン併用で INR 上昇や出血の報告．
- 副作用：発疹 61％，下痢 21％などの非血液毒性が主．間質性肺疾患（ILD）は 4.3％で，そのうちの死亡割合は 36％．とくに膵がんではゲムシタビン併用で ILD のリスクが高まる（8.5％）ので投与の可否を慎重に判断する．皮疹は難治性になりうるので皮膚科との連携が重要．

セツキシマブ　アービタックス® 注 100 mg/20 mL

- *KRAS* 野生型大腸がんに対するヒト型 EGFR モノクローナル抗体．
- EGFR に結合し，EGFR の活性化，二量体化を阻害．
- 適応は EGFR 陽性の大腸がんおよび頭頸部がん．大腸がんに対しては *KRAS* 遺伝子野生型に適応．
- 大腸がんに対し，初回，二次治療および抗がん薬不応症例に対する上乗せ，または単独治療で有効性が証明．
- 頭頸部がんに対し，抗がん薬または放射線療法との併用で有効性が証明．
- 重度の infusion reaction に注意．抗ヒスタミン薬の前投与が必須．

代謝・排泄経路：明らかでない．

注意すべき副作用：ざ瘡 54％，皮膚乾燥 21％，発疹 20％，爪周囲炎 17％，下痢 15％などが主．infusion reaction 発現時には投与を直ちに中止する．Grade 3 以上の皮膚障害が出現した場合には，添付文書に従い用量を調節する．

パニツムマブ

ベクティビックス® 注 100 mg/5 mL，400 mg/20 mL

- *KRAS* 野生型大腸がんに対するヒト型 EGFR モノクローナル抗体．
- EGFR に特異的かつ高親和性に結合し，リガンドの結合阻害および EGFR の内在化を誘導．IgG2 抗体であり ADCC 活性は期待できない．
- 適応は *KRAS* 遺伝子野生型の大腸がん．
- infusion reaction や間質性肺炎の発現に注意．
- 低 Mg 血症，低 K 血症，低 Ca 血症発現の報告あり．血清中電解質のモニタリングが必要．

代謝・排泄経路：90％以上は尿中排泄．
病態に応じた使用法：*KRAS* 野生型大腸がんの場合は，初回，二次治療および抗がん薬不応症例に対する上乗せ，または単独治療で有効性が証明．
注意すべき副作用：ざ瘡様皮膚炎 52％，爪周囲炎 24％，皮膚乾燥 20％，発疹 20％，低 Mg 血症 17％ などが主．infusion reaction 発現時には投与を直ちに中止する．Grade 3 以上の皮膚障害が出現した場合には添付文書に従い用量を調節する．

アファチニブマレイン酸塩

ジオトリフ® 錠 20・30・40・50 mg

- EGFR および他の ErbB 受容体ファミリー HER2，ErbB4 のチロシンキナーゼ ATP 結合部位に不可逆的に結合し，自己リン酸化を選択的に阻害．T790M 変異を有する肺がん細胞株においても増殖抑制効果が報告．
- 適応は *EGFR* 遺伝子変異陽性肺がん．
- *EGFR* 遺伝子変異陽性肺がんに対する標準レジメンの 1 つ．
- 間質性肺疾患合併，重度の肝機能障害，腎機能障害，心不全症状，左室駆出率低下のある患者への投与は慎重に行う．

代謝・排泄経路：酸化的代謝はほとんど受けず，主要な代謝経路は蛋白質との抱合体形成．未変化体および代謝物の 85％は糞中排泄，一部（4％）は尿中排泄．
病態に応じた使用法：*EGFR* 遺伝子活性型変異陽性の場合，初回治療で PFS，OS が化学療法に比べ有意に延長．

注意すべき薬物相互作用・副作用
・相互作用：P-糖蛋白阻害薬（リトナビル，イトラコナゾールなど）との併用で血中濃度が上昇．P-糖蛋白誘導薬（リファンピシン，カルバマゼピンなど）との併用で血中濃度が低下．
・副作用：下痢95％，発疹62％，爪囲炎57％などが主．間質性肺炎1～3％は致死的になりうるので十分な観察と適切な処置を行う．下痢，皮疹，爪周囲炎などは難治性になることがあり，早期からの対策が必要．

オシメルチニブメシル酸塩　タグリッソ®　錠 40・80 mg

- EGFR活性化変異およびT790M変異を標的とし不可逆的に阻害．
- 承認された体外診断薬（コバスEGFR変異検出キット）にてT790M変異確認．
- EGFR阻害薬に抵抗性のEGFR T790M変異陽性非小細胞肺がんに適応．
- 間質性肺疾患の発症に注意．

代謝・排泄経路：CYP3A4およびCYP3A5が関与．主に糞便中排泄され，一部は尿中排泄（14％）．
病態に応じた使用法：EGFR阻害薬に耐性後のEGFR T790M変異陽性非小細胞肺がんに対して有効性が証明（奏効率66％，PFS 9.7 カ月）．
注意すべき薬物相互作用・副作用
・相互作用：CYP3A4誘導薬との併用で血中濃度低下．
・副作用：発疹56％，爪の障害39％，下痢36％などが主．間質性肺疾患，QT間隔延長が起こりうるので十分な観察と適切な処置を行う．

ALK阻害薬

クリゾチニブ　ザーコリ®　カプセル 200・250 mg

- ALKチロシンキナーゼのATP結合部位に結合し酵素活性を阻害．
- 適応は*ALK*（未分化リンパ腫キナーゼ）融合遺伝子変異陽性の切除不能な進行・再発の非小細胞肺がん．
- 高い奏効が期待できるが，1年弱で半数の症例が耐性化する．耐性化には*L1196M*や*C1156Y*などの二次変異（ALKのゲートキーパー耐性変異）が関与している．
- 重度の腎機能障害（CCR < 30 mL/分）への投与は安全性が確立していない．
- 間質性肺炎合併例では慎重に適応を検討する．

代謝・排泄経路：肝代謝が主体．CYP3A4が主に関与．未変化体および代謝物の53％が糞中，一部が尿中排泄．

病態に応じた使用法

- *ALK* 融合遺伝子陽性:一次治療からの使用が推奨される.PS 不良に対して有効性が期待できる可能性はあるが,死亡例の報告もあり慎重に考慮.
- *ALK* 融合遺伝子陰性:有効性は確認されておらず,使用は推奨されない.

注意すべき薬物相互作用・副作用

- 相互作用:CYP3A 阻害薬との併用で血中濃度上昇.CYP3A 誘導薬(リファンピシンなど)との併用で血中濃度低下.QT 間隔延長を起こすことが知られている薬剤との併用にも注意.食事の影響は少なく食前・食後投与いずれでもよい.
- 副作用:重大な副作用として間質性肺炎,肝機能障害があり,死亡例もあるため注意.視覚障害の頻度は約 60% と高いが一過性で軽度なものが多い.自動車運転などの危険を伴う操作には注意するよう指導する.他には血液毒性,QT 延長症候群,末梢性浮腫.悪心・嘔吐など消化管症状は軽度で制吐薬の併用を考慮する.味覚障害を認める.

アレクチニブ塩酸塩　アレセンサ® カプセル 20・40・150 mg

- ALK チロシンキナーゼの ATP 結合部位に結合し,酵素活性を阻害.ALK のゲートキーパー耐性変異を起こしにくく無増悪生存期間も約 2 年と長期.また,副作用も少ない.
- クリゾチニブ耐性変異株に対しても腫瘍増殖抑制効果を認める(*in vitro*).
- 適応は *ALK* 融合遺伝子変異陽性の切除不能な進行・再発の非小細胞肺がん.
- 日本で創薬されたチロシンキナーゼ阻害薬でクリゾチニブに次ぐ 2 番目の ALK 阻害薬.2013 年 9 月に希少疾病用医薬品に指定された.
- 間質性肺炎合併例では慎重に適応を検討する.

代謝・排泄経路:肝代謝が主体.CYP3A4 が主に関与.未変化体および代謝物の 95% が糞中,一部が尿中排泄.

病態に応じた使用法

- *ALK* 融合遺伝子陽性:クリゾチニブ耐性後の有効性が明らかにされているが,一次治療からの使用も考慮してもよい.ただし,PS 低下患者に対しての使用のエビデンスは少なく慎重に検討する.
- *ALK* 融合遺伝子陰性:使用は推奨されない.

注意すべき薬物相互作用・副作用

- 相互作用:CYP3A 阻害薬との併用で血中濃度上昇.CYP3A 誘導薬(リファンピシンなど)との併用で血中濃度低下.食事の影響を避け空腹時の服用が望ましい.空腹時の目安は食事の 2 時間後以降,次の食事の 1 時間以上前.

2. 分子標的治療薬

- 副作用：重大なものは間質性肺炎，肝機能障害，白血球・好中球減少，消化管穿孔，血栓塞栓症．視覚障害や悪心・嘔吐・便秘など消化管症状はクリゾチニブに比して少なく軽度．他には，血中ビリルビン増加，AST 上昇，血中クレアチニン上昇，味覚障害や皮疹をおよそ 30% に認める．

セリチニブ　ジカディア® [カプセル] 150 mg

- 適応はクリゾチニブ抵抗性または不耐用の *ALK* 融合遺伝子変異陽性の切除不能な進行・再発の非小細胞肺がん．
- ALK チロシンキナーゼの ATP 結合部位に競合的に結合し，酵素活性を阻害．
- クリゾチニブ耐性例の奏効率は 37.1% だった（A2201 試験）．基礎では *C1156Y*, *L1196M* ゲートキーパー変異に有効であることが示されている．
- 脳転移病変への抗腫瘍効果が示唆されている．
- クリゾチニブ，アレクチニブに次ぐ 3 番目の ALK 阻害薬．2016 年 6 月に希少疾患用医薬品に指定された．
- 間質性肺炎合併例では慎重に適応を検討する．

代謝・排泄経路：肝代謝が主体．CYP3A4 が主に関与．91% が糞中排泄．
病態に応じた使用法
- *ALK* 融合遺伝子陽性：クリゾチニブ抵抗性または不耐用の *ALK* 融合遺伝子変異陽性で使用する．
- *ALK* 融合遺伝子陰性：使用は推奨されない．

注意すべき薬物相互作用・副作用
- 相互作用：食事の影響を受けるため，食事の前後 2 時間以内の服用を避ける．
- 副作用：悪心，下痢，嘔吐といった消化器症状の頻度が高く，食欲不振もある．重大な副作用としては，間質性肺炎や肝機能障害，QT 間隔延長，徐脈，下痢，高血糖，膵炎がある．

D　mTOR 阻害薬

エベロリムス

アフィニトール® [錠] 2.5・5 mg　[分散錠] 2・3 mg

- 哺乳類ラパマイシン標的蛋白質（mammalian target of rapamycin：mTOR）は，PI3K/AKT シグナル伝達経路の下流に存在し，シグナル伝達を促進するセリン/スレオニンキナーゼ．AKT をはじめとするシグナル伝達を活性化し，細胞増殖を促進，アポトーシスを阻害し，細胞の生存を調節する．

- mTOR阻害薬はFKBP-12（FK506結合蛋白質-12）と結合してmTOR活性を阻害する．
- mTOR阻害薬には，シロリムス（ラパマイシン；ラパリムス®）とその誘導体であるエベロリムス（アフィニトール®，サーティカン®），テムシロリムス（トーリセル®）がある．
- シロリムス，エベロリムスは投与後そのままの形で活性を持つが，テムシロリムスは生体内でエステラーゼを介してシロリムスに代謝され，mTOR阻害作用を示す．
- mTOR阻害薬には免疫抑制作用，平滑筋増殖抑制作用，がん増殖抑制作用がある．
- 3剤ともにほぼ共通の薬理作用，代謝・排泄経路，薬物相互作用・副作用があるが，適応症が異なる．
- 適応は根治切除不能または転移性の腎細胞がん（TKI不応例），膵神経内分泌腫瘍（高分化型または中分化型），手術不能または再発乳がん［エストロゲン受容体陽性かつHER2陰性で非ステロイド性アロマターゼ阻害薬（レトロゾールまたはアナストロゾール）に不応例］，結節性硬化症に伴う腎血管筋脂肪腫と上衣下巨細胞性星細胞腫（SEGA）．
- 併用禁忌：生ワクチン．
- 慎重投与：①肺に間質影を認める患者（間質性肺疾患が発症，重症化するおそれ），②肝機能障害のある患者（血中濃度が上昇するおそれ），③感染症を合併している患者（感染症が悪化するおそれ），④肝炎ウイルス，結核などの感染または既往を有する患者（再活性化するおそれ），⑤ACE阻害薬併用患者（血管神経性浮腫のリスクが高まるおそれ）．

薬理作用

①免疫抑制作用
- IL-2で刺激を受けたT細胞の増殖を抑制する．
- 海外ではシロリムスは免疫抑制薬として，腎移植における拒絶反応の予防で承認されている．
- エベロリムス（サーティカン®：0.25・0.5・0.75 mg錠）は，心移植や腎移植における拒絶反応の抑制の効能でわが国において承認されている．

②平滑筋増殖抑制作用
- 虚血性心疾患において，冠動脈ステント留置部の血管平滑筋細胞の増殖を抑制し，炎症を抑えることで内膜肥厚による再狭窄を予防する．
- シロリムス溶出型ステントがわが国において2004年に承認されている．

③がん増殖抑制作用
- 腎細胞がんなど多くのがんでmTOR経路の活性化を認める．
- mTOR阻害薬は，細胞周期の移行（とくにG1からS期）や血管新生を抑制することで細胞の生存・増殖を抑えアポトーシスを誘導する．

④リンパ管脈管筋腫症（lymphangioleiomyomatosis：LAM），腎血管筋脂肪腫（AML）に対する有効性
・結節性硬化症は *TSC* 遺伝子の変異により発生する．その部分症としての LAM，腎 AML などがある．
・LAM，AML では，*TSC* 遺伝子の変異により mTOR が恒常的に活性化している．そのため mTOR 阻害薬が有効となる．
・シロリムスの有効性を検証した CAST，MILES，MLSTS 試験は，LAM，AML，またはその両者を対象に実施され，LAM 患者における肺機能の改善や AML の縮小，安全性プロファイルが確認された．

代謝・排泄経路：肝代謝が主体，腸管でも代謝される．CYP3A4 が関与．代謝物のほとんどは糞中排泄，一部尿中排泄．

注意すべき薬物相互作用：CYP3A4 阻害薬との併用で血中濃度上昇．減量を考慮し，副作用発現に注意．一方，酵素誘導作用を有する薬剤との併用で血中濃度が低下し，作用減弱の可能性．併用する際は治療上の有益性を検討．

注意すべき副作用
・頻度が高いものは口内炎，血小板減少，間質性肺炎，貧血，腎障害，脂質異常，耐糖能異常など．
・Grade 3 以上の副作用が多いものは間質性肺炎，感染症，貧血など．
・間質性肺炎による死亡例の報告もあることから，定期的な画像と臨床症状のモニタリングは重要．
・mTOR 阻害薬投与中は免疫が抑制されるため，肺炎，アスペルギルス症，カンジダ症，B 型肝炎ウイルス再活性化（死亡例報告あり），結核再燃などの感染症リスクに十分注意が必要．
・口内炎は投与開始後早期からみられるが，Grade 1・2 がほとんどであり，口腔ケアなどの患者指導により症状軽減が可能．
・高血糖，耐糖能異常については HbA1c，空腹時血糖を測定し必要に応じて減量．
・脂質異常についても，血清コレステロールやトリグリセリドを測定し，食事療法やスタチン系薬の併用を行い，必要であれば減量．
・血小板減少は day 28 までに多い．投与中止もしくは減量で対処可能．
・腎機能障害については，アフィニトール®の市販後調査の結果を受けて添付文書の重大な副作用に追記されたことから，投与中は定期的に腎機能検査および尿検査を行う．
皮膚障害については手足・四肢や顔面・頭部に多くみられるが，症状は Grade 1・2 の軽度なものが多く，外用薬による薬物治療や休薬などで対処可能．

用 法：食直後または空腹時（食事の 1 時間以上前，食後 2 時間以降）のいずれか一定の条件で投与すること．

テムシロリムス

トーリセル® 注 1バイアル（1 mL）に25 mg含有（調整時の損失を考慮に入れ，実充填量は1.2 mLであるため注意）

- 適応は根治切除不能または転移性の腎細胞がん．
- 重度のinfusion reactionを予防するため，投与前に抗ヒスタミン薬を投与する．
- 投与に使用する輸液バッグや輸液セットには可塑剤としてDEHP［フタル酸ジ-(2-エチルヘキシル)］を含まないものを使用し，孔径5μm以下のインラインフィルターを使用して投与，調製後6時間以内に投与を終了する．

・基本事項は前述「エベロリムス」の項参照．
用　法：1日1回25 mg 日局生理食塩液250 mLを週1回，30〜60分で点滴静注．

シロリムス　ラパリムス® 錠 1 mg

- 適応はリンパ脈管筋腫症．

・基本事項は上述「エベロリムス」の項参照．
用　法：通常，成人には2 mgを1日1回経口投与．患者の状態により適宜増減するが，1日1回4 mgを超えない．

三 抗CD20抗体

リツキシマブ　リツキサン® 注 100 mg/10 mL，500 mg/50 mL

- 本剤の登場により，びまん性大細胞型B細胞リンパ腫（DLBCL）に対する治療成績が向上した．
- 補体依存性細胞傷害反応（CDC）や抗体依存性細胞傷害反応（ADCC）およびアポトーシス誘導によりCD20陽性細胞を傷害する．
- 適応はCD20陽性のB細胞性非ホジキンリンパ腫，免疫抑制状態下のCD20陽性の除細胞性リンパ増殖性疾患など．
- 初回投与時，腫瘍量が多い場合には腫瘍崩壊症候群を発症することがあるので注意を要する．
- 濾胞性リンパ腫の寛解後の維持療法として用いられる場合がある．
- 治療中もしくは治療後に，HBs抗原陽性あるいはHBs抗原陰性例の一部にB型肝炎ウイルス（HBV）再活性化によりB型肝炎が発症することが知られている．投与開始前には必ずB型肝炎関連検査を施行し，必要時には適切な対応をとる．

代謝・排泄経路：B リンパ球表面の CD20 抗体に結合して B リンパ球を傷害した後，傷害された B リンパ球とともに網内系細胞により処理され代謝される．

注意すべき薬物相互作用・副作用

- 相互作用：B 細胞障害作用があるため，生ワクチン，弱毒生ワクチンあるいは不活化ワクチン接種は，接種したワクチンに起因する感染症の発症する可能性，効果減弱の可能性があるため併用注意．また，ステロイドホルモンやその他免疫抑制効果を有する薬剤との併用も，感染症のリスクが増大する可能性があり注意．
- 副作用：発熱 64.3％，悪寒 34.4％，瘙痒 21.7％，頭痛 21％，ほてり 20.4％，血圧上昇 17.8％など，infusion reaction に伴うものが多い．頻度は低いが遅発性の好中球減少が起こることがある．

イブリツモマブ チウキセタン配合

ゼヴァリンイットリウム® (^{90}Y)
ゼヴァリンインジウム® (^{111}In) 〔静注用セット〕

- 放射性同位元素であるイットリウム–90（^{90}Y）とモノクローナル抗体（イブリツモマブ）を組み合わせた RI 標識抗体療法．
- CDC や ADCC による細胞傷害のほか，リンパ腫細胞に結合する抗体の ^{90}Y から放射されるベータ線によってリンパ腫細胞を傷害する．
- 適応（^{90}Y）は CD20 陽性の再発または難治性の低悪性度 B 細胞性非ホジキンリンパ腫，マントル細胞リンパ腫．本剤は異種蛋白であるため，1 回のみの治療となる．
- 本剤投与後に血小板減少が長く遷延することが多いため，通常の化学療法によりなるべく腫瘍量を減らした状態で，地固め療法的に投与することが効果的と考えられる．

代謝・排泄経路：本剤はマウス型標識抗体であるため，異種蛋白として認識され，網内系の細胞によって分解されるものと考えられる．

注意すべき薬物相互作用・副作用

- 相互作用：リツキシマブ同様 B 細胞障害作用があるため，生ワクチン，弱毒生ワクチンあるいは不活化ワクチン接種は，接種したワクチンに起因する感染症の発症する可能性，効果減弱の可能性があるため併用注意．ステロイドホルモンやその他免疫抑制効果を有する薬剤との併用についても，感染症のリスクが増大する可能性があり注意．
- 副作用：倦怠感 23.6％，頭痛 20.0％，便秘，口内炎，発熱（それぞれ 18.2％），悪心 16.4％，下痢・食欲不振 12.7％など．検査値異常はリンパ球減少，好中球減少，血小板減少，白血球減少（それぞれ 85.5％），赤血球減少 63.6％など．

オファツムマブ　アーゼラ®　注 100 mg/5 mL，1,000 mg/50 mL

- わが国では再発または難治性の CD20 陽性の慢性リンパ性白血病に対する単独投与のみが認められている．
- ヒト型 IgG1 κ モノクローナル抗体であり，慢性リンパ性白血病（CLL）などの CD20 陽性細胞に発現する CD20 分子中の小ループおよび大ループの一部をエピトープとして認識して特異的に結合し，CDC および ADCC を誘発することで CD20 陽性腫瘍細胞を破壊し，抗腫瘍効果を発揮する．
- infusion reaction が強く出る可能性があるため，抗ヒスタミン薬，ステロイドなどの先行投与を行う．また投与速度には十分な注意が必要である．

代謝・排泄経路：本剤は蛋白質であり，体内に広く存在する蛋白質分解酵素によって代謝されると考えられる．

注意すべき薬物相互作用・副作用

・相互作用：リツキシマブ同様に B 細胞障害作用があるため，生ワクチン，弱毒生ワクチンあるいは不活化ワクチン接種は，接種したワクチンに起因する感染症の発症する可能性，効果減弱の可能性があるため併用注意．ステロイドホルモンやその他免疫抑制効果を有する薬剤との併用についても，感染症のリスクが増大する可能性があり注意．

・副作用：infusion reaction 100％，好中球減少，白血球減少（それぞれ 66.7％），LDH 上昇 46.7％ など．

F 抗 CD33 抗体

ゲムツズマブオゾガマイシン　マイロターグ®　注 5 mg

- 細胞傷害作用を有する抗腫瘍性抗生物質である γ-カリケアマイシンの誘導体とヒト化抗 CD33 モノクローナル抗体を化学的に結合させた薬剤．
- 適応は再発または難治性の CD33 陽性の急性骨髄性白血病．
- 第Ⅲ相臨床試験（SWOG S0106 試験）では未治療の急性骨髄性白血病（AML）患者を対象に，標準的な初回寛解導入療法であるダウノルビシンとシタラビンの併用療法への本剤の併用効果および大量シタラビン療法による地固め療法後の本剤の追加投与の効果についていずれも有効性が認められず，逆に有害事象の発現率が本剤併用群で有意に高いと報告され，米国での承認は取り消しになった．
- 再発または難治性の AML は有効性のある薬剤が少ないため，わが国においては他の抗がん薬と併用しないという条件で承認されている（投与時に日本血液学会に患者登録を行い，適正使用を順守することが承認継続の条件）．

2. 分子標的治療薬

代謝・排泄経路：肝臓（主にグルタチオン S-トランスフェラーゼと CYP3A4），糞中（58.6%）排泄．

病態に応じた使用法：重度な肝障害，腎障害がある場合には慎重な投薬が必要であるが，用量の調整は必要ない．

注意すべき薬物相互作用・副作用

- 相互作用：本剤は CYP3A4 により代謝される可能性が示唆されているため，CYP3A4 により代謝を受ける，または阻害作用を有する薬剤（副腎皮質ホルモン，マクロライド系抗生物質，ケトライド系抗生物質，アゾール系抗真菌薬）と相互作用を生じる可能性がある．
- 副作用：骨髄抑制や上述の infusion reaction 以外に，造血幹細胞移植前後に投与をした場合に肝中心静脈閉塞症の頻度が増加する可能性がある．

G 抗 CCR4 抗体

モガムリズマブ　ポテリジオ® 注 20 mg/5 mL

- 抗 CC ケモカイン受容体 4 ヒト化モノクローナル抗体である．
- 適応は再発または難治性の CCR4 陽性の成人 T 細胞白血病（ATL），末梢性 T 細胞リンパ腫，皮膚 T 細胞性リンパ腫，初発未治療の CCR4 陽性 ATL．
- 抗体を構成する糖鎖の 1 種類であるフコースを減少させ ADCC を増強する POTELLIGENT®（ポテリジェント）という技術を用いた初の抗体製剤．

病態に応じた使用法：重度な肝障害，腎障害がある場合には慎重な投薬が必要であるが，用量の調節は必要ない．

注意すべき薬物相互作用・副作用

- 相互作用：不活化ワクチンを接種しても期待した効果が得られない可能性や，生ワクチンを接種した場合に接種したワクチンに起因する感染症が発症する可能性がある．
- 副作用：リンパ球減少をはじめとする骨髄抑制以外に，infusion reaction 58.8%，発熱 56.3%，肝機能障害 26.3～31.3%，発疹 23.8%，HBV による劇症肝炎 1.3%，腫瘍崩壊症候群 1.3%，間質性肺疾患 1.3%，高血糖 2.5%．また同種造血幹細胞移植は ATL の根治療法として期待されているが，Treg 細胞が CCR4 を発現しているため移植前に本剤を投与した場合に重度の移植片対宿主病を合併する可能性がある．

ABL 阻害薬

イマチニブメシル酸塩　グリベック® 錠 100 mg

- bcr-Abl, v-abl, c-abl, PDGF 受容体および c-kit チロシンキナーゼ活性を選択的に阻害する.
- 適応は慢性骨髄性白血病（CML），KIT（CD117）陽性消化管間質腫瘍（GIST），フィラデルフィア染色体陽性急性リンパ性白血病（ALL），*FIP1L1-PDGFR* α 融合遺伝子陽性の慢性好酸球性白血病/好酸球増多症候群（CEL/HES）.

代謝・排泄経路：肝臓（主に CYP3A4），糞中（68 %）および尿中（13 %）排泄.

病態に応じた使用法

- 高齢者や合併症を有するフィラデルフィア染色体陽性 ALL の場合は化学療法と併用せずにイマチニブとプレドニゾロンで寛解導入療法を行う.
- 腎機能障害がある場合は，CCR ≧ 20 mL/ 分であれば減量の必要はないが，浮腫の発現頻度が高いため注意が必要．CCR 20 mL/ 分未満であれば 100 mg/ 日に減量する.
- 肝機能障害がある場合は，米国においては Child-Pugh 分類 C の高度障害を認める場合は 25 %減量する.
- *T315I* などのイマチニブ耐性となる変異が出現することがある.

注意すべき薬物相互作用・副作用

- 相互作用：CYP3A4 阻害薬または CYP3A4 代謝薬との併用で血中濃度上昇．CYP 誘導薬との併用で血中濃度低下．本剤は CYP3A4/5，CYP2D6 および CYP2C9 代謝薬の血中濃度を上昇させる.
- 副作用：骨髄抑制以外に，肝機能障害 3〜4 %，体液貯留傾向 19 %，発疹・かゆみ 29 %，筋痙攣・筋肉痛 11 %，悪心・嘔吐・下痢 13 %など.

ニロチニブ塩酸塩水和物　タシグナ® カプセル 150・200 mg

- イマチニブと同様に bcr-Abl, v-abl, c-abl, PDGF 受容体および c-kit チロシンキナーゼ活性を選択的に阻害.
- 適応は慢性期または移行期の慢性骨髄性白血病（CML）.
- Abl との結合様式を適正化することにより，Abl に対する親和性がイマチニブよりも向上するように設計され，イマチニブと比較し約 20 倍以上の bcr-abl の自己リン酸化，細胞増殖阻害活性を示す．またイマチニブに対して耐性である *T315I* 以外の P-loop 変異に対しても有効性が認められる.
- 初発慢性期 CML に対してイマチニブより強い bcr-abl の自己リン酸化，細胞増殖阻害活性を有するニロチニブを用いることで，より速やかな細胞遺伝学的寛解導入にて薬剤耐性クローンの発生を抑制

- し予後の改善に繋がる可能性がある.
- イマチニブやダサチニブに対して不耐用の場合は,副作用が異なるニロチニブが有効なこともある.

代謝・排泄経路:肝臓(主に CYP3A4),糞中(93％)排泄.

病態に応じた使用法
- 腎機能障害がある場合に減量の必要はない.
- 米国では軽度から中等度(Child-Pugh 分類 A・B)の肝機能障害が認められるときは,初回 300 mg を 1 日 2 回とし,忍容性があれば 400 mg を 1 日 2 回に増量する.重度(Child-Pugh 分類 C)の肝機能障害が認められるときは初回 200 mg を 1 日 2 回とし,忍容性があれば 400 mg を 1 日 2 回に増量する.

注意すべき薬物相互作用・副作用
- 相互作用:CYP3A4 阻害薬または CYP3A4 代謝薬との併用で血中濃度上昇.CYP 誘導薬との併用で血中濃度低下(前述「イマチニブ」と同様).本剤は副作用として QT 間隔延長をきたすため,抗不整脈薬や QT 間隔延長を起こすおそれのある他の薬剤(クラリスロマイシン,ハロペリドール,モキシフロキサシン,ベプリジル,ピモジドなど)の併用に注意.プロトンポンプ阻害薬などの胃内 pH を上昇させる薬剤は本剤の吸収が低下するおそれがある.
- 副作用:骨髄抑制以外に,発疹 31％,瘙痒 26％,悪心 25％,倦怠感 20％,頭痛 18％,下痢・嘔吐・便秘 12〜13％,筋肉痛 12％など.

ダサチニブ水和物　スプリセル® 錠 20・50 mg

- 当初は Src 阻害薬として開発された薬剤であるが,bcr-abl,c-kit,PDGF 受容体などのキナーゼドメインにおいても ATP 競合的にキナーゼ活性を阻害する multi-target チロシンキナーゼ阻害薬である.
- 慢性期または移行期の CML に対する標準治療薬剤の 1 つ.再発または難治性のフィラデルフィア染色体陽性急性リンパ性白血病にも適応あり.
- イマチニブと比較し約 300 倍以上の bcr-abl の自己リン酸化,細胞増殖阻害活性を示す.またイマチニブに対して耐性である *T315I* 以外の P-loop 変異に対しても有効性が認められる.
- 初発慢性期 CML に対してイマチニブより強い bcr-abl の自己リン酸化,細胞増殖阻害活性を有するダサチニブを用いることで,より速やかな細胞遺伝学的寛解導入により薬剤耐性クローンの発生を抑制し予後の改善に繋がる可能性がある.
- イマチニブやニロチニブに対して不耐用の場合は,副作用が異なるダサチニブが有効なこともある.

代謝・排泄経路:肝臓(主に CYP3A4),糞中(85％)および尿中(4％)

排泄.
病態に応じた使用法
・高齢者や合併症を有するフィラデルフィア染色体陽性 ALL の場合は,化学療法と併用せずにダサチニブとプレドニゾロンで寛解導入療法を行う.ただし初発症例にはわが国では保険適用がない.
・腎機能障害時や肝機能障害時に減量は必要ないとされている.

注意すべき薬物相互作用・副作用
・相互作用:CYP3A4 阻害薬または CYP3A4 代謝薬との併用で血中濃度が上昇.CYP 誘導薬との併用で血中濃度低下(前述「イマチニブ」と同様).本剤はニロチニブと同様に副作用として QT 間隔延長をきたすため,抗不整脈薬や QT 間隔延長を起こすおそれのある他の薬剤の併用に注意.プロトンポンプ阻害薬などの胃内 pH を上昇させる薬剤は本剤の吸収が低下するおそれがある.
・副作用:骨髄抑制以外に,頭痛 32%,下痢 23%,倦怠感 21%,悪心・嘔吐 7〜18%,呼吸困難 13%,発疹 13%,胸水 10%,消化管出血 1% など.

プロテアソーム阻害薬

ボルテゾミブ ベルケイド® 注 3 mg

- がん細胞のプロテアソームを可逆的に阻害し,プロテアソームで分解されるべき蛋白が細胞内で蓄積することで多彩な作用を示す[NF-κB を抑制する IκB の分解阻害(NF-κB 活性化阻害)によるアポトーシス誘導,血管新生の抑制,がん抑制遺伝子産物 p53 の分解阻害,アポトーシス促進遺伝子(NOX など)の発現誘導,骨髄腫細胞とストローマとの接着阻害によるサイトカイン(IL-6 など)の分泌抑制,小胞体ストレスによるアポトーシス誘導,骨破壊の抑制,骨形成の促進など].
- 適応は多発性骨髄腫,マントル細胞リンパ腫.
- 投与前には,重篤な合併症(感染症,肺・心機能障害など)がないこと,胸部画像検査など(X 線,CT,SpO$_2$,KL-6,SP-D,SP-A)で肺間質性病変がないことを確認する.

代謝・排泄経路:主な代謝経路は脱ホウ素化であり,CYP3A4 などの基質だが,排泄経路は特定されていない.
病態に応じた使用法:移植適応患者・治療初期には週 2 回,高齢者には週 1 回の皮下投与が基本となる.
注意すべき薬物相互作用・副作用
・相互作用:本剤と CYP3A4 の基質,阻害薬または誘導薬との併用時は注意.CYP3A4 阻害薬(ケトコナゾールなど)で本剤の代謝が阻害,CYP3A4 誘導薬(リファンピシンなど)で本剤の代謝が促進される.

2. 分子標的治療薬

・副作用：主に血球減少（リンパ球・白血球・好中球・血小板 95〜99％，貧血 66％），食欲不振 56％，下痢 56％，発疹 56％，便秘 52％，悪心 50％，投与後翌日にかけての発熱 30％など．血小板減少時には減量あるいは中止（2.5 万／μL 未満）する．重篤なものは，肺・心障害，末梢神経障害，イレウス，腫瘍崩壊症候群などがある．帯状疱疹，B 型肝炎再活性化にも注意．わが国における肺障害は 2.3％，肺障害による死亡率は 0.17％と当初の報告より低い．

血管新生阻害薬

ベバシズマブ（BEV）

アバスチン® 100 mg/4 mL，400 mg/16 mL

- 血中 VEGFR に特異的に結合し，血管内皮細胞の VEGFR への結合を阻害することにより血管新生を抑制．
- 適応は，治癒切除不能な進行・再発の結腸・直腸がん，扁平上皮がんを除く切除不能な進行・再発の非小細胞肺がん，手術不能または再発乳がん，卵巣がん，悪性神経膠腫．
- 大腸がん：初回，二次治療における化学療法への上乗せで PFS，OS が延長．
- 肺がん：初回治療におけるカルボプラチン・パクリタキセル（CBDCA/PTX）療法との併用で PFS，OS が延長．
- 乳がん：初回治療における PTX との併用で PFS が延長．
- 卵巣がん：初回治療における CBDCA/PTX 療法との併用で PFS が延長．
- 悪性神経膠腫：初回治療における放射線照射およびテモゾロミドとの併用で PFS が延長．
- 喀血の既往のある患者には禁忌．消化管穿孔，創傷治癒遅延による合併症，出血，血栓塞栓症のリスクのある患者，および高血圧症，重篤な心疾患のある患者への投与は慎重に行う．

注意すべき副作用

・好中球減少 24.7％，白血球減少 24.5％，出血 19.4％，高血圧 17.9％，神経毒性 16％などが主．ショック，アナフィラキシー，消化管穿孔，血栓塞栓症，高血圧性脳症（クリーゼ），可逆性後白質脳症症候群，間質性肺炎などの重篤な副作用の発生に注意．

ソラフェニブトシル酸塩　ネクサバール® 200 mg

- c-Raf，b-Raf セリン・スレオニンキナーゼ活性と c-Kit，Flt-3，Ret，VEGFR1-3，PDGFR-β チロシンキナーゼ活性を阻害．
- 適応は，根治切除不能または転移性の腎細胞がん，切除不能な肝細

- 胞がん，根治切除不能な分化型甲状腺がん．
- 腎細胞がん（淡明細胞がん優位）の二次治療のレジメンの１つ．
- 肝細胞がんにおける唯一の標準治療レジメン．
- 腎細胞がん：二次治療においてプラセボ群と比較し PFS が有意に延長（サイトカイン療法後：カテゴリー 1，分子標的治療薬後：カテゴリー 2A）．
- 肝細胞がん：初回治療の Child-Pugh 分類 A 患者に対し，プラセボ群と比較し有意な OS の延長が報告．
- 抗がん薬や肝細胞がん局所療法との併用の有効性および安全性は未確立．
- 重度の肝機能障害，高血圧症，血栓塞栓症既往，脳転移合併および高齢患者へは慎重投与．

代謝・排泄経路：CYP3A4 による酸化的代謝と UGT1A9 によるグルクロン酸抱合により代謝．大部分は糞中排泄（77％），一部尿中（19％）排泄．
病態に応じた使用法：重度の肝機能障害（Child-Pugh 分類 C）のある患者への投与は慎重に行う．

注意すべき薬物相互作用・副作用

・相互作用：高脂肪食摂取後の内服で血中濃度低下．CYP3A4 誘導薬併用により血中濃度低下．イリノテカン，パクリタキセル，カルボプラチン，ドセタキセル，カペシタビンとの併用に注意．ワルファリン INR 上昇の報告．
・副作用：手足症候群 67％，脱毛 55％，下痢 53％，発疹・皮膚落屑 45％ などが主．急性肺障害，間質性肺炎は重篤な副作用の１つで発症に注意．

スニチニブリンゴ酸塩　スーテント® カプセル 12.5 mg

- VEGFR1-3，PDGF α・β，KIT，FLT3 のチロシンキナーゼ ATP 結合部位を競合的に阻害．
- 適応は，根治切除不能または転移性の腎細胞がん，イマチニブ抵抗性の消化管間質腫瘍（GIST），膵神経内分泌腫瘍（NET）．
- 進行性腎細胞がん（淡明細胞がん優位）の初回治療のレジメンの１つ．
- イマチニブ抵抗性 GIST に対する推奨レジメンの１つ．
- 腎細胞がん：初回治療において，IFN α -2a 群と比較し PFS が有意に延長．
- イマチニブ抵抗性 GIST 患者：有意な OS 延長が報告．
- 高分化型 NET 患者：有意な PFS 延長が報告．
- QT 間隔延長または既往患者には原則禁忌．骨髄抑制，高血圧，脳転移，甲状腺機能障害，重度肝障害，心疾患，脳血管障害，肺塞栓症合併患者への投与は慎重に行う．

2. 分子標的治療薬

代謝・排泄経路：CYP3A4により代謝．糞中排泄（61％）が主で一部尿中（16％）に排泄．
病態に応じた使用法：重度の肝機能障害（Child-Pugh分類C）のある患者への投与は慎重に行う．
注意すべき薬物相互作用・副作用
- 相互作用：CYP3A4阻害薬との併用で血中濃度が上昇．CYP3A4誘導薬との併用で血中濃度が低下．
- 副作用：血小板減少83％，好中球減少80％，白血球減少79％，皮膚変色73％，手足症候群69％，食欲不振67％，疲労63％，下痢63％などが主．重篤な心障害による死亡例や可逆性後白質脳症症候群の報告もあり．

サリドマイド（THAL）　サレド®　カプセル 25・50・100 mg

- 血管新生抑制，炎症性サイトカイン産生抑制などの作用を有する．
- 再発・難治性の多発性骨髄腫（MM）の救援療法に使用される薬剤の1つ．
- 適応は，再発・難治性のMM，らい性結節性紅斑．
- 再発・難治性MM：奏効率は単剤で約30％，デキサメタゾン（DEX）併用で約50％．
- 高齢患者での大量DEX併用は感染症や血栓症のリスクあり，年齢に応じた減量を考慮．
- 催奇形性あり妊婦には禁忌．精液移行あり，投与終了後4週間性交渉禁止．
- 深部静脈血栓症（DVT）のリスクを有する患者，HIV患者には慎重投与．DVT予防に低用量アスピリン内服が推奨．

代謝・排泄経路：非酵素的な加水分解を受け，大部分は尿中に排泄．
注意すべき薬物相互作用・副作用
- 相互作用：中枢神経抑制薬，フェノチアジン系薬，モルヒネ誘導体，ベンゾジアゼピン系薬，アルコール，抗うつ薬，交感神経遮断薬，ヒスタミンH_1受容体遮断薬，バクロフェン，ビンクリスチン，ジダノシン，ドキソルビシン，DEX，経口避妊薬との併用に注意．
- 副作用：発疹，末梢神経障害，消化管障害，眠気などが主．

レナリドミド水和物（LEN）

レブラミド®　カプセル 2.5・5 mg

- サリドマイド誘導体で，サイトカイン産生調節作用，造血器腫瘍細胞に対する増殖抑制作用および血管新生阻害作用を有する．
- 再発・難治性のMMの救援療法に使用される薬剤の1つ．
- 適応は，再発または難治性のMM，5番染色体長腕部欠失を伴う骨髄異形成症候群．

- 再発・難治性 MM：デキサメタゾンと併用で無増悪期間（TTP），OS が延長.
- 骨髄異形成症候群：赤血球輸血依存からの離脱率 56％.
- 催奇形性あり妊婦には禁忌．精液移行あり，投与終了後 4 週間性交渉禁止．
- 腎機能障害，DVT，骨髄抑制患者と高齢者は慎重投与．DVT 予防に低用量アスピリン内服が推奨．

代謝・排泄経路：代謝は未変化体での排泄がほとんどで，大部分は尿中に排泄．

病態に応じた使用法：腎機能障害のある患者への投与は慎重に行う．

注意すべき薬物相互作用・副作用

- 相互作用：高脂肪食摂取前後を避けて投与（AUC および Cmax 低下の報告）．ジキタリス製剤との併用に注意．
- 副作用：好中球減少症 38％，疲労 26％，便秘 22％，筋痙攣 20％，不眠症 18％，血小板減少症 18％，無力症 17％ などが主．サリドマイドに比べ，末梢神経障害，消化器症状，精神神経症状などの副作用が少ない．

アキシチニブ　インライタ®　錠 1・5 mg

- VEGFR1-3 および PDGFR α・β，c-Kit のチロシンキナーゼのリン酸化を阻害．
- 腎細胞がん（淡明細胞がん優位）の二次治療のレジメンの 1 つ．
- 適応は根治切除不能または転移性の腎細胞がん．
- 二次治療：ソラフェニブに比べ PFS が 2 ヵ月延長．
- 高血圧，甲状腺機能障害，血栓塞栓症，脳転移，肝機能障害合併患者へは慎重投与．

代謝・排泄経路：主に CYP3A4/5 にて代謝され，糞便および尿中に排泄．

注意すべき薬物相互作用・副作用

- 相互作用：CYP3A4/5 活性阻害薬との併用で血中濃度が上昇．CYP3A4/5 誘導薬との併用で血中濃度が低下．
- 副作用：下痢 55％，高血圧 40％，倦怠感 39％，悪心 32％，嘔吐 24％，甲状腺機能低下症 19％ などが主．ソラフェニブに比べ，高血圧，甲状腺機能低下症は多く，手足症候群，脱毛，皮疹は少ない．

レゴラフェニブ水和物　スチバーガ®　錠 40 mg

- VEGFR1-3，TIE2，PDGFR，KIT，RET などのチロシンキナーゼリン酸化を阻害．
- 既承認標準治療後の大腸がんに対する新たな治療選択肢の 1 つ．
- 適応は，治癒切除不能な進行・再発の結腸・直腸がん，化学療法（イマチニブおよびスニチニブ）後に増悪した GIST．

2. 分子標的治療薬

- 大腸がん：既治療不応症例で OS 延長が示されたが，病状安定化［病状安定化率効果判定基準（DCR）41％］が主たる効果．
- GIST：イマチニブおよびスニチニブ治療後症例で PFS 延長の報告．
- 肝機能障害，高血圧症，脳転移，血栓症合併および高齢患者へは慎重投与．

代謝・排泄経路：CYP3A4 およびグルクロン酸転移酵素（UGT）1A9 により代謝され，大部分が糞中（71％），一部グルクロン酸抱合体として尿中（19％）に排泄．

病態に応じた使用法：重度の肝機能障害のある患者への投与は慎重に行う．

注意すべき薬物相互作用・副作用

- 相互作用：空腹時または高脂肪食摂取後投与は避ける（Cmax と AUC 低下の報告）．ワルファリン（CYP2C9 基質），ミダゾラム（CYP3A4 基質），オメプラゾール（CYP2C19 基質）との併用に注意．
- 副作用：手足皮膚症候群 45％，下痢 35％，食欲減退 30％，疲労 29％，発声障害 28％，高血圧 28％，発疹 23％などが主．Grade 3 以上の手足皮膚症候群の頻度が高く，早期の適切な対応が重要．劇症肝炎や間質性肺炎で死亡の報告があり，注意喚起がなされた．

パゾパニブ塩酸塩　ヴォトリエント® 200 mg

- VEGFR1-3，PDGR α・β，c-kit チロシンキナーゼのリン酸化を阻害．
- 腎細胞がん（淡明細胞がん優位）の初回治療，二次治療（サイトカイン療法後）の選択肢の１つ．
- 既治療歴の軟部肉腫に対する新規治療選択肢の１つ．
- 適応は，根治切除不能または転移性の腎細胞がん，悪性軟部腫瘍．
- 腎細胞がん：初回治療において PFS 延長およびスニチニブに対する非劣性が証明．二次治療（サイトカイン療法後）においても有効性が証明．
- 悪性軟部腫瘍：PFS 延長の報告．
- 腎機能障害，高血圧，心機能障害，QT 間隔延長，血栓塞栓症，中等度肝障害，脳転移，肺転移合併患者へは慎重投与．

代謝・排泄経路：CYP3A4，CYP1A2 および 2C8CYP3A4 により代謝され，大部分が糞中（82％），一部尿中（3％）に排泄．

病態に応じた使用法：中等度以上の肝機能障害のある患者への投与は慎重に行う．

注意すべき薬物相互作用・副作用

- 相互作用：食後または脂肪食摂取後の投与は避ける（Cmax と AUC 上昇の報告）．ミダゾラム（CYP3A4 基質），デキストロメトルファン

（CYP2D6基質）との併用に注意.
- 副作用：下痢54％, 疲労53％, 悪心48％, 高血圧39％, 毛髪色素脱失39％, 食欲不振34％, 体重減少30％などが主. スニチニブに比べトランスアミナーゼ上昇の頻度は高い.

ラムシルマブ　サイラムザ®　点滴静注液 100・500 mg

- 血管内皮細胞に特異的に発現する VEGFR-2 を標的とする抗 VEGFR-2 モノクローナル抗体である血管新生阻害薬.
- 適応は治癒切除不能な進行・再発の胃がんおよび結腸・直腸がん, 進行非小細胞肺がん.
- 胃がん：二次治療で OS が延長.
- 大腸がん：二次治療で FOLFIRI 療法との併用で OS が延長.
- 動脈血栓塞栓症, 重度の消化管出血および消化管穿孔の発現に注意.

注意すべき副作用：腹痛28.8％, 高血圧16.1％, 下痢14.4％などが主. 血栓塞栓症, infusion reaction, 消化管穿孔, 出血, うっ血性心不全, ネフローゼ症候群, 可逆性後白質脳症症候群, 創傷治癒障害, 間質性肺炎などの重篤な副作用の発生に注意.

免疫チェックポイント阻害薬

ニボルマブ　オプジーボ®　注 20 mg/2 mL, 100 mg/10 mL

- PD-1 は免疫チェックポイントといわれる過剰な免疫を抑える機構の1つである. T リンパ球の表面に発現し, その働きを抑えるブレーキ役を果たす.
- がん細胞の表面には PD-1 のリガンドである PD-L1 が発現している. PD-L1 が PD-1 に結合すると, 伝達経路を介して免疫寛容を獲得し, 腫瘍細胞が増殖する.
- ニボルマブは世界初のヒト PD-1 に対するヒト型 IgG4 モノクローナル抗体であり, PD-1 と PD-L1 との結合を阻害し, がん細胞により不応答になった抗原特異的 T 細胞を回復・活性化させ, 抗腫瘍効果を示す.
- 適応は根治切除不能な悪性黒色腫, 切除不能な進行再発非小細胞肺がん.

代謝・排泄経路

- 代謝に関する検討はなされていないが, ヒト型モノクローナル抗体（IgG4）であることから, 生体内ではペプチドおよびアミノ酸に分解されると考えられる.
- 排泄に関する検討はなされていないが, 内因性 IgG 抗体と同様にペプ

2. 分子標的治療薬

チドおよびアミノ酸に分解された後に排泄されるか，生体内の蛋白質やペプチドに再利用され取り込まれると考えられる．

注意すべき薬物相互作用・副作用

- 相互作用：生ワクチン・弱毒生ワクチン・不活化ワクチンの併用により，T 細胞活性化作用による過度の免疫反応を起こす可能性がある．
- 副作用：主に瘙痒症 31.4％，白血球数減少 17.1％，甲状腺機能低下症 14.3％，AST 増加 14.3％，ALT 増加 11.4％など．甲状腺機能障害には投与開始前および投与期間中は定期的に甲状腺機能検査を実施する．その他の重大な副作用として間質性肺疾患 2.9％，infusion reaction に注意．

イピリムマブ　ヤーボイ® 注 50 mg/10 mL

- T 細胞の活性化により，がん細胞を認識して細胞死へと導くが，T 細胞には活性化を抑制する分子である CTLA-4 が存在する．
- CTLA-4 の作用により T 細胞の活性化が抑制され，がん細胞を適切に排除できなくなり，CTLA-4 の作用を抑制すれば，免疫細胞を活性化できるようになる．
- イピリムマブは，CTLA-4 を標的としたヒト型抗ヒト CTLA-4 モノクローナル抗体であり，CTLA-4 免疫チェックポイント阻害薬である．CTLA-4 の働きを阻害することにより，免疫応答をコントロールし，腫瘍抗原特異的な T 細胞の活性化と増殖を促進させることにより，腫瘍増殖を抑制する．
- 適応は根治切除不能な悪性黒色腫．

代謝・排泄経路：本剤の代謝・排泄に関する検討はされていないが，ヒト型モノクローナル抗体であることより，生体内で低分子のペプチドやアミノ酸に分解された後，再利用されると考えられている．

注意すべき副作用

- 主な副作用：下痢 27％，瘙痒症 24％，疲労 24％，悪心 24％，発疹 19％など．
- 重篤な副作用：大腸炎 7％，消化管穿孔 1％，重度な下痢 4％，ALT/AST 増加 3％，中毒性表皮壊死融解症 1％ 未満，下垂体炎 1％，下垂体機能低下症 1％，甲状腺機能低下症 1％，副腎機能不全 1％，その他，間質性肺疾患や infusion reaction に注意が必要である．

その他の分子標的治療薬

トレチノイン（ATRA）　ベサノイド® カプセル 10 mg

- ビタミン A 誘導体の一種．レチノイン酸のうち二重結合がすべてトランス型をとった，オールトランス異性体（全トランス型レチノイン酸）である．

- 適応は急性前骨髄球性白血病（APL）．APL は t(15;17)(q22;q12) 転座によるレチノインレセプターαの異常から生じる分化障害が白血病発症の重要な機序であり，高用量の全トランス型レチノイン酸は APL 細胞を分化誘導し治療効果をもたらす．
- 寛解後療法以降の維持療法として，トレチノインの間欠的投与（45 mg/m^2 を分 3 内服，15 日間，3 ヵ月ごと）は再発率低下に有効である．投与方法は，連日投与よりも間欠的投与の方が副作用の頻度が少なく，feasibility は高い可能性がある．6-MP/MTX による化学療法も有効であり，トレチノインと併用することにより効果が増強される可能性がある．

代謝・排泄経路：肝代謝，糞便排泄 31.2％，尿中排泄 63.1％．
病態に応じた使用法：腎機能障害がある場合には，腎機能障害を重篤化する可能性があり慎重に投与する必要がある．またトレチノインは透析性がない．

注意すべき薬物相互作用・副作用
・相互作用：フェニトインの血中濃度が上昇，トラネキサム酸などアプロチニン製剤を併用した患者で血栓症を発現し，重大な転帰をたどったとの報告がある．アゾール系抗真菌薬で作用増強．
・副作用：血中トリグリセライド増加 14％，レチノイン酸症候群 12.3％，ALT（GPT）増加 9.2％，AST（GOT）増加 9％，発熱 5.8％，血栓症 0.4％，血管炎，錯乱など．

タミバロテン　アムノレイク® 錠 2 mg

- トレチノイン治療後に再発をした急性前骨髄球性白血病（APL）に対して分化誘導療法に用いる分子標的治療薬．
- 適応は再発または難治性の APL．
- 新規に合成されたレチノ安息香酸（レチノイド）であり，従来のレチノイドに比べるとより親水性でより強い分化誘導活性を示す．

代謝・排泄経路：肝代謝，糞便排泄 99.7％，尿中排泄 1.7％．
病態に応じた使用法：重度の肝機能障害，腎機能障害がある場合には慎重な投薬が必要だが，用量の調整に関しては報告はない．

注意すべき薬物相互作用・副作用
・相互作用：CYP3A4 誘導薬との併用で血中濃度低下．CYP3A4 阻害薬との併用で血中濃度増加．制酸薬で本剤の吸収が増加するおそれがある．
・副作用：血中トリグリセリド増加 70.7％，発疹 51.2％，血中コレステロール増加 46.3％，LDH 増加 36.6％，骨痛 26.8％，AST 増加 22％，ALP 増加 22％，発熱 19.5％，レチノイン酸症候群 5％以上など．

ボリノスタット ゾリンザ® カプセル 100 mg

- HDAC（ヒストン脱アセチル化酵素）阻害薬．がん抑制遺伝子などの転写を活性化することにより腫瘍細胞の細胞死を引き起こすと考えられている．ゲノム修飾薬（エピジェネティック）．
- 適応は皮膚T細胞性リンパ腫．投与が推奨される疾患は菌状息肉症またはセザリー症候群で全身療法の治療歴があり，Stage ⅡB 以上．希少疾患が対象となる．
- 実際には皮膚科専門医が診断し治療することがほとんどである．
- 血中ビリルビンが基準値の3倍ある患者は禁忌．

代謝・排泄経路：グルクロン酸抱合と加水分解後のβ-酸化で代謝される．CYP450を介さないとされている．非活性代謝産物が尿中に排泄される．

注意すべき薬物相互作用・副作用
- 相互作用：ワルファリン，バルプロ酸は併用注意．
- 副作用：主に塞栓症，血小板減少症，貧血，脱水，高血糖，腎不全であり，定期的にCre, BUN, Na, Cl, Mg, 血糖，血算，FDP, D-ダイマーを測定することが望ましい．

ルキソリチニブリン酸塩 ジャカビ® 錠 5 mg

- Jak1, Jak2阻害薬．
- 適応は骨髄線維症（原発，二次性）．国際予後判定システム（IPSS）などの予後予測因子をもとに投与適応を決める．IPSSの中間-2とハイリスクが治療対象．
- 腎機能障害（GFR＜30），肝機能障害，感染症のある患者，高齢者は慎重投与．

代謝・排泄経路：肝臓CYP3A4によって代謝され，活性代謝物が尿中に排泄される．
病態に応じた使用法：*Jak2V617F*変異があってもなくても脾臓は縮小するが，陽性例の方がやや効果が出やすい傾向がある．

注意すべき薬物相互作用・副作用
- 相互作用：CYP3A4阻害作用のあるイトラコナゾール，クラリスロマイシン，フルコナゾール，エリスロマイシン，シプロフロキサシン，シメチジン，リファンピシンは併用注意．
- 副作用：主に貧血と血小板減少など．血小板数が5万を切ったら投与中止し休薬する．貧血が進行したら減量などを考慮．感染症に罹患しやすい可能性があり，結核，HBV再活性化，進行性多巣性白質脳症（PML），帯状疱疹などの報告あり．その他，出血，間質性肺炎，肝機能障害，心不全，高血圧の報告もある．

第3章. がん薬物療法に使用する薬剤事典

3 アルキル化薬

シクロホスファミド水和物（CPA, CPM）

エンドキサン®　錠 50 mg　注射用 100・500 mg

- ナイトロジェンマスタード系の抗がん薬．プロドラッグであり，投与後生体内で活性化されて抗腫瘍作用を示す．
- 幅広い悪性腫瘍への適応があり（多発性骨髄腫，悪性リンパ腫，白血病，肺がん，乳がん，子宮頸がん，子宮体がん，卵巣がん，咽頭がん，胃がん，膵がん，肝がん，大腸がん，神経腫瘍，骨腫瘍など），自覚的・他覚的症状の寛解が認められている．
- 錠剤は容易に消化管から吸収される速溶錠の製剤である．
- 大量投与時は，出血性膀胱炎予防のために補液とメスナの併用が必要．
- 褐色細胞腫治療では，高血圧クリーゼ予防のために治療前にα遮断薬などの投与が必要．

代謝・排泄経路：主に肝代謝酵素 CYP2B6 で代謝され活性化．主に尿中排泄．

注意すべき薬物相互作用・副作用

・相互作用：ペントスタチンとの併用で心毒性の増強（併用禁忌）．他の抗がん薬，アロプリノール，放射線照射との併用で骨髄抑制などの副作用増強．フェノバルビタールは本剤の作用増強．副腎皮質ホルモン，クロラムフェニコール，チオテパは本剤の作用減弱．インスリン，オキシトシン，脱分極性筋弛緩薬により併用薬剤の作用増強．バソプレシンの作用減弱．アントラサイクリン系薬は心筋障害増強．

・副作用：骨髄抑制，悪心・嘔吐，脱毛など．ショック，アナフィラキシー，出血性膀胱炎，排尿障害，イレウス，間質性肺炎，心筋障害，心不全，心タンポナーデ，心膜炎，抗利尿ホルモン不適合分泌症候群，中毒性表皮壊死融解症，皮膚粘膜眼症候群，肝機能障害，黄疸，急性腎不全などの報告もある．

イホスファミド（IFM）　**イホマイド®**　注射用 1 g

- シクロホスファミドの構造異性体．
- ナイトロジェンマスタード系の抗がん薬．プロドラッグであり，投与後生体内で活性化されて抗腫瘍作用を示す．

3. アルキル化薬

- 骨軟部肉腫，子宮がん，再発胚細胞腫瘍の標準治療薬．
- 適応は小細胞肺がん，前立腺がん，子宮頸がん，骨肉腫，再発または難治性の胚細胞腫瘍，悪性リンパ腫．
- 血性膀胱炎予防のために，大量の水分補給と尿のアルカリ化，メスナ併用を行う．

代謝・排泄経路：主に肝代謝酵素 CYP3A4 で代謝．主に尿中排泄．

注意すべき薬物相互作用・副作用

・相互作用：ペントスタチンとの併用で心毒性出現（併用禁忌）．他の抗がん薬，アロプリノール，放射線照射との併用で骨髄抑制など増強．フェノバルビタールは本剤の作用増強．インスリン，スルフォニル尿素系製剤は血糖降下作用増強．メスナは脳症出現の可能性．

・副作用：食欲不振，悪心，白血球減少，出血性膀胱炎，排尿障害など，シクロホスファミドで認められる副作用．その他，中枢神経障害を発症することがある．

ブスルファン（BUS）

マブリン®，ブスルフェクス®

（マブリン®）散 1％，（ブスルフェクス®）注 60 mg

- 慢性骨髄性白血病，真性多血症に適応があるが，主に造血幹細胞移植の前処置で使用される（シクロホスファミドと併用）．
- 注射剤により安定した血中濃度が得られる．

病態に応じた使用法：造血幹細胞移植の前処置でシクロホスファミドと併用．

注意すべき薬物相互作用・副作用

・相互作用：イトラコナゾール，メトロニダゾールとの併用で血中濃度上昇．

・副作用：口内炎・舌炎，悪心・嘔吐，下痢など．重大なものに静脈閉塞性肝疾患，感染症，出血，間質性肺炎など．

メルファラン（L-PAM）

アルケラン®

錠 2 mg　静注用 50 mg

- ナイトロジェンマスタードに必須アミノ酸のフェニルアラニンを化学結合させることで腫瘍に対する親和性をより高めた抗がん薬．
- 多発性骨髄腫の標準治療薬（プレドニゾロンと併用）．
- 錠剤は多発性骨髄腫，静注用は白血病，悪性リンパ腫，多発性骨髄腫，小児固形腫瘍における造血幹細胞移植時の前処置に適応あり．

代謝・排泄経路：錠剤は投与量の約 30％ が尿中排泄，約 20～50％ が糞中排泄．静注用は主に尿中排泄．

病態に応じた使用法：腎機能障害のある患者では，本剤のクリアランスが低下し，本剤による副作用が増強するおそれがあるので，投与量が過多にならないように考慮する（減量の目安は確立されていない）．
注意すべき薬物相互作用・副作用
- 相互作用：シクロスポリン，タクロリムスとの併用で腎障害．ナリジクス酸との併用で出血性腸炎．
- 副作用：錠剤では骨髄抑制，食欲不振など．静注用では下痢，口内炎，胃腸障害，感染症．重篤なものにショック，アナフィラキシー，出血，肝障害，間質性肺炎，溶血性貧血，心筋症，不整脈など．

ベンダムスチン塩酸塩　　トレアキシン® 点滴静注用 100 mg

- ナイトロジェンマスタード化学構造とプリンアナログ様化学構造を併せもつ DNA 作用薬．
- アルキル作用に加えて代謝拮抗作用をもつと推測される．
- 既存のアルキル化薬による DNA 修復機構の影響を受けず交差耐性が少ない．
- 適応は再発または難治性の低悪性度 B 細胞性非ホジキンリンパ腫，マントル細胞リンパ腫．

代謝・排泄経路：主要代謝物は主として CYP1A2 により酵素的に生成．胆汁を介して糞中へ排泄．
注意すべき薬物相互作用・副作用
- 相互作用：他の抗がん薬との併用で骨髄抑制作用など増強．
- 副作用：骨髄抑制，悪心・嘔吐，食欲不振，便秘，下痢，肝機能障害，IgM・IgA 低下など．感染症，間質性肺疾患，腫瘍崩壊症候群，重篤な皮膚症状，ショック，アナフィラキシーの報告もある．

ニムスチン塩酸塩（ACNU）

ニドラン® 注射用 25・50 mg

- 生体内で適度な脂溶性を有する遊離塩基となり，血液脳関門を通過．
- 適応は脳腫瘍，胃がん，肝臓がん，大腸がん，肺がん，悪性リンパ腫，慢性白血病．
- 脳腫瘍では膠芽細胞腫などに有効．肺がんではとくに小細胞がんに有効例が多い．

代謝・排泄経路：大部分が尿中に排泄．
注意すべき薬物相互作用・副作用
- 相互作用：他の抗がん薬，放射線照射との併用で骨髄機能抑制などの作用を増強．
- 副作用：骨髄抑制，食欲不振，悪心・嘔吐など．汎血球減少，間質性肺炎の報告もある．

3. アルキル化薬

ラニムスチン（MCNU） サイメリン® 注射用 50・100 mg

- 日本で合成されたグルコース骨格を有するニトロソウレア系抗がん薬.
- 脳腫瘍の中でも悪性度の高い膠芽腫への効果が期待される.
- 適応は膠芽腫，骨髄腫，悪性リンパ腫，慢性骨髄性白血病，真性多血症，本態性血小板増多症.

代謝・排泄経路：主に尿中排泄.
注意すべき薬物相互作用・副作用
・相互作用：他の抗がん薬，放射線照射との併用で骨髄機能抑制などの副作用の増強.
・副作用：骨髄抑制，食欲不振，悪心・嘔吐，肝機能障害，全身倦怠感など. 汎血球減少，出血傾向，間質性肺炎の報告もある.

カルムスチン（BCNU）

ギリアデル® 脳内留置用剤 7.7 mg

- ニトロソウレア系アルキル化薬であるカルムスチンを生体内分解性ポリマー基材に含んだ，唯一の脳内留置用の徐放製剤.
- 適応は悪性神経膠腫. 脳腫瘍（悪性神経膠腫）の摘出術後に本剤を留置することで，手術後の標準治療（放射線療法，化学療法など）開始までの治療空白期の治療が可能となる.
- 初発悪性神経膠腫および再発膠芽腫患者に対し，国内第Ⅰ/Ⅱ相試験において良好な抗腫瘍効果を示した.
- 脳腫瘍切除腔へ本剤留置 14 日以後，初発悪性神経膠腫患者にはテモゾロミド，放射線療法を併用，再発膠芽腫には適切な治療を主治医判断で併用.

代謝・排泄経路：腫瘍切除腔に留置後，徐放性基剤であるポリフェプロサン 20 の加水分解とともに，カルムスチンを放出.
注意すべき薬物相互作用・副作用
・相互作用：シクロホスファミドおよびイホスファミドの活性化を阻害.
・副作用：脳浮腫，発熱，リンパ球数減少，片麻痺（不全片麻痺を含む），悪心・嘔吐，食欲減退，頭痛，ALT 上昇など. 痙攣，頭蓋内圧上昇，水頭症，脳ヘルニア，創傷治癒不良，感染症，血栓塞栓症，出血の報告もあり.

ダカルバジン (DTIC)　　ダカルバジン® 注射用 100 mg

- 適応は悪性黒色腫，ホジキンリンパ腫，褐色細胞腫．
- ホジキンリンパ腫では多剤併用化学療法で高い効果が期待される．
- 褐色細胞腫の治療において，本剤を含む化学療法施行後に高血圧クリーゼを含む血圧変動が報告されており，本剤を含む化学療法開始前にα遮断薬などを投与する．

代謝・排泄経路：肝代謝．
注意すべき薬物相互作用・副作用
・相互作用：他の抗がん薬，放射線照射との併用で骨髄機能抑制増強．
・副作用：嘔気・嘔吐，血管痛，肝機能障害，食欲不振など．アナフィラキシーショック，汎血球減少，肝静脈血栓症および肝細胞壊死を伴う重篤な肝障害の報告もある．

プロカルバジン塩酸塩 (PCZ)

塩酸プロカルバジン® カプセル 50 mg

- 適応は悪性リンパ腫，脳腫瘍（悪性星細胞腫，乏突起膠腫成分を有する神経膠腫）で，脳腫瘍では他の抗がん薬との併用療法により抗腫瘍効果を示す．
- 経口剤であるため，投与が容易．

代謝・排泄経路：主に尿中排泄．
注意すべき薬物相互作用・副作用
・相互作用：アルコール（飲酒）に対する耐性低下．フェノチアジン誘導体，バルビツール酸誘導体，三環系抗うつ薬，交感神経興奮薬との併用で作用増強．
・副作用：食欲不振，白血球減少，嘔気など．痙攣発作，間質性肺炎の報告もあり．

テモゾロミド (TMZ)

テモダール® カプセル 20・100 mg　点滴静注用 100 mg

- 脳腫瘍（悪性神経膠腫）の適応をもつアルキル化薬．
- カプセル剤と注射剤は，生物学的同等性が確認されている．

代謝・排泄経路：肝臓での代謝を必要とせず生体内で加水分解され，脳内で抗腫瘍効果を示す．
注意すべき薬物相互作用・副作用
・相互作用：バルプロ酸との併用でクリアランス低下．
・副作用：骨髄抑制，便秘，悪心，肝機能障害，ニューモシスチス肺炎など．

第3章. がん薬物療法に使用する薬剤事典

4 代謝拮抗薬

メトトレキサート (MTX)

メソトレキセート®
注 5・50 mg，200 mg/8 mL，1,000 mg/40 mL　錠 2.5 mg

- 葉酸を活性型葉酸に還元させる酵素（DHFR）を阻害し，TS 活性を阻害することで DNA 合成を阻害する．
- 適応は急性白血病，慢性リンパ性白血病，慢性骨髄性白血病，絨毛性疾患（絨毛がん，破壊胞状奇胎，胞状奇胎）だが，リンパ腫，乳がん，肉腫（骨肉腫，軟部肉腫など），尿路上皮がんなどでも他の抗がん薬と併用することが多い．
- 1 回投与量が 100 mg/m^2 以上を超える場合，毒性を軽減させるため，ロイコボリン®を投与する（ロイコボリン®レスキュー）．
- 腎障害の予防には，尿のアルカリ化と同時に十分な水分の補給を行う．利尿薬を選択する際は，尿を酸性化する薬剤（フロセミド，サイアザイド系利尿薬）は避け，アルカリ化させる利尿薬（アセタゾラミド）が推奨される．

代謝・排泄経路：肝代謝，尿中排泄．一部は腸内細菌により不活化．

注意すべき薬物相互作用・副作用

- 相互作用：非ステロイド性抗炎症薬（NSAIDs），ST 合剤などとの併用はメトトレキサートの排泄を遅延．
- 副作用：重大なものとして，アナフィラキシー様症状，骨髄抑制，肝障害，腎障害，間質性肺炎，皮膚障害，腸炎など．

ペメトレキセドナトリウム水和物 (PEM)

アリムタ®　注 100・500 mg

- TS，GARFT，DHFR を標的とした酵素阻害により，DNA および RNA 合成抑制を行う．
- 適応は悪性胸膜中皮腫，切除不能な進行・再発の非小細胞肺がん．
- 術後補助化学療法としては保険適用なし．
- 悪性胸膜中皮腫では**シスプラチンとの併用**において，シスプラチン単剤よりも生存期間の延長が検証されている．
- 副作用軽減のため，本剤投与 1 週間以上前より葉酸を連日，ビタミン B$_{12}$ を 9 週間に一度投与する．

代謝・排泄経路：尿中排泄が主体.
病態に応じた使用法：ペメトレキセドは CCR が 45 mL/ 分以上の患者への投与が推奨されており，重度の腎障害患者（GFR 19 mL/ 分）で死亡例が報告されている．CCR 45 mL/ 分の患者では CCR 90 mL/ 分の患者に比べて血漿クリアランスが 32％低下し，AUC が 48％増大することが予想されている．

注意すべき薬物相互作用・副作用
- 相互作用：NSAIDs，プロベネシド，ペニシリンなどの腎毒性を有する，または腎排泄型薬剤との併用は，副作用増強．NSAIDs 内服時は，ペメトレキセド投与前 2 日〜投与後 2 日間までの 5 日間は中止することが望ましい．
- 副作用：AST 上昇 76.9％，皮疹 73.8％，ALT 上昇 71.6％，食欲不振 56.9％，Hb 減少 54.2％，悪心 53.8％が主．間質性肺炎も重大な合併症である（3.6％）．皮疹予防には，投与の前日より 3 日間デキサメタゾン 4 mg，1 日 2 回経口投与.

フルオロウラシル（5-FU） 5-FU®

錠 50・100 mg　注 250 mg/5 mL, 1,000 mg/20 mL　軟膏 (5％) 5・20 g

- ウラシルの誘導体．5-FU は体内でリン酸化され，活性型 FdUMP となり，TS 活性を阻害することで DNA 合成を抑制する．S 期特異的．
- 適応は，内服では消化器がん，乳がん，子宮頸がん．注射では，① 胃がん，肝細胞がん，結腸・直腸がん，乳がん，膵がん，子宮頸がん，子宮体がん，卵巣がん，②（他の抗がん薬または放射線療法との併用）食道がん，肺がん，頭頸部腫瘍，③（併用療法）頭頸部がん，④（レボホリナート・5-FU 持続静注併用療法）結腸・直腸がん．軟膏では皮膚悪性腫瘍．
- 食道がんに対しては，シスプラチン＋5-FU が標準治療であり，進行期では奏効割合 35〜66％と高い腫瘍縮小効果が報告されている．
- 頭頸部がんに対しても導入化学療法の標準治療である．
- 根治切除不能結腸がん・直腸がんには 5-FU を基軸とした治療（FOLFOX 療法，FOLFIRI 療法）が標準治療である．
- 持続点滴静注時に時間依存的に DNA 合成阻害をきたすが，急速静注時には濃度依存的に RNA 機能障害をきたすとされる．

代謝・排泄経路：肝代謝により主に FdUMP，FUTP に代謝される．呼気および尿中排泄．

注意すべき薬物相互作用・副作用
- 相互作用：TS-1 投与中および投与中止後少なくとも 7 日以内は本剤を投与しない．ワルファリン併用ではワルファリンの作用増強．フェニト

4. 代謝拮抗薬

インでは，フェニトイン中毒（悪心・嘔吐，眼振，運動障害など）が発現．トリフルリジン・チピラシル塩酸塩配合剤では重篤な骨髄抑制などの副作用が発現．
・副作用：食欲不振15.2％，下痢・軟便12.3％，全身倦怠感8.9％，悪心・嘔吐8.2％，白血球減少7.9％，口内炎6.7％，色素沈着4.8％など．心筋虚血や白質脳症も報告．

ドキシフルリジン（5'-DFUR）

フルツロン® カプセル 100・200 mg

- 5-FUのプロドラッグ．腫瘍組織で高発現しているTPによって5-FUに変換される．
- 適応は胃がん，結腸・直腸がん，乳がん，子宮頸がん，膀胱がん．

代謝・排泄経路：主に尿中排泄．
注意すべき薬物相互作用・副作用
・相互作用：フッ化ピリミジン系抗がん薬，フルシトシン（抗真菌薬），フェニトイン，ワルファリン，トリフルリジン・チピラシル塩酸塩配合剤（前述「フルオロウラシル」の項参照）．
・副作用：下痢，白血球減少，食欲不振などが10％以下でみられる．重要な副作用としては，脱水症状，急性腎不全，骨髄機能抑制，溶血性貧血，重篤な腸炎（出血性腸炎，虚血性腸炎，壊死性腸炎），白質脳症など中枢神経障害，間質性肺炎，心不全，肝障害・黄疸，急性膵炎，嗅覚消失など．

カペシタビン　ゼローダ® 錠 300 mg

- 5'-DFURの誘導体で肝臓内にあるcarboxylesteraseにより，5'-DFCRに変換され，さらにcytidine deaminaseによって5'-DFURに変換される．腸管での5-FUへの変換はないため，消化器毒性が軽減される．
- 適応は，手術不能または再発乳がん，結腸がんにおける術後補助化学療法，治癒切除不能な進行・再発の結腸・直腸がん，胃がん．
- 乳がんに対しては，術後補助化学療法の有効性は確立していない．単剤投与を行うのは，アントラサイクリン系抗がん薬を含む化学療法の増悪もしくは再発例に限る．
- Dukes C以外の結腸がんにおける術後補助化学療法での有効性は確立していない．

代謝・排泄経路：主に肝代謝．
注意すべき薬物相互作用・副作用
・相互作用：フッ化ピリミジン系抗がん薬，フルシトシン（抗真菌薬），フェニトイン，ワルファリン，トリフルリジン・チピラシル塩酸塩配合

剤（前述「フルオロウラシル」の項参照）．
- 副作用：手足症候群 59.1％，悪心 33.2％，食欲不振 30.5％，赤血球数減少 26.2％，下痢 25.5％，白血球数減少 24.8％，血中ビリルビン増加 24.2％，口内炎 22.5％，リンパ球数減少 21.5％など．

テガフール（FT，TGF）

フトラフール® カプセル 200 mg 腸溶顆粒 50％ 注 400 mg（4％ 10 mL） 注射用 400 mg 坐剤 750 mg

- 5-FU のプロドラッグ．UFT や S-1 の構成成分となっており，CYP2A6 で肝代謝を受け，5-FU となる．
- 適応は，①腸溶顆粒，カプセル：消化器がん（胃がん，結腸・直腸がん），乳がん，②坐剤：頭頸部がん，消化器がん（胃がん，結腸・直腸がん），乳がん，膀胱がん，③注射用，注：頭頸部がん，消化器がん（胃がん，結腸・直腸がん）．

代謝・排泄経路：テガフールから 5-FU へは，主に CYP2A6 で代謝される．腎排泄が主体．

注意すべき薬物相互作用・副作用

- 相互作用：フッ化ピリミジン系抗がん薬，フルシトシン（抗真菌薬），フェニトイン，ワルファリン，トリフルリジン・チピラシル塩酸塩配合剤（前述「フルオロウラシル」の項参照）．劇症肝炎などの重篤な肝障害が報告されている．
- 副作用：頻度は低いが消化器症状，血液毒性，色素沈着，肝機能障害，倦怠感，発疹など．

テガフール・ウラシル配合（UFT）

ユーエフティ®，ユーエフティE®
カプセル 100 mg 顆粒 100・150・200 mg

- 5-FU の細胞障害効果を増強するため，ウラシルとテガフールを 4：1 のモル比で配合している．
- ウラシルの 5-FU の分解酵素である DPD 阻害により，5-FU の血中濃度が高濃度で保たれる．
- 適応は，胃がん，膵臓がん，胆嚢・胆管がん，肝臓がん，結腸・直腸がん，乳がん，肺がん，頭頸部がん，膀胱がん，前立腺がん，子宮頸がん．
- IB 期非小細胞肺がんに対する術後補助化学療法として，2 年間内服を行う．結腸・直腸がんの術後補助化学療法として，ホリナート・テガフール・ウラシル療法を 5 コース行う．

代謝・排泄経路：テガフールの 5-FU への代謝は CYP2A6 が介在する．テガフールから変換された 5-FU の代謝は，自然に生成されるウラシルの内因性 *de novo* 経路に従う．主に尿中排泄．

注意すべき薬物相互作用・副作用

・相互作用：フッ化ピリミジン系抗がん薬，フルシトシン（抗真菌薬），フェニトイン，ワルファリン，トリフルリジン・チピラシル塩酸塩配合剤（前述「フルオロウラシル」の項参照）．
・副作用：5％以下で食欲不振，悪心・嘔吐，下痢などの消化器症状，白血球減少，血小板減少，貧血などの血液障害，肝障害，色素沈着などが報告されている．

テガフール・ギメラシル・オテラシルカリウム配合（S-1）

ティーエスワン®

カプセル 20・25 mg　顆粒 20・25 mg　OD錠 20・25 mg

- テガフールにギメラシル（CDHP）とオテラシル（oxo）を 1：0.4：1 のモル比で配合した経口フッ化ピリミジン製剤．CDHP は DPD 阻害薬であり，5-FU の抗腫瘍効果を増強し，oxo は消化器粘膜での 5-FU のリン酸化を阻害することで，消化器毒性を軽減する．
- 適応は，胃がん，結腸・直腸がん，頭頸部がん，非小細胞肺がん，手術不能または再発乳がん，膵臓がん，胆道がん．

代謝・排泄経路：テガフールは肝代謝．テガフールから 5-FU には CYP2A6 が関与．oxo は胃液により 5-アザウラシルに分解．排泄については，CDHP が 52.8％，シアヌル酸（CA）が 11.4％，テガフールが 7.8％，5-FU が 7.4％，oxo が 2.2％尿中排泄．

病態に応じた使用法：腎機能障害（CCR < 60 mL/分）では減量する．

注意すべき薬物相互作用・副作用

・相互作用：フルシトシン（抗真菌薬），フェニトイン，ワルファリン，トリフルリジン・チピラシル塩酸塩配合剤（前述「フルオロウラシル」の項参照）．
・副作用：単独投与では副作用発現率は 87.2％．膵がんでは重度の発現率も高く，とくに食欲不振，悪心・嘔吐，下痢など消化器毒性が主．

シタラビン（Ara-C）

キロサイド®，キロサイドN®　（キロサイド®）注 20・40・60・100・200 mg　（キロサイドN®）注 400 mg，1 g

- 細胞内で ara-CTP に代謝され，DNA ポリメラーゼα活性を阻害し，DNA 合成を抑制する．

- S期特異的かつ時間依存性の薬剤であり，持続静注により強力な治療効果が得られる．
- 再発または難治性の急性白血病（急性骨髄性白血病，急性リンパ性白血病），悪性リンパ腫，骨髄異形成症候群などで標準治療として組み込まれている．
- 適応は急性白血病，消化器がん，肺がん，乳がん，女性性器がん，膀胱腫瘍．
- シタラビン大量療法は，若年者の AML の地固め療法として用いられる．海外では $3\,g/m^2$ であるが，わが国の JALSG の試験では $2\,g/m^2$ が用いられている．中枢神経毒性の発現割合は 12％，治療関連死は 5％．
- 脳脊髄液への移行も良好で，髄腔内投与も可能．

代謝・排泄経路：主に肝，血液で代謝され，Ara-U になる．cytidine deaminase により Ara-C に代謝され，大部分が尿中排泄される．
注意すべき副作用：食欲不振，悪心・嘔吐，下痢などの消化器毒性，発熱，全身倦怠感など．重大な副作用はシタラビン症候群（発熱，筋肉痛，骨痛），不整脈，心不全，中枢神経系障害，急性膵炎，有痛性紅斑など．

シタラビン オクホスファート水和物（SPAC）

スタラシド® カプセル 50・100 mg

- 脂溶性を高めた，Ara-C の経口投与が可能なプロドラッグ．C-C3PCA へ肝代謝された後，徐々に Ara-C が血中に放出される．
- 適応は成人急性非リンパ性白血病，骨髄異形成症候群．Ara-C 濃度が低濃度で維持される経口剤のため，非定型白血病や高齢者白血病およびハイリスクの骨髄異形成症候群（MDS）の治療に有用．

代謝・排泄経路：肝代謝，尿中排泄．
注意すべき薬物相互作用・副作用
・相互作用：抗がん薬．骨髄抑制などが増強することがある．
・副作用：10％以上で，血小板減少，白血球減少，食欲不振，悪心・嘔吐，ヘモグロビン減少，赤血球減少がみられ，発熱，AST/ALT 上昇，倦怠感が 10％以下でみられた．

エノシタビン（BH-AC）

サンラビン® 点滴静注用 150・200・250 mg

- Ara-C を不活化するシチジン・脱アミノ酵素に抵抗性を示す，脂溶性を高めたシタラビンのプロドラッグ．組織内で，Ara-C へ変換される．
- 適応は急性白血病（慢性白血病の急性転化を含む）．

4. 代謝拮抗薬

代謝・排泄経路：薬剤は主にウラシルアラビノシドへ代謝され，主に尿中排泄．

注意すべき薬物相互作用・副作用
- 相互作用：副作用が増強するため，抗がん薬との併用は注意する．
- 副作用：悪心 28.5％，嘔吐 19.4％，食欲不振 20.9％，肝機能障害 15.6％，貧血 13.9％，発熱 13.5％など．

ゲムシタビン塩酸塩（GEM）

ジェムザール® 注射用 200 mg, 1 g

- dCyd の糖鎖 deoxyribose の 2' 位の 2 つの水素をフッ素に置換した化合物．dFdCTP に代謝されることで dCTP と競合し，DNA 阻害をきたす．
- 適応は非小細胞肺がん，膵臓がん，胆道がん，尿路上皮がん，手術不能または再発乳がん，卵巣がん，悪性リンパ腫．
- 非小細胞肺がんには，初回化学療法としては白金製剤併用療法を行い，再発性に対しては単剤治療を行う．悪性胸膜中皮腫でもキードラッグの 1 つ．
- 膵臓がんの進行および術後補助化学療法のキードラッグ．
- 胆道がん，尿路上皮がんでは，シスプラチンとの併用療法が切除不能例の標準治療．
- 卵巣がんにはプラチナ不応例に対し単剤で使用．
- 再発または難治性の悪性リンパ腫には救援療法として使用．
- 溶解液を 5％ブドウ糖液に変更すると，血管痛の発現率が 36％から 8％へ減少したと報告されている．

代謝・排泄経路：主に肝，血液において活性を持たない dFdU に代謝される．尿中排泄．

病態に応じた使用法：肝障害やアルコール依存の既往または合併している患者では，肝機能悪化を引き起こすことがあるため慎重投与．また，トランスアミナーゼが高値のみの場合は減量の必要はないが，ビリルビン値が高値（1.6〜7 mg/dL）では，初回投与量を 800 mg/m^2 で開始し，忍容可能であれば投与量を増量．

注意すべき薬物相互作用・副作用
- 相互作用：胸部放射線照射は併用禁忌
- 副作用：骨髄抑制は用量規制因子であり，血液毒性に伴う敗血症による死亡率が 0.2％と報告されている．急性増悪のリスクがあるため，明らかな間質性肺炎や胸部への放射線療法を施行している患者には併用しない．

メルカプトプリン水和物（6-MP）　ロイケリン® 散 10%

- 細胞内でチオ同族体 TIMP に変換され，主としてイノシン酸の代謝を阻害し，プリン塩基の生合成を阻害する．S 期特異的．
- フィラデルフィア染色体陰性の急性白血病および慢性骨髄性白血病に対し，寛解導入と強化療法や維持療法の多剤併用化学療法の 1 つとして他の薬剤と併用．
- APL において地固め療法終了時に定量的 RT-PCR 法により PML-RARA の陰性化が確認された場合，維持療法が考慮する．トレチノイン（ATRA）または ATRA/6-MP/ メトトレキサート併用療法が考慮される．
- TMPT 欠損がみられる場合，健常者より減量して治療を継続．

代謝・排泄経路：肝・消化管粘膜での代謝が主体．尿中排泄．
注意すべき薬物相互作用・副作用
・相互作用：生ワクチン併用は禁忌．血中濃度が上昇するため，アロプリノールと併用しない．フェブキソスタットで骨髄抑制などの副作用を増強する可能性がある．
・副作用：重大なものは骨髄抑制（頻度不明）．その他の副作用として肝機能障害，過敏症など．

フルダラビンリン酸エステル
フルダラ® 錠 10 mg 注 50 mg

- 活性体 Ara-ATP へ変換され，DNA ポリメラーゼ，RNA ポリメラーゼなどを阻害する．
- 適応は再発または難治性の低悪性度 B 細胞性非ホジキンリンパ腫，マントル細胞リンパ腫，貧血または血小板減少症を伴う慢性リンパ性白血病など．
- 慢性リンパ球性白血病に対しては，奏効割合が 60～70%，アルキル化薬と比較し，PFS は改善するが OS の向上は得られていない．
- 小リンパ球性リンパ腫および濾胞性リンパ腫では，フルダラビンなどのプリンアナログによって奏効割合は改善してきているが，OS の向上は得られていない．リツキシマブとの併用により，相乗効果が期待されている．
- 致命的な自己免疫性溶血性貧血が報告されており，溶血性貧血に注意する．
- 遷延するリンパ球減少（とくに CD4 陽性 T リンパ球）をきたすため，ニューモシスチス肺炎，真菌感染症，ウイルス感染症の一次予防を行う．

代謝・排泄経路：肝で 2F-ara-A に代謝．主に尿中排泄．
病態に応じた使用法：腎機能が低下している患者では，腎機能低下に応じ

4. 代謝拮抗薬

て投与量を減量し，慎重に投与．

注意すべき薬物相互作用・副作用
- 相互作用：致命的な肺毒性が報告されているため，ペントスタチンは併用しない．シタラビン，他の抗がん薬との併用は血液毒性が増強するおそれがあるため慎重投与する．放射線非照射血の輸血により移植片対宿主病（GVHD）が発現することがあるため，照射処理された血液を輸血する．
- 副作用：悪心 40.6％，食欲不振 35.9％，疲労 34.4％，下痢 31.3％，血尿 23.4％，頭痛 23.4％，上気道炎 20.3％，便秘 20.3％，発疹 18.8％，鼻咽頭炎 15.6％，血液毒性，AST / ALT 上昇など．

ネララビン　アラノンジー® 注 250 mg/50 mL

- ara-G のプロドラッグであるプリン核酸アナログである．
- 若年男性に好発する高悪性度リンパ腫の特殊型である T 細胞急性リンパ性白血病（T-ALL），T 細胞リンパ芽球性リンパ腫（T-LBL）に対して承認され，完全奏効割合 31％と報告されている．欧州では，2 レジメン以降の既治療例に対し投与されている．
- アデノシンデアミナーゼ（ADA）により脱メチル化され，ara-G へ変換される．その後，その活性型である ara-GTP となり，DNA 合成を阻害する．

代謝・排泄経路：尿中排泄．
注意すべき薬物相互作用・副作用
- 相互作用：ADA 阻害薬（ペントスタチン）が併用注意．
- 副作用：成人では，貧血 99％，血小板減少症 86％，好中球減少症 81％，および疲労 50％がみられた．また，小児では，貧血 95％，好中球減少症 94％，血小板減少症 88％であった．重大な副作用は，中枢神経系障害，横紋筋融解症，劇症肝炎など．

ペントスタチン（DCF）　コホリン® 注 7.5 mg

- ADA を強力に阻害し，DNA を障害する．活性体のアデノシン誘導体（2CdAMP）となり，この誘導体が抗腫瘍作用を有する．
- 適応は，成人 T 細胞白血病リンパ腫（ATL），ヘアリーセル白血病．
- わが国での ATL に対する奏効割合は，急性型 23.5％，リンパ腫型 33.3％，慢性型 33.3％，くすぶり型 75％であった．
- ヘアリーセル白血病に対しては 50～76％の完全奏効と，80～87％の奏効割合を示し，インターフェロン α と比較して有効であることが示された．

代謝・排泄経路：尿中排泄．
注意すべき薬物相互作用・副作用
- 相互作用：ビダラビンとの併用により，腎不全，肝不全，痙攣発作，昏

睡,脳浮腫,肺浮腫,代謝性アシドーシス,急性腎不全(いずれもGrade 4)を発現.機序不明だが死亡例が報告されているため,フルダラビン,シクロホスファミド,イホスファミドは併用しない.アロプリノール,ビダラビン軟膏,ネララビンとの併用には毒性が増強するため注意.
・副作用:白血球数減少19.5%,食欲不振12.8%,発熱12.5%,嘔吐11.4%,倦怠感8.4%,血小板数減少7.8%,悪心7.5%,AST 増加7.2%,ALT 増加6.1%,貧血4.2%.

クラドリビン　　ロイスタチン® 注 8 mg/8 mL

- フルダラビンと同様に,プリンアナログであるデオキシアデニン誘導体.
- 細胞内でリン酸化され,活性体の2-CdATPとなり,白血病細胞やリンパ球,単球に蓄積される.DNAに取り込まれ,DNA鎖が切断される.
- 適応は,ヘアリーセル白血病,(再発・再燃,治療抵抗性)低悪性度または濾胞性B細胞性非ホジキンリンパ腫,マントル細胞リンパ腫.
- ヘアリーセル白血病に対する標準治療(完全奏効割合:50~80%,奏効割合:85~95%).
- 再発・再燃または治療抵抗性の低悪性度リンパ腫に対して,フルダラビンとの比較試験では,奏効割合,3年無増悪生存割合ともに同等であった.

代謝・排泄経路:主に尿中排泄.
注意すべき副作用:疲労感49.2%,発疹30.6%,悪心29%,頭痛23.4%,食欲不振22.6%,注射部位障害15.3%,嘔吐,便秘(各13.7%),悪寒,めまい(各12.9%),下痢,咳嗽,胸部音異常,紫斑(各12.1%),発汗11.3%,無力症10.5%.投与4週間以内の血液毒性が報告されている.

クロファラビン　　エボルトラ® 注 20 mg/20 mL

- デオキシアデノシン誘導体のプリン系代謝拮抗抗がん薬.DNAポリメラーゼ阻害,リボヌクレオチド還元酵素(RnR)阻害,デオキシシチジンキナーゼ(dCyd)を有する.
- 再発または難治性の小児急性リンパ性白血病に対し,第一選択となりつつある.

代謝・排泄経路:尿中排泄されることが示唆.
注意すべき副作用:AST/ALT 上昇が71.4%,貧血,悪心,嘔吐,食欲減退が57.1%でみられた.

4. 代謝拮抗薬

レボホリナートカルシウム（*l*-LV）

アイソボリン® 注 25・100 mg

- レボホリナートそのものには抗がん作用はないが，フォリン酸（シトロボラム因子）として，チミジル酸合成酵素阻害薬としての5-FU の作用を増強する作用がある．
- Dukes B/C 結腸がんに対しては，手術単独と比較して，5-FU とホリナート（LV）療法の予後改善効果が検証されている．投与用法としては RPMI 法，Mayo 法，de Gramont 法，AIO 法，sLV5-FU2 法があり，術後補助化学療法としては RPMI 法または Mayo 法による 6 ヵ月間の治療が標準治療となっている．
- 切除不能結腸・直腸がんに対しては，5-FU+LV 持続静注併用療法として，ボーラス投与された後，46 時間かけて持続投与される際に併用される．これにオキサリプラチンを追加した FOLFOX 療法もしくはイリノテカンを追加した FOLFIRI 療法は，切除不能結腸・直腸がんの初回および二次化学療法として標準治療となっている．
- 根治切除不能な膵臓がんに対しては，FOLFIRINOX 療法として追加で保険収載された．

代謝・排泄経路：主に尿中排泄．

注意すべき薬物相互作用・副作用

- 相互作用：併用禁忌は S-1．併用注意は，フェニトイン，ワルファリンやその他化学療法・放射線療法，ST 合剤など．
- 副作用：重大な副作用として，重篤な腸炎，骨髄抑制，白質脳症，精神・神経障害，心血管障害，肝機能障害，急性腎不全，間質性肺炎，消化管潰瘍，重篤な口内炎，手足症候群，播種性血管内凝固症候群（DIC），嗅覚脱失，急性膵炎，劇症肝炎，肝硬変，ネフローゼ症候群，Stevens-Johnson 症候群，中毒性表皮壊死融解症（TEN），溶血性貧血が報告されている．

ホリナートカルシウム（LV）

ロイコボリン®，ユーゼル®

（ロイコボリン®）錠 5・25 mg 注 3 mg/1 mL （ユーゼル®）錠 25 mg

- LV は *l*-LV と同様にフォリン酸（シトロボラム因子）であり，テガフール（FT）・ウラシル配合錠とともに内服することで，チミジル酸合成阻害作用を増強する．
- 適応は，（25 mg 錠）LV・FT・ウラシル療法における結腸・直腸がんに対する FT・ウラシルの抗腫瘍効果増強，（5 mg 錠・注）葉酸代謝拮抗薬の毒性軽減．

- Stage Ⅱ/Ⅲの結腸がんに対し,FT・ウラシル+LV療法は5-FU+LV併用療法(RPMI法)と比較し,無病生存割合,全生存割合ともに有意差を認めず,有害事象およびQOLも同等であった.FT・ウラシル+LV療法は経口のため利便性が高い.
- 食事の影響を受けるので,食事の前後1時間を避けて投与する.

代謝・排泄経路:FTから5-FUへの代謝には,CYP2A6が主に関与.LVは,d-体はほとんど代謝を受けずに尿中に排泄される.

注意すべき薬物相互作用・副作用
- 相互作用:併用禁忌はS-1.併用注意は,フェニトイン,ワルファリンやその他化学療法・放射線療法,葉酸代謝拮抗薬(ST合剤など).
- 副作用:重大な副作用として,骨髄抑制,溶血性貧血などの血液障害,劇症肝炎などの重篤な肝障害,脱水症状,重篤な腸炎,白質脳症などを含む精神神経障害,心血管障害,急性腎不全,ネフローゼ症候群,嗅覚脱失,間質性肺炎,重篤な口内炎,消化管潰瘍,Stevens-Johnson症候群,中毒性表皮壊死症(Lyell症候群)などが報告されている.

ヒドロキシカルバミド (HU)

ハイドレア® カプセル 500 mg

- リボヌクレオチド還元酵素を阻害することで,DNA合成を阻害する,尿素誘導体.S期特異的.
- 適応は,慢性骨髄性白血病,本態性血小板血症(ET),真性多血症(PV).ET,PVでは60歳以上または血栓症の既往がある際,治療を行う.

代謝・排泄経路:肝代謝され,呼気および尿中より排泄される.
病態に応じた使用法:主に腎排泄されるため,腎機能が低下している患者では減量を考慮.

注意すべき薬物相互作用・副作用
- 相互作用:抗がん薬および放射線照射が併用注意.
- 副作用:5%以下で皮疹,悪心・嘔吐などの消化器症状,ALT/ALT上昇,ビリルビン上昇(0.2%),皮膚潰瘍(0.7%.下肢に好発する).間質性肺炎(0.2%)も重大な副作用である.

L-アスパラギナーゼ (L-ASP)

ロイナーゼ® 注 5,000 KU,10,000 KU

- 血中のL-アスパラギンを代謝することにより,腫瘍の栄養障害による増殖抑制へ導く.
- 急性白血病(慢性白血病の急性転化例を含む),悪性リンパ腫に対し,多剤併用レジメンの1つとして用いられる.

4. 代謝拮抗薬

- 注射用水で溶解し，200～500 mL に希釈して静注する．生理食塩液で溶解・希釈をすると塩析のため白濁するので避ける．
- 筋注時は，5,000 KU あたり注射用水または 5%ブドウ糖液にて溶解する．
- 凝固異常はフィブリノーゲン減少，プロトロンビン減少，プラスミノーゲン減少，AT Ⅲ減少，プロテイン C 減少がみられ，脳出血・脳梗塞・肺出血などのリスクがあるため，頻回に検査を行う．

代謝・排泄経路：代謝データなし．網内系に取り込まれ，排泄されると考えられている．

注意すべき薬物相互作用・副作用

- 相互作用：メトトレキサート，プレドニゾロン，ビンクリスチンは副作用が増強．生ワクチンを同時に投与した場合，重篤・致死的な感染を起こすことがある．糖尿病治療薬や痛風治療薬は，血糖値・血中尿酸値を上昇．
- 副作用：重篤な副作用として，凝固異常，急性膵炎，骨髄機能抑制，ショック，アナフィラキシー様症状，肝不全など．

アザシチジン　ビダーザ® 注 100 mg

- メチル基転移酵素 1（DNMT1）を分解・阻害する DNA 脱メチル化薬である．高用量では代謝拮抗薬として働き，DNA 合成を阻害するが，低用量においては DNA 合成を阻害することなく，主に脱メチル化薬として作用する．
- 適応は，骨髄異形成症候群，支持療法および低用量化学療法・強力化学療法との比較において，白血化までの期間延長，生存期間延長を認め，予後を有意に改善した．

代謝・排泄経路：肝代謝，尿中排泄．

病態に応じた使用法：肝障害のある血清アルブミン値 < 3.0 g/dL の患者で，進行性肝性昏睡による死亡例が報告されているため注意．

注意すべき薬物相互作用・副作用

- 相互作用：臨床上問題となるような相互作用を引き起こす可能性は低い．
- 副作用：発熱性好中球減少症を含む好中球減少症 88.7%，血小板減少症 86.8%など血液毒性，便秘 69.8%，注射部位反応（紅斑，発疹，瘙痒感，硬結など：67.9%），ヘマトクリット減少，倦怠感（各 50.9%），発熱 38%，AST/ALT 増加 34.0～38.0%，食欲不振 38.0%，発疹 34%など．

第3章. がん薬物療法に使用する薬剤事典

5 抗生物質（アントラサイクリン系など）

ドキソルビシン塩酸塩（DXR, ADM, ADR）

アドリアシン®, ドキシル®

（アドリアシン®）注 10・50 mg （ドキシル®）注 20 mg/10 mL

- トポイソメラーゼⅡ阻害薬．DNAと複合体を形成し，DNA・RNAポリメラーゼ反応を阻害し，DNA・RNAの合成阻害．
- 適応は，悪性リンパ腫，肺がん，消化器がん，乳がん，膀胱腫瘍，骨肉腫，子宮体がん，悪性骨軟部腫瘍，悪性骨腫瘍，多発性骨髄腫，小児悪性固形腫瘍．
- 乳がんにはAC療法（DXR+CPA），CAF療法（CPA+DXR+5-FU）．悪性リンパ腫にはABVD療法（DXR+BLM+VLB+DTIC），R-CHOP療法（リツキシマブ+CPA+DXR+VCR+PSL）．膀胱がんにはM-VAC療法（MTX+VLB+DXR+CDDP）．
- 心毒性，漏出性皮膚障害に注意．

代謝・排泄経路：肝代謝，胆汁・尿中排泄．

注意すべき薬物相互作用・副作用

・相互作用：投与前の心臓あるいは縦隔への放射線照射，心毒性を潜在的に有する抗がん薬で心毒性の増強．他の抗がん薬・放射線照射で骨髄抑制などの副作用が相互に増強．本剤投与前にPTXを投与すると，骨髄抑制などの副作用が増強される可能性．

・副作用：骨髄抑制，悪心・嘔吐，食思不振，下痢，口内炎，脱毛，皮膚毒性，尿の色調変化．心毒性は不可逆性蓄積毒性．総投与量が500 mg/m^{2}を超えないこと．

ダウノルビシン塩酸塩（DNR, DM）

ダウノマイシン® 静注用 20 mg

- トポイソメラーゼⅡ阻害薬．細胞の核酸合成過程に作用し，直接DNAと結合し，DNA合成とDNA依存RNA合成反応を阻害．
- 適応は急性白血病（慢性骨髄性白血病の急性転化を含む）．
- 急性骨髄性白血病にはDNR+Ara-C療法，急性前骨髄球性白血病にはATRA+DNR療法，DNR療法．
- 心毒性，漏出性皮膚障害に注意．

5. 抗生物質（アントラサイクリン系など）

代謝・排泄経路：肝代謝，胆汁・腎排泄．
注意すべき薬物相互作用・副作用
・相互作用：投与前の心臓あるいは縦隔への放射線照射．心毒性を潜在的に有する抗がん薬で心毒性の増強．他の抗がん薬・放射線照射で骨髄抑制などの副作用が相互に増強．
・副作用：骨髄抑制，心毒性，消化器毒性，皮疹．心毒性には総投与量 25 mg/kg を超えないように注意．

ピラルビシン（THP）

テラルビシン®，ピノルビン® 注 10・20 mg

- DXR のアナログ．がん細胞の核画分に移行して核酸合成を阻害．細胞分裂の G2 期で細胞回転を止める．
- 適応は，頭頸部がん，乳がん，胃がん，尿路上皮がん，卵巣がん，子宮がん，急性白血病，悪性リンパ腫．
- 心毒性，漏出性皮膚障害に注意．

代謝・排泄経路：肝代謝，胆汁・尿中排泄．
注意すべき薬物相互作用・副作用
・相互作用：投与前の心臓あるいは縦隔への放射線照射．心毒性を潜在的に有する抗がん薬で心毒性の増強．他の抗がん薬・放射線照射で骨髄抑制などの副作用が相互に増強．
・副作用：DXR と同様．重篤なものとして，心毒性（総投与量が 950 mg/m^2 を超えないこと），間質性肺炎，萎縮膀胱（膀胱内注入時）．

エピルビシン塩酸塩（EPI）

ファルモルビシン®，ファルモルビシン RTU®
注 10・50 mg

- DXR のアナログ（DXR と同様）．
- 適応は，急性白血病，悪性リンパ腫，乳がん，卵巣がん，胃がん，肝がん，尿路上皮がん．
- 乳がんには EC 療法（EPI+CPA），CEF 療法（CPA+EPI+5-FU）．
- 心毒性は DXR とほぼ同等．漏出性皮膚障害に注意．

代謝・排泄経路：肝代謝，胆汁・尿中排泄．
注意すべき薬物相互作用・副作用
・相互作用：DXR と同様．シメチジンが本剤の AUC を増加．
・副作用：DXR とほぼ同様．有効性と心毒性のリスク・ベネフィットバランスは DXR と同等．総投与量が 900 mg/m^2 を超えないこと．

イダルビシン塩酸塩（IDR）　イダマイシン® 静注用 5 mg

- DNR のプロドラッグ．DNR よりも脂溶性が高く，細胞内への取り込みが高い．DNA と結合した後，核酸ポリメラーゼ活性を阻害し，またトポイソメラーゼⅡ阻害により DNA 鎖を切断．
- 適応は急性骨髄性白血病（慢性骨髄性白血病の急性転化を含む）．
- 急性骨髄性白血病（APL 以外）には IDR+Ara-C 療法，急性前骨髄球性白血病（APL）には ATRA+IDR 療法．
- 心毒性，漏出性皮膚障害に注意．

代謝・排泄経路：肝代謝，胆汁・尿中排泄．
注意すべき薬物相互作用・副作用：DNR と同様．心毒性のため，総投与量が 120 mg/m^2 を超えないようにする．

アクラルビシン塩酸塩（ACR，ACM）

アクラシノン® 注射用 20 mg

- トポイソメラーゼⅡ阻害．DNA に結合して核酸合成と RNA 合成を強く阻害．
- 適応は，胃がん，肺がん，乳がん，卵巣がん，悪性リンパ腫，急性白血病．
- 急性骨髄性白血病には AA 療法（Ara-C+ACR），CAG 療法（Ara-C+ACR+G-CSF 製剤）．
- 心毒性に注意．

代謝・排泄経路：肝代謝，胆汁・尿中排泄．
注意すべき薬物相互作用・副作用
・相互作用：投与前の心臓あるいは縦隔への放射線照射，心毒性を潜在的に有する抗がん薬で心毒性の増強．他の抗がん薬・放射線照射で骨髄抑制などの副作用が相互に増強．
・副作用：骨髄抑制，悪心・嘔吐，全身倦怠感，脱毛．心毒性（総投与量が 600 mg を超えないようにする）．

アムルビシン塩酸塩（AMR）

カルセド® 注射用 20・50 mg

- トポイソメラーゼⅡによる cleavable complex の安定化を介した DNA 切断作用，ラジカル産生作用．
- 適応は非小細胞肺がん，小細胞肺がん．
- 再発小細胞肺がんは AMR 単剤治療（40 mg/m^2，3 日間連続，3 週ごと）．

5. 抗生物質（アントラサイクリン系など）

- 70歳以上の高齢者進展型小細胞肺がん患者を対象とした臨床試験で，AMR 40〜45 mg/m^2 単剤の投与は毒性が強く試験中止となった．一般診療では 30〜35 mg/m^2 が用いられる．
- 心毒性，漏出性皮膚障害に注意．

代謝・排泄経路：肝代謝，胆汁・尿中排泄．
注意すべき薬物相互作用・副作用

- 相互作用：投与前の心臓あるいは縦隔への放射線照射，心毒性を潜在的に有する抗がん薬で心毒性の増強．他の抗がん薬・放射線照射で骨髄抑制などの副作用が相互に増強．
- 副作用：骨髄抑制，悪心・嘔吐，脱毛，間質性肺炎，心毒性に注意（上限量の記載なし）．間質性肺炎を有する患者への投与は禁忌．

ミトキサントロン塩酸塩（MIT）

ノバントロン® 注 10 mg/5 mL，20 mg/10 mL

- DNA鎖と架橋を形成し，腫瘍細胞の核酸合成を阻害．トポイソメラーゼⅡによるDNA切断作用を阻害．
- 適応は，急性白血病（慢性骨髄性白血病の急性転化を含む），悪性リンパ腫，乳がん，肝細胞がん．
- 急性骨髄性白血病にはMA療法（Ara-C＋MIT），急性前骨髄球性白血病にはIDR 1コース＋MIT 1コース＋IDR 1コース．
- 心毒性に注意．

代謝・排泄経路：肝代謝，胆汁・尿中排泄．
注意すべき薬物相互作用・副作用

- 相互作用：投与前の心臓あるいは縦隔への放射線照射，心毒性を潜在的に有する抗がん薬で心毒性の増強．他の抗がん薬・放射線照射で骨髄抑制などの副作用が相互に増強．
- 副作用：骨髄抑制，悪心・嘔吐，食思不振．心毒性（総投与量が 160 mg/m^2 を超えないように），間質性肺炎に注意．

アクチノマイシンD（ACT-D，ACD）

コスメゲン® 静注用 0.5 mg

- DNAと結合，RNAポリメラーゼによるDNAの転写反応を抑制．
- 適応は，Wilms腫瘍，絨毛上皮腫，破壊性胞状奇胎，小児悪性固形腫瘍．
- Ewing肉腫/膵神経内分泌腫瘍（PNET）にはVDC(A)-IE交代療法（VCR＋DXR or ACT-D＋CPA，IFM＋VP-16）．
- 横紋筋肉腫にはVAC療法（VCR＋ACT-D＋CPA）．
- 漏出性皮膚障害に注意．

代謝・排泄経路：ほとんど代謝されない．胆汁・尿中排泄．
注意すべき薬物相互作用・副作用
・相互作用：他の抗がん薬，放射線照射で骨髄抑制の副作用の増強．
・副作用：悪心・嘔吐，食思不振，口内炎，骨髄抑制，脱毛，全身倦怠感，色素沈着，神経過敏．重大な副作用として，アナフィラキシー様症状，呼吸困難，肝静脈閉塞症，播種性血管内凝固症候群，中毒性表皮壊死融解症，Stevens-Johnson 症候群，漏出性皮膚障害．

ブレオマイシン（BLM） ブレオ® 注射用 5・15 mg

- DNA 合成阻害および DNA 鎖切断作用．
- 適応は皮膚がん，頭頸部がん，肺がん，食道がん，悪性リンパ腫，子宮頸がん，神経膠腫，甲状腺がん，胚細胞腫瘍．
- 胚細胞腫瘍には BEP 療法（BLM＋VP-16＋CDDP），悪性リンパ腫には ABVD 療法（DXR＋BLM＋VLB＋DTIC）．
- 間質性肺炎に注意（用量依存性に発現率増加）．

代謝・排泄経路：50〜70％は未変化体で尿中排泄．
注意すべき薬物相互作用・副作用
・相互作用：胸部およびその周囲への放射線照射にて間質性肺炎・肺線維症などの重篤な肺症状．抗がん薬・放射線照射で間質性肺炎，肺線維症などの重篤な肺症状．頭頸部放射線照射で口内炎，口角炎の増加，咽喉など粘膜の炎症による嗄声．
・副作用：infusion reaction による発熱，間質性肺炎・肺線維症，口内炎，皮膚の色素沈着，発熱，脱毛，食思不振，体重減少，全身倦怠感．間質性肺炎は用量依存的に増加．総投与量は 300〜360 mg を上限．

ペプロマイシン硫酸塩（PEP）

ペプレオ® 注射用 5・10 mg

- DNA 合成阻害作用および DNA 鎖切断作用．BLM の誘導体．
- 適応は，皮膚がん，頭頸部悪性腫瘍，肺扁平上皮がん，前立腺がん，悪性リンパ腫．
- 標準治療には組み入れられていない．
- 間質性肺炎に注意．

代謝・排泄経路：尿中排泄．
注意すべき薬物相互作用・副作用
・相互作用：胸部およびその周囲への放射線照射にて間質性肺炎・肺線維症などの重篤な肺症状．抗がん薬で間質性肺炎，肺線維症などの重篤な肺症状の増加，骨髄抑制の増加．放射線照射で間質性肺炎，肺線維症などの重篤な肺症状の増加．頭頸部放射線照射で口内炎の増加．
・副作用：発熱，口内炎，悪心，食欲不振，脱毛．重篤なものに間質性肺炎・肺線維症，ショック．総投与量が 150 mg を超えないようにする．

第3章. がん薬物療法に使用する薬剤事典

6 微小管阻害薬

ビンクリスチン硫酸塩（VCR）
オンコビン® 注 1 mg

- 微小管の塩基性蛋白サブユニットであるチューブリンとの直接的相互作用によって細胞毒性を誘導する．
- 適応は，白血病，悪性リンパ腫，小児腫瘍，褐色細胞腫．併用療法では多発性骨髄腫，悪性星細胞腫，乏突起膠腫成分を有する神経膠腫．

代謝・排泄経路：主要代謝部位は肝臓で CYP3A が関与．

注意すべき薬物相互作用・副作用
- 相互作用：アゾール系抗真菌薬との併用で筋神経系障害増強．白金含有の抗がん薬など耳毒性を有する薬剤との併用で聴覚障害増強．L-アスパラギナーゼとの併用で神経系・造血系障害増強．マイトマイシン C との併用により，息切れ，気管支痙攣が発現しやすい．
- 副作用：しびれ感 62 例（33.2％），脱毛 41 例（21.9％），下肢深部反射減弱・消失 20 例（10.7％），倦怠感（3.7％），四肢疼痛（3.2％），筋萎縮（2.1％），めまい（1.1％），排尿困難（1.1％）が主．末梢神経障害はVCR の重要な用量制限毒性で，典型的な蓄積毒性である．

ビンブラスチン硫酸塩（VLB）　**エクザール®** 注 10 mg

- 微小管の塩基性蛋白サブユニットであるチューブリンとの直接的相互作用によって細胞毒性を誘導する．
- VCR と構造的に同一だが，VCR が vindoline の窒素にホルミル基を有しているのに対し，VLB はメチル基を有している．
- 適応は，VLB 通常療法（悪性リンパ腫，絨毛性疾患，再発または難治性の胚細胞腫瘍），M-VAC 療法（尿路上皮がん），ランゲルハンス細胞組織球症．

代謝・排泄経路
- 主要代謝部位は肝臓で CYP3A4 が関与．
- 15％以下が尿中に排泄されるが，原薬剤の便排泄も少なく広く代謝されている可能性がある．

第3章 がん薬物療法に使用する薬剤事典

注意すべき薬物相互作用・副作用
- 相互作用：アゾール系抗真菌薬との併用で筋神経系障害増強．白金含有の抗がん薬など耳毒性を有する薬剤との併用で聴覚障害増強．L-アスパラギナーゼとの併用で神経系・造血系障害増強．マイトマイシンCとの併用で息切れ，気管支痙攣．
- 副作用：重要な副作用は，白血球減少712例（33.3％），血小板減少（4.6％），知覚異常（2.2％），末梢神経炎（1.1％），痙攣（0.6％），イレウス（0.5％），消化管出血（0.2％）．神経障害はVCRより頻度は少ない．

ビノレルビン酒石酸塩（VNR, NVB）

ナベルビン® 注 10 mg/1 mL，40 mg/4 mL

- 他のビンアルカロイド系薬剤と同様に微小管重合を抑制し細胞毒性を誘導するが，紡錘体の微小管に優先的に影響を与えるためより特異性がある．
- 適応は，非小細胞肺がん，手術不能または再発乳がん．
- 投与に中心静脈カテーテルを必要とする重度な血管痛や血栓性静脈炎が5.4〜30％で起こる．

代謝・排泄経路：代謝には主としてCYP3A4が関与．主要排泄経路は便中70〜80％，尿中20〜30％．

注意すべき薬物相互作用・副作用
- 相互作用：アゾール系抗真菌薬，マクロライド系抗生物質，Ca拮抗薬，ベンゾジアゼピン系薬により筋神経系の副作用が増強．マイトマイシンCとの併用で息切れ，気管支痙攣．
- 副作用：骨髄抑制が主でとくに好中球減少がもっとも観察され，用量制限因子である．その他として食欲不振52.0％，全身倦怠感40.3％，脱毛26.9％，嘔気26.5％，発熱25.9％，嘔吐21.4％，静脈炎18.7％などの頻度が高い．

パクリタキセル（PTX, PAC／nab-PTX）

タキソール®，アブラキサン®（PTX：タキソール®）注 30 mg/5 mL，100 mg/16.7 mL（nab-PTX：アブラキサン®）点滴静注用 100 mg

- βチューブリンのサブユニットに結合して脱重合を抑制し，微小管を安定させる．
- 適応は，非小細胞肺がん，胃がん，子宮体がん，乳がん，卵巣がん，血管肉腫，再発・遠隔転移を有する食道がん，頭頸部がん．
- PTXは水に難溶性であったが，nab-PTXはヒト血清アルブミンを添加物として結合させることにより直接生食を溶媒として懸濁することができ，高投与量を可能とした．

6. 微小管阻害薬

代謝・排泄経路：CYP で代謝され，胆汁に分泌される．投与後 5 日で約 70％が便中に排泄され尿中排泄は 10％程度．

注意すべき薬物相互作用・副作用
- 相互作用：アゾール系抗真菌薬，マクロライド系抗生物質，Ca 拮抗薬などとの併用で血中濃度上昇．CDDP との併用で末梢神経障害増強．
- 副作用：好中球減少や末梢神経障害が用量制限毒性．過敏症のためステロイド・H_1/H_2 受容体拮抗薬での前処置が必要（前処置例：デキサメタゾン 8 mg，ラニチジン 50 mg もしくはファモチジン 20 mg，ジフェンヒドラミン塩酸塩 50 mg を本剤投与 30 分までに投与）．

ドセタキセル水和物（DTX，DOC，TXT）
タキソテール®，ワンタキソテール® 注 20・80 mg

- 微小管の安定化と微小管束の形成を起こし，細胞分裂を G2/M 期でブロックする．
- 適応は，乳がん，非小細胞肺がん，胃がん，頭頸部がん，卵巣がん，食道がん，子宮体がん，前立腺がん．

代謝・排泄経路：代謝の主体は CYP3A4 であり，投与後 168 時間の尿中排泄は 6％，便中排泄は 74％と主排泄経路は便中排泄．

注意すべき薬物相互作用・副作用
- 相互作用：アゾール系抗真菌薬，マクロライド系抗生物質などとの併用で血中濃度上昇．
- 副作用：好中球減少が用量制限毒性．前処置なしで総投与量が 400 mg/m^2 を超えると体液貯留を起こしやすくなる．血液毒性以外の主な副作用は，食欲不振 58.2％，脱毛 56.7％，全身倦怠感 49.6％，悪心 48.5％，嘔吐 48.4％など．

エリブリンメシル酸塩（ERI）
ハラヴェン® 注 1 mg/2 mL

- 微小管に作用する微小管阻害薬であり，細胞周期において G2/M 期で増殖を停止させ，アポトーシスを誘導する．
- 適応は手術不能または再発乳がん．

代謝・排泄経路：代謝の酵素は CYP3A4 であると考えられており，8.9％が尿中に，77.6％が便中に排泄．

注意すべき薬物相互作用・副作用
- 相互作用：CYP3A4 阻害薬の併用で血中濃度上昇．CYP3A4 誘導薬で血中濃度低下．
- 副作用：国内第Ⅱ相試験では Grade 3 以上の好中球減少が約 95％に認められ，発熱性好中球減少が約 14％に認められた．末梢神経障害は約 30％に認められ，蓄積性であるため不可逆的な状況になりうる．その他の主な副作用は脱毛症 58％，疲労 44.4％，食欲減退 43.2％，悪心 42％，

AST 上昇 29.6％，ALT 上昇 27.2％など．

カバジタキセル アセトン付加物
ジェブタナ® 注 60 mg

- DTX と同様な作用機序を持つが，DTX 耐性後でも効果を認める．multiple drug resistance（MDR）に認識されないため細胞内から排除されず効果が持続すると考えられている．

代謝・排泄経路：肝臓で代謝され主に CYP3A4 が寄与．主に代謝物として便中に 76％排泄され，尿中排泄は 3.7％以下．

注意すべき薬物相互作用・副作用

- 相互作用：CYP3A4 阻害薬の併用で血中濃度上昇．CYP3A4 誘導薬では血中濃度低下．
- 副作用：Grade 3 以上の主な副作用は，好中球減少症 100％，発熱性好中球減少症 54.5％，貧血 25％であり，プレドニゾロンとの併用では好中球減少症が 82％，発熱性好中球減少症が 8％であった．

ブレンツキシマブベドチン　アドセトリス® 注 50 mg

- チューブリンに結合することにより微小管形成が阻害され，細胞周期の停止アポトーシスを誘導する．
- 適応は，再発または難治性の CD30 陽性のホジキンリンパ腫，未分化大細胞リンパ腫．

代謝・排泄経路：主に CYP3A4 で代謝．投与後 1 週間までに約 24％が便中に排泄．

注意すべき薬物相互作用・副作用

- 相互作用：ブレオマイシンを含む併用化学療法で非感染性の肺毒性の発現率上昇．CYP3A4 阻害薬の併用で血中濃度上昇．
- 副作用：主にリンパ球減少症 75％，好中球減少症 65％，白血球減少症 65％，末梢性感覚ニューロパチー 60％，貧血 35％，食欲減退 20％，ALT 増加 20％，AST 増加 20％など．

第3章. がん薬物療法に使用する薬剤事典

7 白金製剤

シスプラチン（CDDP, DDP）

ランダ®, ブリプラチン®, アイエーコール®動注用

（ランダ®, ブリプラチン®）注 10 mg/20 mL, 25 mg/50 mL, 50 mg/100 mL
（アイエーコール®）動注用粉末注射剤 50・100 mg

- 固形がんに対して幅広いスペクトラムと優れた抗腫瘍効果を示し，固形がんの薬物療法の中心的な抗がん薬．
- ランダ®，ブリプラチン®の適応は，睾丸腫瘍，膀胱がん，腎盂・尿管腫瘍，前立腺がん，卵巣がん，頭頸部がん，非小細胞肺がん，食道がん，子宮頸がん，神経芽細胞腫，胃がん，小細胞肺がん，骨肉腫，胚細胞腫瘍（精巣腫瘍，卵巣腫瘍，性腺外腫瘍），悪性胸膜中皮腫，胆道がん．以下の悪性腫瘍に対する他の抗がん薬との併用療法：悪性骨腫瘍，子宮体がん（術後化学療法，転移・再発時化学療法），再発・難治性悪性リンパ腫，小児悪性固形腫瘍（横紋筋肉腫，神経芽腫，肝芽腫その他肝原発悪性腫瘍，髄芽腫など）．
- アイエーコール®動注用の適応は肝細胞がん．
- 他の抗がん薬との併用で相加あるいは相乗効果．
- 放射線増感作用があり，頭頸部がん，食道がん，肺がん，子宮頸がんでは同時併用療法が標準治療．
- 腎障害，高度な悪心・嘔吐が重要な副作用．
- 1回投与の場合，腎障害を予防するために投与前後にそれぞれ1,000〜2,000 mLの大量輸液を4時間以上かけて行う．必要に応じてフロセミドやマンニトールなどの利尿薬を投与．Mg製剤を併用．分割投与，隔週投与の場合も適宜輸液を行う．
- 外来化学療法でのCDDP 60〜80 mg/m^{2}の投与に際しては，十分な腎機能・心機能を有する全身状態良好な患者を対象に，Mg製剤や利尿薬を用いた短時間・少量の補液方法（ショートハイドレーション法）が行われる．

代謝・排泄経路：腎排泄が主体．未変化体および代謝産物は尿中に排泄され，胆汁中の排泄は10%以下．

病態に応じた使用法：腎機能障害時はCCRが60 mL/分以下の場合は減量，中止あるいは分割投与を考慮．

注意すべき薬物相互作用・副作用

- 相互作用：アミノグリコシド系抗菌薬，バンコマイシン，注射用アムホテリシンB，フロセミドとの併用で腎障害増強．本剤をパクリタキセルの前に投与した場合，骨髄抑制増強．
- 副作用：腎障害，悪心・嘔吐（高度催吐性リスク抗がん薬に分類．NK_1受容体拮抗薬，$5-HT_3$受容体拮抗薬およびデキサメタゾンの3剤併用が推奨），末梢神経障害，聴力障害・難聴，ショック，アナフィラキシー（他の白金製剤と交差性があり，原則として代替投与は避ける）．

カルボプラチン（CBDCA）

パラプラチン® 注射液 50 mg/5 mL，150 mg/15 mL，450 mg/45 mL

- 第二世代の白金製剤．CDDPと交差耐性を示す．
- 抗腫瘍活性はCDDPとほぼ同等．ただし，CDDPに対する優越性あるいは非劣性が証明されていない腫瘍では安易に使用すべきではない．
- 適応は，頭頸部がん，小細胞肺がん，睾丸腫瘍，卵巣がん，子宮頸がん，悪性リンパ腫，非小細胞肺がん，乳がん．以下の悪性腫瘍に対する他の抗がん薬との併用療法：小児悪性固形腫瘍（神経芽腫，網膜芽腫，肝芽腫，中枢神経系胚細胞腫瘍，再発または難治性のEwing肉腫ファミリー腫瘍，腎芽腫）．
- 腎機能とAUCが相関することから，腎機能に応じてCalvert式［投与量＝AUC×（糸球体濾過量）＋25］により投与量を設定．
- 主な副作用は骨髄抑制，とくに血小板減少．CDDPと比較して，腎障害，悪心・嘔吐，神経毒性は軽減．大量輸液は不要．

代謝・排泄経路：腎排泄が主体．投与後24時間に57〜82％が尿中排泄．

病態に応じた使用法

- 腎機能障害合併時：腎機能に応じてCalvert式により投与量を設定．
- 臓器機能，合併症によりCDDPの投与が困難な高齢者，poor-risk症例：CDDPに比べて，腎毒性が軽度で水分負荷の必要がないCBDCAを使用．

注意すべき薬物相互作用・副作用

- 相互作用：アミノグリコシド系抗菌薬（腎障害，聴力障害の増強），パクリタキセル（本剤をパクリタキセルの前に投与した場合，骨髄抑制が増強）
- 副作用：ショック・アナフィラキシー（投与回数が6〜8回を超えるとショック・アナフィラキシーの発現頻度が高くなる．他の白金製剤と交差性があり，原則として代替投与は避ける）．

7. 白金製剤

オキサリプラチン（L-OHP, OX）

エルプラット®

点滴静注液 50 mg/10 mL，100 mg/20 mL，200 mg/40 mL

- 第三世代の白金製剤．CDDP と交差耐性を示さない．
- 適応は，治癒切除不能な進行・再発の結腸・直腸がん，結腸がんにおける術後補助化学療法，治癒切除不能な膵がん，治癒切除不能な進行・再発の胃がん．
- 主な副作用は，末梢神経障害，ショック，アナフィラキシー．CDDP と比較して，腎障害，悪心・嘔吐は軽減．大量輸液は不要．

代謝・排泄経路：腎排泄が主体．投与後 5 日目に 54％ が尿中に排泄．胆汁中の排泄は 2％ 以下．

病態に応じた使用法：重篤な腎機能障害のある患者は慎重投与．CCR が 30 mL/分以上では減量不要．適正な減量基準は確立されていない．

注意すべき副作用：末梢神経障害（急性の末梢神経症状は投与中から発現し寒冷刺激により誘発．咽頭喉頭絞扼感が発現．蓄積性の末梢神経症状は 700～800 mg/m^2 を超えると機能障害を伴う障害の発現頻度が高まる），ショック・アナフィラキシー（投与開始後 30 分以内に発症，400 mg/m^2 以上，5 コース以降で発現頻度が高まる．他の白金製剤と交差性があり，原則として代替投与は避ける）．

ネダプラチン　**アクプラ®**　静注用 10・50・100 mg

- 第二世代の白金製剤．CDDP と交差耐性を示す．
- 適応は，頭頸部がん，小細胞肺がん，非小細胞肺がん，食道がん，膀胱がん，精巣（睾丸）腫瘍，卵巣がん，子宮頸がん．ただし，いずれのがん腫においても標準治療に組み込まれていない．
- 主な副作用は，骨髄抑制．CDDP と比較して，腎障害，悪心・嘔吐は軽減．大量輸液は不要であるが，投与後 1,000 mL 以上の輸液を要する．必要に応じてフロセミドやマンニトールなどの利尿薬を投与する．

代謝・排泄経路：腎排泄が主体．投与後 24 時間までに白金の 40～69％ が尿中排泄．

病態に応じた使用法：重篤な腎障害のある患者は投与禁忌．

注意すべき薬物相互作用・副作用
- 相互作用：他の抗がん薬，放射線照射（骨髄抑制増強），アミノグリコシド系抗菌薬，バンコマイシン（腎障害増強）．
- 副作用：ショック，アナフィラキシー（他の白金製剤と交差性があり，原則として代替投与は避ける）．

ミリプラチン水和物　ミリプラ® 動注用 70 mg

- 適応は肝細胞がんにおけるリピオドリゼーション.
- リピオドール®との親和性が高く,腫瘍局所の滞留性が高いため,全身への薬剤曝露が少ない.

代謝・排泄経路:主として尿中排泄.
病態に応じた使用法
・腎機能障害のある患者では慎重投与.
・肝機能障害時:総ビリルビン値が 3 mg/dL 以上または肝障害度 C は原則禁忌.
注意すべき副作用:発熱,肝機能障害,ショック,アナフィラキシー,間質性肺炎,急性腎不全.

8 トポイソメラーゼ阻害薬

イリノテカン塩酸塩水和物（CPT-11）

トポテシン®，カンプト® 注 40 mg/2 mL，100 mg/5 mL

- Ⅰ型DNAトポイソメラーゼを阻害することによってDNA合成を阻害．
- 適応は，小細胞肺がん，非小細胞肺がん，子宮頸がん，卵巣がん，胃がん（手術不能または再発），結腸・直腸がん（手術不能または再発），乳がん（手術不能または再発），有棘細胞がん，非ホジキンリンパ腫，小児悪性固形腫瘍，治癒切除不能な膵がん．
- 間質性肺炎または肺線維症の患者には禁忌．
- *UGT1A1* 遺伝子多型が重篤な副作用発現と関連する．

代謝・排泄経路：肝代謝，胆汁排泄．
病態に応じた使用法：*UGT1A1**6，*UGT1A1**28 の遺伝子多型について，いずれかをホモ接合体，またはいずれもヘテロ接合体としてもつ場合，重篤な副作用発現の可能性が高くなる．
注意すべき薬物相互作用・副作用
・相互作用：アタザナビルは併用禁忌．
・副作用：骨髄抑制，下痢 44.4％，間質性肺炎 0.9％．

ノギテカン塩酸塩（NGT） **ハイカムチン®** 注 1.1 mg

- DNAと複合体を形成したⅠ型トポイソメラーゼに選択的に結合し，その構造を安定化させ，DNA超らせん構造の弛緩阻害とDNAの断片化を引き起こし，細胞死を誘導する．
- 適応は，小細胞肺がん，がん化学療法後に増悪した卵巣がん，小児悪性固形腫瘍．

代謝・排泄経路：尿中排泄．
病態に応じた使用法：腎障害（CCR 20〜39 mL/分）のある患者では，初回投与量は通常用量の半量とする．
注意すべき薬物相互作用・副作用
・相互作用：CDDPやプロベネシド併用により本剤の腎クリアランスが低下する可能性がある．
・副作用：骨髄抑制．

エトポシド (VP-16, ETP)

ラステット®, ベプシド® 注 100 mg/5 mL、カプセル 25・50 mg

- Topo-Ⅱによる DNA 切断作用を阻害.
- 注射剤の適応は,小細胞肺がん,悪性リンパ腫,急性白血病,睾丸腫瘍,膀胱がん,絨毛性疾患,胚細胞腫瘍(精巣腫瘍,卵巣腫瘍,性腺外腫瘍),小児悪性固形腫瘍に対する他の抗がん薬との併用.カプセル剤の適応は,小細胞肺がん,悪性リンパ腫,子宮頸がん,がん化学療法後に増悪した卵巣がん.
- 小細胞肺がん:白金製剤との併用が標準レジメン.

代謝・排泄経路:肝代謝,尿中排泄.
注意すべき薬物相互作用・副作用
・相互作用:注射剤は結晶析出を避けるために 0.4 mg/mL 以下の濃度に薄める.可塑剤 DEHP を含むポリ塩化ビニル製の点滴セット・カテーテルは DEHP 溶出の可能性があり避ける.
・副作用:骨髄抑制,脱毛.

ソブゾキサン   ペラゾリン® 細粒 400・800 mg

- 細胞周期の G2M 期にある細胞に対し殺細胞作用を示す.DNA 鎖の切断を伴わずにトポイソメラーゼⅡを阻害することにより,染色体の凝縮異常を示し,多核細胞が出現し,細胞が死滅する.
- 適応は,悪性リンパ腫,成人 T 細胞白血病リンパ腫.

代謝・排泄経路:小腸から吸収.糞虫・尿中排泄.
病態に応じた使用法:高齢者では腎機能が低下していないか注意し,例えば低用量(800 mg/日)からの投与など慎重に行う.
注意すべき副作用:骨髄抑制(とくに白血球減少),AST・ALT 上昇,食欲不振,悪心,嘔吐.

第3章. がん薬物療法に使用する薬剤事典

9　DNA機能障害薬

トリフルリジン・チピラシル塩酸塩配合

ロンサーフ®　錠 15・20 mg

- 抗腫瘍活性を示すトリフルリジン（FTD）と FTD の分解を抑制するチピラシル塩酸塩（TPI）が 1：0.5 で配合．
- リン酸化された FTD がチミジンの代わりに直接 DNA 鎖に取り込まれ腫瘍内の DNA 機能障害を誘導．
- 適応は，標準治療が困難な治癒切除不能な進行・再発の結腸・直腸がん．生存期間の延長が報告された．
- 投与開始 3〜4 週目に骨髄抑制が発現しやすいため定期的な臨床検査を行う．とくに 1 コース目は 22 日目前後を推奨．

代謝・排泄経路：代謝物および未変化体の大部分は尿中排泄．
注意すべき副作用：血液毒性が主．≧ Grade 3 の頻度：白血球減少 30.3％，好中球減少 51.3％，ヘモグロビン減少 18.5％など．

第3章. がん薬物療法に使用する薬剤事典

10 ホルモン

アナストロゾール　アリミデックス® 錠 1 mg

- アロマターゼのヘム部分に可逆的に結合し，アンドロゲンからエストロゲンへの合成を阻害．
- 閉経後ホルモン受容体陽性乳がんの術後に対する標準治療．非ステロイド系アロマターゼ阻害薬．適応は閉経後乳がん．

代謝・排泄経路：肝代謝が主体．尿中排泄．
病態に応じた使用法
・閉経期および化学療法後に無月経状態の患者：アロマターゼ阻害薬（AI）の単独使用は卵巣機能回復の可能性があるため，基本的に推奨されない．
・閉経後ホルモン受容体陽性乳がんの術後患者：アナストロゾール単独群は，タモキシフェン（TAM）単独群に比較して，disease free survival（DFS）を有意に改善．AI の 5 年投与，もしくは TAM を 2～3 年投与後に AI に変更しての計 5 年投与を強く推奨．また，TAM 5 年投与後に AI に変更し，順次投与することを推奨．TAM と AI の併用投与は推奨されない．
注意すべき副作用：関節痛 1.1%，肝機能異常 1%，ほてり 0.9%，発疹 0.5%，血栓塞栓症 0.1% 未満．

エキセメスタン（EXE）　アロマシン® 錠 25 mg

- アロマターゼの基質結合部位に不可逆的に結合し，アンドロゲンからエストロゲンへの合成を阻害．
- ステロイド系アロマターゼ阻害薬．適応は閉経後乳がん．

代謝・排泄経路：肝代謝が主体．尿中・胆汁排泄．
病態に応じた使用法：その他の AI と現在のところ臨床上差はなし．
注意すべき薬物相互作用・副作用
・相互作用：エストロゲン含有製剤は効果減弱の可能性あり，併用注意．
・副作用：ほてり 16.2%，多汗，悪心，高血圧（各 7.6%），疲労 6.7%，リンパ球減少 8.8%，肝機能障害 9.7%．

10. ホルモン

レトロゾール　フェマーラ® 錠 2.5 mg

- アロマターゼのヘム部分に可逆的に結合し，アンドロゲンからエストロゲンへの合成を阻害.
- 非ステロイド系アロマターゼ阻害薬．適応は閉経後乳がん．

代謝・排泄経路：肝代謝が主体．尿中排泄．

病態に応じた使用法

・その他の AI と現在のところ臨床上差はなし．
・重度の肝機能障害（Child-Pugh 分類 C）や重度の腎機能障害（24CCR が 9 mL/ 分未満）がある場合は慎重投与．

注意すべき薬物相互作用・副作用

・相互作用：CYP3A4 および CYP2A6 阻害薬との併用で血中濃度上昇．CYP3A4 誘導薬との併用で血中濃度低下．CYP2A6 の阻害作用を有することから，CYP2A6 で代謝される他の薬剤の血中濃度上昇．
・副作用：ほてり 6.6 %，頭痛 3.1 %，関節痛 2.8 %，悪心 2.4 %，発疹 2.1 %，瘙痒症 2.1 %，浮動性めまい 1.7 %，コレステロール増加 8.7 %，肝機能障害 6.4～7.9 %．

タモキシフェンクエン酸塩（TAM）

ノルバデックス®，バイエル® 錠 10・20 mg

- 乳がん細胞のエストロゲン受容体（ER）に対しエストロゲンと競合的に結合し抗エストロゲン作用を示す選択的エストロゲン受容体モジュレーター（SERM）．適応は乳がん．
- 子宮内膜に対し部分アゴニスト作用．子宮内膜増殖症，子宮体がんなどの原因となりうる．

代謝・排泄経路：肝代謝が主体．CYP3A4，CYP2D6 が主に関与．胆汁排泄．

病態に応じた使用法

・閉経前ホルモン受容体陽性乳がんに対する術後患者：TAM 単独 5 年間か 10 年間が適切．5 年投与完了時に閉経した場合は，AI の 5 年間追加が推奨．TAM の LH-RH アゴニストの上乗せ効果は今後も臨床試験での検証が必要．
・手術可能な閉経後ホルモン受容体陽性 HER2 陰性乳がんに対する術前患者：乳房温存目的に検討可．
・閉経前乳がんに対する術前患者：閉経後乳がんと同様に乳房温存率は向上するが，基本的に推奨されない．
・閉経後ホルモン受容体陽性乳がんの術後患者：AI の有害事象が懸念される場合，TAM もしくはトレミフェンの 5 年投与が推奨．
・非浸潤性乳管がんに対する乳房温存手術後：ホルモン受容体陽性では 5 年投与を考慮．

注意すべき薬物相互作用・副作用
・相互作用：ワルファリンとの併用で肝代謝が阻害され，抗凝固作用が増強．リファンピシンとの併用で CYP3A4 誘導され，血中濃度低下．リトナビルとの併用により AUC 上昇．選択的セロトニン再取り込み阻害薬（SSRI）の併用で，CYP2D6 阻害により活性代謝物の血中濃度低下．
・副作用：無月経・月経異常 3.2％，悪心・嘔吐・食欲不振（各 1.5％），肝機能障害，血栓塞栓症，抑うつ（各 1〜10％），子宮内膜がん 1％以下．

トレミフェンクエン酸塩　フェアストン® 錠 40・60 mg

- 腫瘍細胞の ER と結合し，エストロゲン応答遺伝子の転写を阻害．
- SERM．TAM のアナログ．適応は閉経後乳がん．

代謝・排泄経路：肝代謝が主体．胆汁排泄．
病態に応じた使用法：閉経後ホルモン受容体陽性乳がんの術後患者では AI の有害事象が懸念されるため，トレミフェンもしくは TAM の 5 年投与が推奨．
注意すべき薬物相互作用・副作用
・相互作用：クラス IA またはクラス III 抗不整脈薬の併用は，QT 間隔延長のおそれがあるため併用禁忌．
・副作用：肝機能障害 3.8％，トリグリセライド上昇 2.4％，コレステロール上昇 1.5％，白血球減少 1.3％，うつ症状 1〜5％，血栓塞栓症，静脈炎（各 0.1％未満）．

フルベストラント　フェソロデックス® 注 250 mg/5 mL

- ER のダウンレギュレーション作用を有するアゴニスト作用のないステロイド性抗エストロゲン薬．主に ER の分解を促進することで，エストロゲンの ER への結合を阻害．
- 選択的エストロゲン受容体ダウンレギュレーター（SERD）．適応は閉経後乳がん．
- 至適用量を決定する第 III 相比較試験（CONFIRM 試験）で，250 mg 群と比較して高用量 500 mg 群で PFS に有意差を認めており，高用量が推奨．
- アナストロゾールとの併用は，単剤と比較した第 III 相ランダム化比較試験では PFS が有意に延長した結果もあり，併用療法は選択肢の 1 つ．

代謝・排泄経路：肝代謝が主体．胆汁排泄．
病態に応じた使用法：重度の肝機能障害（Child-Pugh 分類 C）や重度の腎機能障害がある場合は慎重投与．
注意すべき副作用：注射部位疼痛 28.6％，注射部位硬結 23.2％，ほてり 14.3％，注射部位瘙痒感 10.7％．

10. ホルモン

フルタミド　オダイン® 125 mg

- 非ステロイド性抗アンドロゲン薬で，アンドロゲンとアンドロゲン受容体との結合を阻害．適応は前立腺がん．
- LH-RH アゴニスト単剤と比較して，LH-RH アゴニストと抗アンドロゲン薬を併用する CAB 療法が標準治療だが，副作用や経済的な要因を考慮．

代謝・排泄経路：肝代謝が主体．主に尿中排泄．
病態に応じた使用法：肝機能障害がある場合は，重篤な肝障害に至る可能性があるため禁忌．
注意すべき薬物相互作用・副作用
・相互作用：ワルファリンとの併用で抗凝固作用増強．
・副作用：肝機能障害 10％以上，女性型乳房 2.9％，悪心・嘔吐 1.1％，食欲不振 2.0％，下痢 1.7％．

ビカルタミド　カソデックス® 80 mg

- 非ステロイド性抗アンドロゲン薬，アンドロゲンとアンドロゲン受容体との結合を阻害．適応は前立腺がん．
- LH-RH アゴニスト単剤と比較して，LH-RH アゴニストと抗アンドロゲン薬を併用する CAB 療法が OS を延長．

代謝・排泄経路：肝代謝が主体．胆汁・尿中排泄．
病態に応じた使用法：肝障害がある場合は慎重投与．
注意すべき薬物相互作用・副作用
・相互作用：CYP3A4 を阻害．CYP3A4 により代謝されるカルバマゼピン，シクロスポリン，トリアゾラムなどは作用増強のおそれあり．
・副作用：乳房腫脹 5.4％，乳房圧痛 4.9％，肝機能障害 2～5％，ほてり 2.2％，総コレステロール上昇 1.3％，勃起力低下 1.1％．

クロルマジノン酢酸エステル　プロスタール® 25 mg

- わが国初の経口抗アンドロゲン薬．主に前立腺に直接作用し，アンドロゲンの前立腺への取込みおよび受容体との結合を阻害．
- 適応は前立腺がん，前立腺肥大症．
- 下垂体を介して negative feedback により，精巣からのテストステロン分泌も抑制．

代謝・排泄経路：肝臓で代謝され，尿および糞中に排泄．
病態に応じた使用法：重篤な肝機能障害や肝疾患がある場合は禁忌．
注意すべき薬物相互作用・副作用
・相互作用：該当なし．
・副作用：女性型乳房 3％，肝機能障害 1～10％，浮腫 1.3％．重大な副作用として，うっ血性心不全，血栓症，劇症肝炎，糖尿病．

エンザルタミド　イクスタンジ® カプセル 40 mg

- アンドロゲンとアンドロゲン受容体との結合の抑制，アンドロゲン受容体核内移行の抑制，DNA結合の抑制などの作用．
- アンドロゲン受容体のシグナル伝達を複数の段階で阻害．適応は去勢抵抗性前立腺がん（CRPC）．
- 主としてCYP2C8で代謝．CYP3A4，CYP2C9，CYP2C19，CYP2B6，UDP-グルクロン酸転移酵素（UGT），P糖蛋白に対して誘導作用．
- ドセタキセル化学療法後（AFFIRM試験）・前（PREVAIL試験）第Ⅲ相試験でOSが延長．

代謝・排泄経路：脱メチル化，酸化および加水分解反応を介して代謝．主に尿中排泄，一部（13.6％）は糞中排泄．
病態に応じた使用法：重度の肝機能障害がある場合は慎重投与．
注意すべき薬物相互作用・副作用
- 相互作用：フェノチアジン系抗精神病薬，三環系および四環系抗うつ薬，ニューキノロン系抗菌薬との併用で痙攣発作の閾値低下．CYP2C8阻害薬 gemfibrozil（国内未承認）などとの併用で血中濃度上昇．CYP2C8誘導薬リファンピシン，CYP3A4基質となるミダゾラム，CYP2C9基質となるワルファリン，CYP2C19基質となるオメプラゾールとの併用で血中濃度低下．
- 副作用：高血圧 14.9％，便秘 14.9％，疲労 12.8％，食欲減退 12.8％，体重減少 10.6％，QT間隔延長 10.6％．

メドロキシプロゲステロン酢酸エステル（MPA）
ヒスロンH® 錠 200 mg

- DNA合成抑制作用，下垂体・副腎・性腺系への抑制作用および抗エストロゲン作用など．
- プロゲステロン製剤．適応は乳がん，子宮体がん（内膜がん）．
- 国内の二重盲検比較試験を含む成績では，進行・再発乳がんにおいて33.2％で有効．
- 国内の一般臨床試験では，子宮頸がんおよび子宮体がんにおいて23.6％で有効．

代謝・排泄経路：肝代謝が主体．尿中排泄．
病態に応じた使用法
- 重篤な肝機能障害がある場合は禁忌．
- 腎機能障害がある場合は慎重投与．

注意すべき薬物相互作用・副作用
- 相互作用：黄体ホルモン，卵胞ホルモン，副腎皮質ホルモンは併用禁忌．
- 副作用：体重増加 13％，満月様顔貌 6.2％，子宮出血 5.5％，浮腫 1.5％，血栓症 1.4％，月経異常 1.1％．重篤な動・静脈血栓症の報告あり．

10. ホルモン

エストラムスチンリン酸エステルナトリウム水和物 (EMP)

エストラサイト® カプセル 156.7 mg

- エストラジオールとナイトロジェンマスタードを結合させた化合物.
- 適応は前立腺がん.
- 微小管阻害, 血中テストステロン低下.
- 未治療例では約90%に有効(自他覚症状改善), 従来の内分泌療法に無効または抵抗性の既治療例でも約40%の自他覚症状の改善.

代謝・排泄経路:腸管・肝代謝, 胆汁排泄.

病態に応じた使用法
- 重篤な肝機能障害がある場合は禁忌.
- 腎機能障害がある場合は慎重投与.

注意すべき薬物相互作用・副作用
- 相互作用:ACE阻害薬との併用で血管浮腫発現の可能性.
- 副作用:女性化乳房14.2%, 食欲不振11.2%, 浮腫7.8%, 貧血5.3%, 肝機能障害3.3%, 悪心・嘔吐2.3%, 消化不良1.8%, 腹痛1.8%, 下痢1.1%.

ゴセレリン酢酸塩 ゾラデックス®, ゾラデックスLA®

デポ注 3.6 mg 徐放デポ注 10.8 mg

- LH-RHアゴニストとして下垂体からのGn-RH抑制により, エストロゲン・アンドロゲン濃度低下.
- 適応は閉経前乳がん, 前立腺がん.

代謝・排泄経路:主に尿中排泄.

病態に応じた使用法:閉経前ホルモン受容体陽性乳がんに対する術後内分泌療法として推奨. AI併用は基本的に推奨されない.

注意すべき副作用:ほてり13.6%, 肝機能障害2.6〜5.2%, 代謝・栄養障害3.3〜5.4%, 頭重感2.6%.

リュープロレリン酢酸塩

リュープリン®, リュープリンSR®, リュープリンPRO®

注射用 3.75 mg 注射用キット 3.75・22.5 mg
徐放注射用キット 11.25 mg

- 初回投与初期に, 下垂体–性腺系刺激作用による血清テストステロン濃度や血清エストロゲン濃度上昇に伴い, 骨疼痛の一過性増悪がみられることがあるので注意.
- LH-RHアゴニスト. 適応は閉経前乳がん, 前立腺がん.

- 閉経前乳がんの場合，更年期障害様のうつ状態が現れることがあるので，患者状態を十分に観察．

代謝・排泄経路：尿中排泄．
病態に応じた使用法：閉経前ホルモン受容体陽性乳がんに対する術後内分泌療法として推奨．AI 併用は基本的に推奨されない．
注意すべき副作用：注射部位障害，ゴセレリンと同様．

デガレリクス酢酸塩　ゴナックス® 皮下注用 80・120 mg

- 下垂体前葉 Gn-RH 受容体に可逆的に結合し，LH および FSH 放出を抑制し，精巣からのテストステロン分泌を抑制．適応は前立腺がん．
- リュープロレリンを対照群とした第Ⅲ相比較試験（CS21）で，累積去勢割合における非劣性が証明．

代謝・排泄経路：肝代謝が主体．胆汁排泄．
病態に応じた使用法：間質性肺疾患またはその既往がある場合は慎重投与．
注意すべき副作用：注射部位疼痛 34.4％，注射部位硬結 33.7％，注射部位紅斑 32.2％，ほてり 27.8％，体重増加 15.4％，発熱 11.7％，注射部位腫脹 11％，高血圧 7％，注射部位熱感 5.1％．間質性肺炎 0.7％．

アビラテロン酢酸エステル　ザイティガ® 錠 250 mg

- CYP17 の選択的阻害作用を介して，精巣，副腎および前立腺腫瘍組織内におけるアンドロゲン合成を阻害．適応は去勢抵抗性前立腺がん．
- 化学療法前の第Ⅲ相試験（COU-AA-302 試験）で PFS を延長，ドセタキセル化学療法後の第Ⅲ相試験（COU-AA-301 試験）で OS を延長．

代謝・排泄経路：主として肝臓で代謝．主に糞中排泄，5％は尿中排泄．
病態に応じた使用法
・重度の肝機能障害がある場合（Child-Pugh 分類 C）は禁忌．
・中等度の肝機能障害がある場合（Child-Pugh 分類 B）は慎重投与．
注意すべき薬物相互作用・副作用
・相互作用：CYP2C8，CYP2D6，OATP1B1 を阻害．CYP2D6 基質との併用で血中濃度上昇．CYP3A4 誘導薬との併用で血中濃度低下．
・副作用：疲労 24.6％，ほてり 15.2％，低 K 血症 14.1％，悪心 13.4％，末梢性浮腫 12％，高血圧 9.4％，便秘 8.1％，下痢 7.6％，嘔吐 6.9％，浮動性めまい 6.1％，AST 上昇 5.2％，ALT 上昇 5.1％．

11 サイトカイン

第3章．がん薬物療法に使用する薬剤事典

インターフェロンガンマ-1a

イムノマックス-γ® 注 50万・100万・300万国内標準単位

- 遺伝子組換え型インターフェロンγ製剤．腫瘍細胞に直接作用し，細胞増殖を抑制．免疫反応を介した間接的な腫瘍細胞障害作用．
- 適応は腎がん，慢性肉芽腫に伴う重症感染症の頻度と重篤度の軽減，菌状息肉症，セザリー症候群．
- 間質性肺炎，重篤なうつ状態，自己免疫現象などに注意．

注意すべき薬物相互作用・副作用
- 相互作用：ST合剤と併用で骨髄抑制の増強．
- 副作用：発熱，悪寒・戦慄，全身倦怠感，食欲不振，悪心，骨髄抑制，肝機能障害．重大な副作用として，間質性肺炎，ショック，重篤なうつ状態，急性腎不全，心不全，自己免疫現象，糖尿病．

テセロイキン　**イムネース®** 注 35万単位

- 遺伝子組換えインターロイキン（IL）-2製剤．T細胞やNK細胞に結合し活性化，キラー細胞を誘導して腫瘍障害．B細胞やマクロファージにも結合して免疫を賦活化．
- 適応は血管肉腫，腎がん．
- 使用量増加で肝機能障害，毛細血管漏出症候群の発現増加．腎細胞がんに対する高用量投与（保険未承認）で数％の長期完全寛解（CR）の報告．

代謝・排泄経路：腎代謝．
注意すべき薬物相互作用・副作用
- 相互作用：副腎皮質ホルモン剤（IL-2の抗腫瘍効果を減弱する可能性），ヨード系X線造影剤（IL-2治療後投与で，発熱などの報告）．
- 副作用：発熱，悪寒・戦慄，倦怠感，食欲不振，悪心・嘔吐．重篤なものとして，体液貯留，うっ血性心不全，抑うつ，自殺企図，誘発感染症，感染症の増悪，自己免疫現象．

セルモロイキン　セロイク® 注 40万国内標準単位

- 遺伝子組換え IL-2 製剤．抗原特異的キラー T 細胞，あるいは NK 細胞，リンホカイン活性化キラー細胞などの抗原非特異的キラー細胞の活性化や増殖促進などにより抗腫瘍作用．
- 適応は血管肉腫．
- 使用量増加で肝機能障害，毛細血管漏出症候群の発現増加．

代謝・排泄経路：腎代謝．
注意すべき副作用：発熱，悪寒，倦怠感，好酸球増多，悪心，肝機能障害．重篤なものとして，体液貯留，間質性肺炎，PIE 症候群，抑うつ，自殺企図，誘発感染症，感染症の増悪．

4章 支持療法,緩和療法で使用する薬の使い方

第4章. 支持療法, 緩和療法で使用する薬の使い方

1 支持療法薬剤

制吐薬（表1）

○ 化学療法における悪心・嘔吐（chemotherapy induced nausea/vomiting：CINV）はその出現時期により3つに分類される.

①急性悪心・嘔吐：抗がん薬投与後数分から数時間で出現し, 24時間以内に消失するもの.
②遅発性悪心・嘔吐：抗がん薬投与後24時間以降に出現し, 1〜7日続くもの.
③予期性悪心・嘔吐：抗がん薬投与前から起こるもので, 心因性, とくに以前に受けた抗がん薬治療の際の悪心・嘔吐に影響されたもの.

○ 24時間以内に悪心・嘔吐が発現する割合によって以下の4種類にリスク分類を行う. リスクによって推奨される制吐薬が異なる.

①高度催吐性リスク（high emetic risk）：90％を超える患者に発現する.
②中等度催吐性リスク（moderate emetic risk）：30〜90％の患者に発現する.
③軽度催吐性リスク（low emetic risk）：10〜30％の患者に発現する.
④最小度催吐性リスク（minimal emetic risk）：発現しても10％未満である.

表1 抗がん薬に伴う悪心・嘔吐に使用される主な薬剤

- デキサメタゾン（オルガドロン®, デカドロン®）
- 第二世代5-HT₃受容体拮抗薬：パロノセトロン（アロキシ®）
- 第一世代5-HT₃受容体拮抗薬：（シンセロン®, カイトリル®, ゾフラン®, セロトーン®, ナゼア®）
- NK-1受容体拮抗薬：アプレピタント（イメンド®）, ホスアプレピタント（プロイメンド®）点滴静注用
- その他, 補助的に抗不安薬, ドパミン受容体拮抗薬, 非定型抗精神病薬など

1. 支持療法薬剤

1 標準的な使用法

① 高度催吐性リスクの抗がん薬（highly emetogenic chemotherapy：HEC）投与時の制吐薬処方

NK-1 受容体拮抗薬，5-HT$_3$ 受容体拮抗薬，デキサメタゾンの3剤併用療法が推奨されている．

・1日目：アプレピタント 125 mg 内服（またはホスアプレピタント 150 mg）＋ 5-HT$_3$ 受容体拮抗薬 ＋ デキサメタゾン 9.9 mg 注
・2～3日目：アプレピタント 80 mg 内服 ＋ デキサメタゾン 8 mg 内服

② 中等度催吐性リスク（moderately emetogenic chemotherapy：MEC）の抗がん薬投与時の制吐薬処方

5-HT$_3$ 受容体拮抗薬，デキサメタゾンの2剤併用療法が推奨されている．

・1日目：パロノセトロン ＋ デキサメタゾン 9.9 mg 注
・2～3日目：デキサメタゾン 8 mg 内服
※カルボプラチン，イホスファミド，イリノテカン，メトトレキサート投与時にはアプレピタントの併用がオプションとして推奨されている．

③ 軽度催吐性リスクの抗がん薬投与時の制吐薬処方

デキサメタゾン単剤療法が推奨されている．

1日目：デキサメタゾン 6.6 mg 注

④ 最小度催吐性リスクの抗がん薬投与時の制吐薬処方

通常は予防的な制吐薬投与は推奨されていない．

- 第一世代 5-HT$_3$ 受容体拮抗薬は，わが国では6種類が承認されており，有効性は同等である．第二世代 5-HT$_3$ 拮抗薬のパロノセトロンはわが国で行われた HEC を対象とした第一世代薬とのランダム化比較試験で，遅発性悪心 / 嘔吐の有意な改善を示しており，推奨される（*Lancet Oncol* **10**: 115, 2009）．
- コルチコステロイドは約25年前から CINV に頻用されている．作用機序は他の薬ほど解明されていないが，ステロイド有無のランダム化試験で CINV に対する有効性が示されている．デキサメタゾンはわが国で抗がん薬投与時の悪心・嘔吐に対して保険承認されている．

2 病態に応じた投与法

- 女性や若年者：化学療法による CINV のリスクが高く（*Cancer* **64**: 1117, 1989）飲酒歴のある患者ではリスクが低い（*J Clin*

Oncol **14**: 2242, 1996).糖尿病患者や感染症が懸念される患者で,CINV のリスクが低い場合はデキサメタゾンを減量することもある.
- 予期性悪心・嘔吐が強い場合:ガイドラインに従った処方に追加して,抗不安薬を抗がん薬投与前日の夜と当日の朝に投与する.

標準的な処方に追加して
- 抗がん薬投与前日の夜:ロラゼパム 0.5/1 mg またはアルプラゾラム 0.2/0.4 mg
- 抗がん薬投与当日の朝:ロラゼパム 0.5/1 mg またはアルプラゾラム 0.2/0.4 mg

- ガイドラインに従った処方においてもコントロールできない場合には,オランザピンをはじめとする非定型抗精神病薬が有効である(*Palliative Care Res* **8**: 127, 2013).

※オランザピンはドパミン,セロトニン,ヒスタミンなどの複数の受容体と親和性を持ち,抗がん薬やオピオイドに伴う難治性の嘔気・嘔吐に効果的である.食欲増進作用もあり,嘔気のある患者に対して有用であるが,適応外使用であることに注意が必要.

オランザピン 2.5〜5 mg 1 日 1 回,夕または就寝前,適宜増減

③ 注意事項
- NK-1 受容体拮抗薬は代謝酵素 CYP3A4 により代謝され,軽度から中等度の CYP3A4 阻害および誘導作用を有し,CYP2C9 の誘導作用も有する.そのため CYP3A4 および CYP2C9 により代謝される薬剤(ドセタキセル,パクリタキセル,エトポシド,イリノテカン,イホスファミド,イマチニブ,ビノレルビン,ビンブラスチン,ビンクリスチンなど)は作用の増強または減弱の可能性があるため,併用に注意する(*J Clin Oncol* **21**: 4112, 2003).
- NK-1 受容体拮抗薬投与ではワルファリン使用例でプロトロンビン時間(PT-INR)が一時的に短縮するので,PT を測定し管理する必要がある.

B 緩下剤

- 化学療法中の便秘は抗がん薬による自律神経の障害により生じると考えられている.また 5-HT$_3$ 受容体拮抗薬にも便秘の副作用がある.便秘による腹部膨満感は抗がん薬による嘔気なども増悪させる可能性があり,予防的な緩下剤投与が必要である.

1. 支持療法薬剤

- 便秘を引き起こしやすい抗がん薬：ビンカアルカロイド系抗がん薬（ビンクリスチン，ビンデシン），タキサン系抗がん薬（ドセタキセル，パクリタキセル）．
- 5-HT$_3$ 受容体拮抗薬や，がん性疼痛に対するオピオイドによっても便秘が引き起こされることがある．
- 薬剤性以外にも腫瘍随伴症候群による高 Ca 血症や，がん性腹膜炎，腫瘍自体による腸管の圧排や狭窄，脊髄障害による直腸膀胱障害など，便秘を生じる原因は複合的である．

1 標準的な投与法

- 緩下剤はその作用機序により大きく機械的下剤，刺激性下剤，自律神経作用薬に分類される．

① 機械的下剤（塩類下剤）：酸化マグネシウム

非吸収性塩類下剤であり，腸管内に水分を移行させ腸管内容を軟化・増大させることにより効果を現す．多量の水分と同時の服薬が望ましい．習慣性があまりないため長期投与に向いている．

酸化マグネシウム®錠（330 mg または 250 mg）1 回 1 錠，1 日 3 回

② 刺激性下剤（アントラキノン系誘導体）：センナ，センノシド

センナなどの生薬に含まれる配糖体．腸内細菌で加水分解されて大腸粘膜を血行性または直接大腸粘膜を刺激することにより作用する．

・アローゼン®顆粒 1 回 0.5～1.0 g，1 日 1～2 回
・プルゼニド®錠（12 mg）1 回 1～2 錠，1 日 1 回

③ 刺激性下剤（ジフェノール誘導体）：ピコスルファートナトリウム

大腸細菌叢由来の酵素（アリルスルファターゼ）により加水分解を受けて活性化され，大腸運動の亢進と腸管内の水分吸収を抑制することにより作用する．比較的緩徐に作用すること，液剤であり用量の調節がしやすいこと，習慣性が少ないことから頻用される．

ラキソベロン®内用液 1 回 10～15 滴，1 日 1 回

④ 刺激性下剤（その他）：ビサコジル

結腸・直腸に作用して蠕動運動を促進，また結腸内での水分吸収を抑制することで排便を促す．

テレミンソフト®坐剤（10 mg）1 回 1 錠，1 日 1～2 回

⑤ 刺激性下剤（その他）：炭酸水素ナトリウム・無水リン酸二水素ナトリウム配合

第4章．支持療法，緩和療法で使用する薬の使い方

直腸の中で徐々に炭酸ガスを発生し，蠕動運動を亢進することにより生理的な排便を促す．

新レシカルボン®坐剤1回1〜2錠，1日1回

⑥ その他：ルビプロストン

小腸粘膜にあり，腸液の分泌に関わるクロライドチャネルを活性化し，腸管内腔への水分分泌を促進することにより排便を促す．

アミティーザ®カプセル（24μg）1回1カプセル，1日2回

❷ 病態に応じた使用法

- 便秘に対する治療の第一原則は腸閉塞の除外である．急性腹症や痙攣性便秘，重度の硬便がある場合は，刺激性下剤は禁忌である．
- 直腸内に硬便を触知する場合は坐薬や浣腸，必要に応じて摘便などの処置を行う．
- 直腸内に軟便を触知する場合は刺激性下剤を使用し，それで不十分なときには非刺激性下剤を追加する．
- オピオイド内服開始時には予防的に緩下剤を投与する．

❸ 注意事項

- 酸化マグネシウムは腎機能障害時の血清Mg値上昇に注意が必要である．また，テトラサイクリン系抗生物質，キノロン系抗菌薬，ケノデオキシコール酸製剤，鉄剤と併用すると，これらの薬剤の吸収を悪くするので，時間をずらして服用する必要がある．
- 実害はないがセンナ，センノシドではアルカリ尿で赤色を呈し，連用すると大腸黒皮症を起こす．
- ルビプロストンではまれではあるが頭痛，胸部不快感，呼吸困難（いずれも1〜5%）などの報告がある．

向精神薬

- 化学療法に対する予期性悪心・嘔吐に対してベンゾジアゾピン系抗不安薬が有効である．
- 標準支持療法で緩和されないCINVに対して，補助療法としてロラゼパム，アルプラゾラム，オランザピン，メトクロプラミド，ジフェンヒドラミンなどが用いられる．
- オランザピンは，ドパミン，セロトニン，ヒスタミンなど複数の受容体と親和性を有し，化学療法やオピオイドなどに伴う難治性悪心や終末期の悪心にも有効性が示唆されている．

1. 支持療法薬剤

- 腫瘍による横隔神経や横隔膜への刺激，抗がん薬自体または制吐薬として使用される副腎皮質ホルモンなどにより吃逆が誘発されることがある．メトクロプラミドやクロルプロマジンを定時内服または頓用で使用する．

1 標準的な投与法

① 化学療法に対する予期性悪心・嘔吐に対して

- ワイパックス®錠（0.5 mg または 1 mg）1回1錠，化学療法前夜と当日の朝内服
- ソラナックス®錠（0.4 mg）1回 0.5〜1錠，化学療法前夜と当日の朝内服

② 標準治療で緩和されないがん化学療法に起因する悪心・嘔吐に対して

ジプレキサ®錠（2.5 mg）1回1錠，1日1回，夕食後または就寝前

③ 腫瘍または薬剤により誘発された吃逆に対して

ウインタミン®錠（12.5 mg）1回1錠，吃逆時頓用

2 注意事項

- オランザピンは高血糖を生じる可能性があり，糖尿病患者には原則禁忌である．

抗菌薬

- がん薬物療法において感染症を発症する最大のリスクは好中球減少であり，その代表的な病態が発熱性好中球減少症（febrile neutropenia：FN）である（**表2**）．
- 強力な寛解導入療法を行う血液内科領域では重篤な FN が高頻度で生じる．固形がんに対する化学療法では比較的頻度は低い．しかし，高齢者や合併症を有する患者が多く，FN への対処は重要である．
- 一般的には FN の原因は細菌と考えられるが，好中球減少状態が長期にわたる場合は深在性真菌症も考慮する．
- FN 時の感染症発症の経路は，皮膚や口腔を含む消化管粘膜のバリアが破壊されることによる bacterial translocation と考えられている．
- FN 時に血液培養からの分離菌としてはコアグラーゼ陰性ブドウ球菌や，黄色ブドウ球菌などのグラム陽性球菌，緑膿菌をはじめとしたグラム陰性桿菌が多く治療の標的となる．とくに緑膿菌が起因菌である場合は重症化し致死的となることもある．

表2 主なガイドラインにおける発熱性好中球減少症の定義

	ESMO	IDSA	NCCN	CTCAEv4.0	JSMO
発熱の程度	腋窩体温＞38℃が1時間以上持続	口腔内体温≧38.3℃ or ≧38.0℃が1時間以上持続	口腔内体温≧38.3℃ or ≧38.0℃が1時間以上持続	体温≧38.3℃ or 38.0℃が1時間以上持続	腋窩体温≧37.5℃ or 口腔内体温≧38℃
好中球数の程度	ANC＜500/μL	ANC＜500/μL or 48時間以内に≦500/μLを予測できる	ANC＜500/μL or ANC＜1,000/μLで48時間以内に≦500/μLを予測できる	ANC＜1,000/μL	ANC＜500/μL or ANC＜1,000/μLで48時間以内に≦500/μLを予測できる

ESMO：European Society for Medical Oncology, IDSA：Infectious Diseases Society of America, NCCN：National Comprehensive Cancer Network, CTCAE v4.0：Common Terminology Criteria for Advanced Events version 4.0, JSMO：Japanese Society of Medical Oncology

[日本癌治療学会：G-CSF 適正使用ガイドライン 2013 年版（Ver. 3）より引用]

表3 MASCC index

	スコア
臨床症状	
無症状もしくは軽症	5
中等症	3
重症	0
低血圧がない（＜90 mmHg もしくは昇圧薬を要する）	5
慢性閉塞性肺疾患（COPD）がない	4
固形がんであるか，もしくは真菌感染症の既往がない	4
脱水がない	3
発熱時に外来下	3
60 歳未満	2

該当する項目のスコアを加算．高くなるほどリスクが低い．21 点以上で低リスクとなる．

[Klastersky J, et al: J Clin Oncol **18**: 3038, 2000 より引用]

- FN に対する経験的治療の際には**表3**に示す MASCC（Multinational Association of Supportive Care in Cancer）index によりリスク分類し，治療を行う．

- 感染予防対策として口腔ケアは重要であり，抗がん薬投与 2 週間以上前の歯科受診や，歯科医師，歯科衛生士からのセルフケアの指導などが必要である．

1 標準的な投与法

- 保険適用はないが，静注抗菌薬ではタゾバクタム・ピペラシリン，セフタジジム，イミペネム・シラスタチンなどが使用されることがある．
- 抗菌薬の投与期間については諸説あるが，一般的には解熱が得られ，かつ好中球数が 500/μL を超えるまで継続するのが望ましい．

- モダシン® 2 g+生食 100 mL，8〜12 時間ごと
- マキシピーム® 2 g+生食 100 mL，8〜12 時間ごと
- メロペン® 1 g+生食 100 mL，8 時間ごと
- チエナム® 0.5 g+生食 100 mL，6 時間ごと
- ゾシン® 4.5 g+生食 100 mL，6 時間ごと

2 病態に応じた投与法

- 近年では MRSA（methicillin resistant *Staphylococcus aureus*）が FN の原因菌となることもあるが，初期治療からの抗 MRSA 薬の投与は推奨されていない．
- 抗 MRSA 薬の併用を考慮する病態は，重症敗血症で血行動態が不安定，血液培養でグラム陽性菌が検出されている（薬剤感受性が判明するまで），カテーテル感染症が疑われる，皮膚・軟部組織感染症が疑われる，もともと MRSA やペニシリン耐性肺炎球菌の保菌者である，フルオロキノロン系抗菌薬の予防投与がされていて重症の粘膜炎を伴う場合とされている．
- フルオロキノロン系抗菌薬などの予防投与に関しては諸説あるが，造血幹細胞移植や急性白血病に対する化学療法などの好中球減少期間が長期に及ぶものには推奨されるが，使用レジメンの FN 発症頻度が 20％以下であるような低リスクの場合には予防投与は行うべきではない．

3 G-CSF 製剤

- G-CSF（顆粒球コロニー刺激因子）は好中球の分化増殖の促進，骨髄から末梢血への動員，好中球の機能を高めるなどの作用がある．
- G-CSF 製剤の投与方法は，一次的予防投与，二次的予防投与，治療的投与に分けられる．

- 一次的予防投与:FN 発症率が 20% 以上のレジメンを使用するとき,FN 発症または重症化のリスクが高いと考えられる場合,抗がん薬投与の 1 コース目から好中球減少をきたす前に予防投与を行う.FN 発症率が 20% 以上のレジメンの場合には G-CSF 製剤使用による FN 発症率の有意な減少が認められており,推奨される.FN 発症率が 10〜20% のレジメンについては患者個別のリスク判断が必要とされる.
- 二次的予防投与:前コースで FN を生じたり,遷延性の好中球減少症で投与スケジュールの延期が必要となったりした場合に,次コースで予防的に G-CSF 製剤を投与する.とくに悪性リンパ腫や早期乳がん,胚細胞腫瘍などの治癒を目指した治療を行う場合,抗がん薬の減量やスケジュール変更を行うことが望ましくない患者において,二次予防的に G-CSF 製剤を投与することが推奨される.これによって治療強度を維持する効果はあるが,生存期間を延長したという報告はない.
- 治療的投与:実際に好中球減少が起きた時点で G-CSF 製剤の投与を行う.わが国では化学療法における G-CSF 製剤の効能・効果として,好中球数 500/μL 未満が観察された時点での投与が保険で認められている.しかし無熱性好中球減少症に対しては,好中球減少期間を短縮する以外の改善がないため投与すべきではないとされている.FN を発症した場合には G-CSF 製剤の治療的投与により,全死亡率の低下は認めないものの入院期間や好中球数回復までの日数の短縮が認められたという報告もあり(*J Clin Oncol* **23**: 4198, 2005),リスクの高い対象においては投与が考慮される(**表 4**).
- わが国で保険適用のある G-CSF 製剤は以下のとおりである.
- ・フィルグラスチム:グラン®(75 μg/0.3 mL,150 μg/0.6 mL,300 μg/0.7 mL).大腸菌を用いた遺伝子組換え型 G-CSF 製剤であり,シリンジ製剤がある.
- ・レノグラスチム:ノイトロジン®(50・100・250 μg,溶解液添付).チャイニーズハムスターを使用した遺伝子組換え型 G-CSF 製剤.
- ・ナルトグラスチム:ノイアップ®(25・50・100・250 μg,溶解液添付).ヒト型 G-CSF のアミノ酸配列を一部改変した G-CSF 製剤.
- ペグフィルグラスチムは血中半減期がフィルグラスチムの 10〜20 倍あり,抗がん薬 1 コースに対し 1 回投与が可能である.

表4 主ながん薬物療法で FN 発症率の高いもの

がん腫	治療レジメン	FN 発症率（%）
非小細胞肺がん	CDDP/CPT-11	14
	CDDP/VNR	18
	CBDCA/PTX	18
小細胞肺がん	CDDP/VP-16（未治療）	10
	AMR（既治療）	14
直腸・結腸がん	5-FU+ℓ-LV	14.6
乳がん	DXR/PTX	32
	DTX/トラスツズマブ	23
	DTX	17
	エリブリン	13.6
悪性リンパ腫	リツキシマブ/CPA/DXR/VCR/PSL	23
	リツキシマブ/CPA/DXR/VCR/PSL+G-CSF	12

［日本臨床腫瘍学会：発熱性好中球減少症ガイドライン 2012 より引用］

1 標準的な投与法

- 静注で使用した場合には，各製剤とも半減期が1時間程度と短いため持続投与が原則となる．したがって，一般的には皮下注で投与を行い，1日1回投与としている．
- 抗がん薬投与後前後の 24 時間は骨髄毒性のリスクが増すため，投与開始のタイミングとしては抗がん薬投与 24〜72 時間後からとする．
- 末梢血幹細胞採取時や造血幹細胞移植時の投与方法は他書参照とし，本書では一般的な固形がんに対するがん化学療法による好中球減少時の投与法を記載する．

- グラン® （75 μg/0.3 mL） 50 μg/m²，1日1回，皮下注
- ノイトロジン® （100 μg+溶解液1 mL） 2 μg/kg，1日1回，皮下注
- ノイアップ® （50 μg+溶解液1 mL） 1 μg/kg，1日1回，皮下注
- ジーラスタ® （3.6 mg） 化学療法1サイクルあたり1回，皮下注

2 病状に応じた投与法

- 前述のとおり，G-CSF 製剤の治療的投与は一般的には推奨されていない．

- 65歳以上，真菌感染症，10日以上に及ぶ好中球減少，グラム陰性菌敗血症，肺炎などの臨床的に確認できる感染症，肝・腎機能障害，化学療法によるFNの既往などが重篤な合併症のリスクが高いとされており，これらが当てはまる症例については G-CSF 製剤の治療的投与により合併症発症が低減できる可能性がある．
- 放射線同時照射時，とくに縦隔領域が照射野に含まれている場合には，G-CSF 製剤の投与は血小板減少の増悪や肺毒性のリスクを上昇させるため投与は避ける．

❸ 注意事項

- 1～3%程度の頻度で骨痛や腰背部痛を訴えることがあるが，ほとんどが一過性である．症状に応じて NSAIDs などの投与を行う．その他，報告されているものとしては発熱（1～2%），トランスアミナーゼ上昇（数%）などがある．
- G-CSF 製剤単独投与での報告はないが，抗がん薬との併用で間質性肺炎を発症した症例はあり，間質性肺炎発症を誘発する可能性は否定できない．
- 頻度不明だが，二次的急性骨髄性白血病／骨髄異形成症候群発症リスクの増加が報告されている．

第4章．支持療法，緩和療法で使用する薬の使い方

2 緩和療法における麻薬性鎮痛薬の使い方

- 痛みの評価を行い，患者に合わせて適切にオピオイドを使用する．

1 オピオイドの導入

- 時刻を決めて定期的に投与する．
- オピオイドを導入する際，非オピオイド鎮痛薬は基本的には中止しないで併用する．
- 体格が小さい，高齢者，全身状態が不良の場合には少量から開始する．

> トラマール® 25 mg あるいはコデインリン酸塩®散 20 mg 就寝前

- 患者の状態や副作用のプロファイルなどを考慮してオピオイドの種類を選択する（表1）．
- 経口投与できるか，腎障害の有無でオピオイドを選択する．代謝産物が蓄積するため腎障害ではモルヒネは使用しない．
- 強オピオイドの中で副作用（3大副作用：①悪心・嘔吐，②便秘，③眠気）の強い順は，モルヒネ＞オキシコドン＞フェンタニルである．

2 オピオイドの減量・中止

- 急激な減量や中止は退薬症状を生じることがあるので，1週間以上の期間をかけて徐々に行うべきである．投与量が多い場合にはさらに時間をかけて段階的に減量を行う．

3 オピオイド種類変更（オピオイドスイッチング）

- 投与中のオピオイドから他のオピオイドに変更すること．
- 適応は，①副作用が強くオピオイド投与の継続や増量が困難な場合，②鎮痛効果が不十分な場合
- 換算表（表2）を用いて，等力価となるように1日量を計算する．また，中止・開始のタイミングは表3を用いて決定する．

第4章.支持療法,緩和療法で使用する薬の使い方

表1 オピオイド使用法と副作用対策

経口投与ができる場合				
腎障害	なし		あり	
定期投与	トラマール®(25 mg)4カプセル,分4,6時間ごと	コデインリン酸塩®(20 mg)4包,分4,6時間ごと	ピーガード®(20 mg)1錠,分1 フェントス®テープ1 mg 1日ごと	オキシコンチン®(5 mg)2錠,分2,12時間ごと フェントス®テープ1 mg 1日ごと
レスキュー	トラマール®(25 mg)1カプセル	コデインリン酸塩®(20 mg)1包	オプソ®(5 mg)1包	オキノーム®(2.5 mg)1包
	2時間空けて反復	1時間空けて反復		
嘔気予防を要する場合	ノバミン®(5 mg)1〜3錠 抗ドパミン薬(ノバミン®,プリンペラン®,セレネース®,ナウゼリン®など)の使用は錐体外路症状に注意			
便秘予防	マグミット®3〜6錠,分3 効果が弱ければセンナリド®1〜2錠,分1追加			

経口投与ができない場合		
腎障害	なし	あり
定期投与	モルヒネ塩酸塩®持続皮下・静注10 mg/日	オキファスト®持続皮下・静注15 mg/日	フェンタニル®持続皮下・静注0.3 mg/日
レスキュー	1時間量を早送り,15分あけて反復可		
嘔気予防を要する場合	ナウゼリン®坐剤(60 mg),セレネース®(5 mg/A) 抗ドパミン薬(ノバミン®,プリンペラン®,セレネース®,ナウゼリン®など)の使用は錐体外路症状に注意		
便秘予防	なし		

[日本医科大学付属病院緩和ケアマニュアル,2014を改変して引用]

2. 緩和療法における麻薬性鎮痛薬の使い方

表2 鎮痛薬換算表

定時内服（mg/日）	経口	オキシコンチン®錠	5・20・40mg	~10	20	40	60	80	100	120	160
		MSコンチン®錠	10・30mg		30	60	90	120	150	180	240
		ピーガード®錠	20・30mg		30	60	90	120	150	180	240
		モルヒネ塩酸塩®散・水	10倍散（100mg/g）	15	30	60	90	120	150	180	240
		タペンタ®錠	25・50・100mg	50	100	200	300	400	500	600	800
		トラマール®カプセル※	25・50mg	~75(100)	150	300	原則最大投与量 400				
	注射	オキファスト®注[持続]	10mg/1mL 50mg/5mL	~7.5	15	30	45	60	75	90	120
		トラマール®注	100mg/2mL	~75(100)	150	300	原則最大投与量 400				
		フェンタニル®注[持続]	0.1mg/10mL 0.5mg/10mL	~0.15	0.3	0.6	0.9	1.2	1.5	1.8	2.4
		モルヒネ塩酸塩®注[持続]	10mg/5mL 50mg/5mL 200mg/5mL	~5	10	20	30	40	50	60	80
	貼付剤	1日貼り替え製剤 フェントス®テープ	1・2・4・6・8mg製剤		1	2	3	4	5	6	8
		3日貼り替え製剤 デュロテップ®MTパッチ	2.1・4.2・8.4・16.8mg製剤		2.1	4.2	6.3	8.4	10.5	12.6	16.8
レスキュー（mg/回）	初回投与しない	オキノーム®散	2.5mg/0.5g/包 5mg/1g/包 10mg/1g/包	~2.5	5	7.5	10	15	17.5	20	30
	1時間あけて反復	オプソ®内服液	5mg/2.5mL/包 10mg/5mL/包		5	10	15	20	25	30	40
	3〜4時間 あけて反復	アンペック®坐	10・20・30mg				10	10	20	20	30
		注射剤（オキファスト®注、フェンタニル®注、モルヒネ塩酸塩®注）		15分あけて反復							
		トラマール®カプセル		2時間あけて反復							

※トラマール®は医療用麻薬ではない。WHO 3段階除痛ラダーでは2段階の鎮痛補助薬として使用。注射の適応は筋注・内服。注射の換算比は1:1。詳細な用法・用量は緩和ケアチームに相談のこと。

[日本医科大学付属病院 緩和ケアチーム（作成 2014.12 改訂）]

第4章. 支持療法,緩和療法で使用する薬の使い方

表3 スイッチングのタイミング

1. オピオイドスイッチングについて

1) 貼付剤(デュロテップ®MTパッチ,フェントス®テープ)から他の医療用麻薬へのスイッチング

貼付剤 ⇒	オキシコンチン®錠(1日2~3回) MSコンチン®錠(1日2~3回) タペンタ®錠(1日2回) ピーガード®錠(1日1回)	貼付剤剥離12時間後に開始
貼付剤 ⇒	モルヒネ塩酸塩®末(1日4~6回)	
貼付剤 ⇒	モルヒネ塩酸塩®注(持続) フェンタニル®注(持続) オキファスト®注(持続)	貼付剤剥離6時間後から半量開始,12時間後に全量UP

2) 他の医療用麻薬から貼付剤へのスイッチング

ピーガード®錠(1日1回) ⇒ 貼付剤		最終内服後12時間後に貼付開始
MSコンチン®錠(1日2~3回) オキシコンチン®錠(1日2~3回) ⇒ 貼付剤 タペンタ®錠(1日2回)		最終内服と同時に貼付開始
モルヒネ塩酸塩®末(1日4~6回) ⇒ 貼付剤		貼付開始と同時に内服し,さらに4時間開始後に最終内服
モルヒネ塩酸塩®注(持続) フェンタニル®注(持続) ⇒ 貼付剤 オキファスト®注(持続)		貼付開始6時間後に半量に減量し,12時間後にOFF

3) 徐放製剤から注射剤へのスイッチング

内服,坐剤 ⇒	注射剤	先行薬次回投与予定時刻から投与開始
注射剤(持続) ⇒	注射剤	先行薬中止後と同時に投与開始

4) 注射剤から徐放製剤へのスイッチング

注射剤 ⇒	オキシコンチン®錠(1日2~3回) MSコンチン®錠(1日2~3回) タペンタ®錠(1日2回)	先行薬中止後と同時に投与開始

2. 嘔気予防が必要な場合

ノバミン® 5 mg 1~3錠/日,動くと嘔気がする場合はポララミン® 3錠 分3
※嘔気の危険性が高い場合は,経口投与では制吐薬を併用し,2週間を目安に嘔気がなければ中止する(<u>抗ドパミン薬の長時間の投与は錐体外路症状に注意する</u>)

3. 便秘の予防

酸化マグネシウム® 1.5 g/日 分3またはマグミット® 3~6錠 分3,効果が弱ければセンナリド® 1~2錠分1を加える

[日本医科大学付属病院 緩和ケアチーム作成 2014.12改訂]

付　録

付録

1 臨床試験のキホン

A 臨床試験と治験

　臨床試験には治験と治験以外の試験が含まれる．製薬企業が開発を行い，医薬品医療機器等法（旧薬事法）に基づく医薬品・医療機器の承認を取得することを目的として実施する臨床試験は治験である．治験のほとんどは企業主導であるが，医師主導の治験も実施される．一方，例えば，医師あるいは研究グループがXがんに対する治療効果に関して，すでにXがんに対して承認されているA薬とB薬との比較試験を実施する場合は臨床試験であるが，承認申請が目的ではないので治験とは呼ばない．後述するように，治験と治験以外の臨床試験とでは遵守するルールが異なる．その他にも治験と治験以外の臨床試験とで異なる点はある．例えば治験では被験者に対する補償は充実し，治験に関わる医療費や通院時に負担軽減費が支払われる．医師主導で行われる治験以外の臨床試験では，それらを治験レベルの水準で用意することは困難である．がんを対象とした治験以外の臨床試験では，臨床試験の補償保険の加入が困難である．また，抗がん薬は一般的に医薬品副作用被害救済制度を利用できない．したがって，試験で行われる治療に関わる医療費も副作用が発生したときの医療費も，被験者の健康保険を利用して通常の診療と同様に医療費を被験者が負担する場合がほとんどである．このように治験と治験以外の臨床試験とでは，補償体制や医療費に大きな差がある．

B 遵守すべきルール

1 ヘルシンキ宣言

　治験か否かを問わず，すべての臨床試験で遵守すべき倫理規範としてヘルシンキ宣言が存在する．2013年の世界医師会フォルタレザ総会で改訂された版が最新版であり，邦訳が日本医師会ホームページに公開されている（http://www.med.or.jp/wma/helsinki.html）．全部で37項から構成されており，ボリュームとしてはそ

れほど多くはないが、後述するGCPや各種倫理指針の土台となっている重要なものである。臨床試験に携わる前に必ず目を通しておくべきである。ヘルシンキ宣言を理解することで、GCPや各種倫理指針も理解しやすくなる。

❷ GCP

治験に関するルールではGCPがもっとも重要である。GCPとはICH（International Conference on Harmonisation of Technical Requirements for Registration of Pharmaceuticals for Human Use, 日米EU医薬品規制調和国際会議）が定めた医薬品の臨床試験の実施の基準（Good Clinical Practice）であるが、わが国ではこれを省令（医薬品の臨床試験の実施の基準に関する省令）に位置付けており、通称GCP省令と呼ばれる。厳密にはICH-GCPと異なる部分もあるが、欧米との整合性を図るために定められた重要な省令である。

❸ 人を対象とする医学系研究に関する倫理指針

治験以外の臨床試験に関しては、これまで主たる指針として「臨床研究に関する倫理指針」が運用されてきたが、「疫学研究に関する倫理指針」と統合する形で改訂され、2014年12月22日に「人を対象とする医学系研究に関する倫理指針」（以下、指針）として公布され、2015年4月1日より施行された。今回の改訂のポイントの1つとして、「侵襲（軽微な侵襲を除く）を伴う研究であって介入を行う」[注1]研究については、モニタリングおよび必要に応じて監査を実施することが求められるようになった。該当する臨床試験であれば、研究実施計画書にモニタリング（必要に応じ監査も）に関する事項を明記し、研究責任者は適切にモニタリングが行われるよう管理しなければならない。なお、監査を実施する場合、監査対象となる研究の実施に携わる者およびモニタリングに従事する者に監査を行わせることができない点に注意する。モニタリングに従事する者はモニタリングの結果を研究責任者に、監査に従事する者は監査結果を研究責任者および研究機関の長に報告しなければならない。このような手順はあらかじめ研究実施計画書に明記しておく。

[注1]「侵襲」、「軽微な侵襲」、「介入」の定義は指針の第1章第2用語の定義に説明されているが、より具体的な説明は、別途指針のガイダンスを参考に判断されたい。

また、研究に関する試料・情報などの保管に関する規定が追加された点も注意を要する．侵襲（軽微な侵襲を除く）を伴う研究であって介入を行うものを実施する場合には、少なくとも、当該研究の終了について報告された日から5年を経過した日または当該研究の結果の最終の公表について報告された日から3年を経過した日のいずれか遅い日までの期間、研究に関する情報などを保管することが求められる．モニタリングと並んで信頼性確保のための条項となっている．

臨床試験の倫理的要件

臨床試験に求められる倫理的要件のうち重要なものとしては、科学的妥当性、被験者の保護と安全性への配慮、インフォームドコンセント、試験の信頼性および利益相反をはじめとする透明性の確保などがある．これらの事項は試験実施計画書に漏れなく記載されていなければならない．また、インフォームドコンセントを取得する際に説明すべき事項ついても、指針で示されている説明事項（第5章第12の3）について、研究対象者に理解しやすい文言で同意説明文書を作成し、十分な理解を得て、自由意思に基づいて同意を得るようにしなければならない．

昨今の不適正な臨床試験の事案によって、臨床研究に対する法規制の議論がなされた．規制対象は、未承認薬または適応外の医薬品・医療機器などを用いた臨床研究のほか、医薬品・医療機器などの広告に用いられることが想定される臨床研究も含めるなど、方向性が具体的に示された（臨床研究に係る制度の在り方に関する報告書：http://www.mhlw.go.jp/stf/shingi2/0000068380.html）．最終的に法規制がどのようなものになるのか注視する必要はあるが、原則として指針の遵守を徹底することが肝要である．

付　録

2 便利ツール一覧

A 体表面積（BSA）算定表

DuBois 式 BSA $(m^2) = W^{0.425} \times H^{0.725} \times 0.007184$

※ W：体重（kg），H：身長（cm）

[*Arch Intern Med* **17**: 863, 1916]

B ECOG (Eastern Cooperative Oncology Group) の performance status (PS)（表1）

表1 ECOG の PS

PS	患者状態
0	まったく問題なく活動できる．発病前と同じ日常生活が制限なく行える．
1	肉体的に激しい活動は制限されるが，歩行可能で，軽作業や座っての作業は行うことができる．例：軽い家事，事務作業
2	歩行可能で自分の身の回りのことはすべて可能だが作業はできない．日中の 50% 以上はベッド外で過ごす．
3	限られた自分の身の回りのことしかできない．日中の 50% 以上をベッドか椅子で過ごす．
4	まったく動けない．自分の身の回りのことはまったくできない．完全にベッドか椅子で過ごす．

[Common Toxicity Criteria, Version2.0 Publish Date April 30, 1999, JCOG ホームページ（http://www.jcog.jp/）より引用]

付　録

クレアチニンクリアランス（CCR）計算式

1 Cockcroft-Gault の CCR 計算式

男性：$\text{CCR (mL/分)} = \dfrac{(140-\text{年齢}) \times \text{体重 (kg)}}{72 \times \text{血清 Cre 値 (mg/dL)}}$

女性：$\text{CCR (mL/分)} = 0.85 \times \dfrac{(140-\text{年齢}) \times \text{体重 (kg)}}{72 \times \text{血清 Cre 値 (mg/dL)}}$

2 Schwartz の CCR 計算式（小児用：2 歳以上 11 歳以下に適用）

$$\text{CCR (mL/分)} = \dfrac{0.55 \times \text{身長 (cm)}}{\text{血清 Cre 値 (mg/dL)} + 0.2}$$

有害事象共通用語規準

CTCAE ver 4.0. 日本語訳 JCOG 版，2014 年 9 月 20 日版より一部抜粋（**表 2**）．

表2 有害事象共通用語規準(CTCAE ver 4.0. 日本語訳 JCOG 版)

有害事象	Grade 1	Grade 2	Grade 3	Grade 4	Grade 5
血液およびリンパ系障害					
貧血	ヘモグロビン ＜ LLN-10.0 g/dL； ＜ LLN-6.2 mmol/L； ＜ LLN-100 g/L	ヘモグロビン ＜ 10.0-8.0 g/dL； ＜ 6.2-4.9 mmol/L； ＜ 100-80 g/L	ヘモグロビン ＜ 8.0 g/dL； ＜ 4.9 mmol/L； ＜ 80 g/L； 輸血を要する	生命を脅かす； 緊急処置を要する	死亡
発熱性好中球減少症	-	-	ANC ＜ 1,000/mm^3 で，かつ1回でも 38.3 ℃ (101°F) を超える，または1時間を超えて持続する 38 ℃ 以上 (100.4°F) の発熱	生命を脅かす； 緊急処置を要する	死亡
胃腸障害					
便秘	不定期または間欠的な症状；便軟化薬/緩下剤/食事の工夫/浣腸を不定期に使用	緩下剤または浣腸の定期的使用を要する持続的症状；身の回り以外の日常生活動作の制限	摘便を要する頑固な便秘；身の回りの日常生活動作の制限	生命を脅かす； 緊急処置を要する	死亡
下痢	ベースラインと比べて＜4回/日の排便回数増加； ベースラインと比べて人工肛門からの排泄量が軽度に増加	ベースラインと比べて 4-6 回/日の排便回数増加； ベースラインと比べて人工肛門からの排泄量が中等度増加	ベースラインと比べて7回以上/日の排便回数増加； 便失禁；入院を要する； ベースラインと比べて人工肛門からの排泄量が高度に増加； 身の回りの日常生活動作の制限	生命を脅かす； 緊急処置を要する	死亡
食道炎	症状がない； 臨床所見または検査所見のみ； 治療を要さない	症状がある； 摂食/嚥下機能の低下； 経口栄養補給を要する	高度に摂食/嚥下機能が低下； 経管栄養/TPN/入院を要する	生命を脅かす； 緊急の外科的処置を要する	死亡
口腔粘膜炎	症状がない，または軽度の症状がある； 治療を要さない	中等度の疼痛； 経口摂取に支障がない； 食事の変更を要する	高度の疼痛； 経口摂取に支障がある	生命を脅かす； 緊急処置を要する	死亡

次頁へ続く．

表2の続き

有害事象	Grade 1	Grade 2	Grade 3	Grade 4	Grade 5
悪心	摂食習慣に影響のない食欲低下	顕著な体重減少,脱水または栄養失調を伴わない経口摂取量の減少	カロリーや水分の経口摂取が不十分;経管栄養/TPN/入院を要する	-	-
嘔吐	24時間に1-2エピソードの嘔吐(5分以上間隔が開いたものをそれぞれ1エピソードとする)	24時間に3-5エピソードの嘔吐(5分以上間隔が開いたものをそれぞれ1エピソードとする)	24時間に6エピソード以上の嘔吐(5分以上間隔が開いたものをそれぞれ1エピソードとする);TPNまたは入院を要する	生命を脅かす;緊急処置を要する	死亡
一般・全身障害および投与部位の状態					
疲労	休息により軽快する疲労	休息によって軽快しない疲労;身の回り以外の日常生活動作の制限	休息によって軽快しない疲労;身の回りの日常生活動作の制限	-	-
免疫系障害					
アレルギー反応	一過性の潮紅または皮疹;<38℃(100.4°F)の薬剤熱;治療を要さない	治療または点滴の中断が必要.ただし症状に対する治療(例:抗ヒスタミン薬,NSAIDs,麻薬性薬剤)には速やかに反応する;≦24時間の予防的投薬を要する	遷延(例:症状に対する治療および/または短時間の点滴中止に対して速やかに反応しない);一度改善しても再発する;続発症(例:腎障害,肺浸潤)により入院を要する	生命を脅かす;緊急処置を要する	死亡
アナフィラキシー	-	-	蕁麻疹の有無によらず症状のある気管支痙攣;非経口的治療を要する;アレルギーによる浮腫/血管性浮腫;血圧低下	生命を脅かす;緊急処置を要する	死亡

2. 便利ツール一覧

有害事象	Grade 1	Grade 2	Grade 3	Grade 4	Grade 5
傷害，中毒および処置合併症					
放射線性皮膚炎	わずかな紅斑や乾性落屑	中等度から高度の紅斑；まだらな湿性落屑，ただしほとんどが皺や襞に限局している；中等度の浮腫	皺や襞以外の部位の湿性落屑；軽度の外傷や摩擦により出血する	生命を脅かす；皮膚全層の壊死や潰瘍；病変部より自然に出血する；皮膚移植を要する	死亡
傷害，中毒および処置合併症					
アラニンアミノトランスフェラーゼ増加	> ULN-3.0×ULN	> 3.0-5.0×ULN	> 5.0-20.0×ULN	> 20.0×ULN	-
アスパラギン酸アミノトランスフェラーゼ増加	> ULN-3.0×ULN	> 3.0-5.0×ULN	> 5.0-20.0×ULN	> 20.0×ULN	-
血中ビリルビン増加	> ULN-1.5×ULN	> 1.5-3.0×ULN	> 3.0-10.0×ULN	> 10.0×ULN	-
クレアチニン増加	> 1-1.5× ベースライン；> ULN-1.5×ULN	> 1.5-3.0× ベースライン；> 1.5-3.0×ULN	> 3.0× ベースライン > 3.0-6.0×ULN	> 6.0×ULN	-
心電図QT補正間隔延長	QTc 450-480 ms	QTc 481-500 ms	少なくとも2回の心電図でQTc ≧ 501 ms	QTc ≧ 501 msまたはベースラインから> 60 ms の変化があり，Torsade de-pointes, 多型性心室頻拍，重篤な不整脈の徴候/症状のいずれかを認める	-
フィブリノゲン減少	< 1.0-0.75×LLNまたはベースラインから< 25% の減少	< 0.75-0.5×LLNまたはベースラインから25-< 50% の減少	< 0.5-0.25×LLNまたはベースラインから50-< 75% の減少	< 0.25×LLNまたはベースラインから75% 以上の減少または絶対値が< 50 mg/dL	-

次頁へ続く．

表2の続き

有害事象	Grade 1	Grade 2	Grade 3	Grade 4	Grade 5
好中球数減少	< LLN-1,500/mm³；< LLN-1.5×10 e9/L	< 1,500-1,000/mm³；< 1.5-1.0×10 e9/L	< 1,000-500/mm³；< 1.0-0.5×10 e9/L	< 500/mm³；< 0.5×10 e9/L	-
血小板数減少	< LLN-75,000/mm³；< LLN-75.0×10 e9/L	< 75,000-50,000/mm³；< 75.0-50.0×10 e9/L	< 50,000-25,000/mm³；< 50.0-25.0×10 e9/L	< 25,000/mm³；< 25.0×10 e9/L	-
体重減少	ベースラインより5-< 10%減少；治療を要さない	ベースラインより10-< 20%減少；栄養補給を要する	ベースラインより≥ 20%減少；経管栄養またはTPNを要する		
白血球減少	< LLN-3,000/mm³；< LLN-3.0×10 e9/L	< 3,000-2,000/mm³；< 3.0-2.0×10 e9/L	< 2,000-1,000/mm³；< 2.0-1.0×10 e9/L	< 1,000/mm³；< 1.0×10 e9/L	-
代謝および栄養障害					
食欲不振	食生活の変化を伴わない食欲低下	顕著な体重減少や栄養失調を伴わない摂食量の変化；経口栄養剤による補充を要する	顕著な体重減少または栄養失調を伴う（例：カロリーや水分の経口摂取が不十分）；静脈内輸液/経管栄養/TPNを要する	生命を脅かす；緊急処置を要する	死亡
脱水	経口水分補給の増加を要する；粘膜の乾燥；皮膚ツルゴールの低下	< 24時間の静脈内輸液を要する	≥ 24時間の静脈内輸液または入院を要する	生命を脅かす；緊急処置を要する	死亡
低ナトリウム血症	< LLN-130 mmol/L	-	< 130-120 mmol/L	< 120 mmol/L；生命を脅かす	死亡
神経系障害					
末梢性感覚ニューロパチー	症状がない；深部腱反射の低下または知覚異常	中等度の症状がある；身の回り以外の日常生活動作の制限	高度の症状がある；身の回りの日常生活動作の制限	生命を脅かす；緊急処置を要する	死亡

有害事象	Grade 1	Grade 2	Grade 3	Grade 4	Grade 5
呼吸器，胸郭および縦隔障害					
肺臓炎	症状がない；臨床所見または検査所見のみ；治療を要さない	症状がある；内科的治療を要する；身の回り以外の日常生活動作の制限	高度の症状がある；身の回りの日常生活動作の制限；酸素を要する	生命を脅かす；緊急処置を要する（例：気管切開/挿管）	死亡
皮膚および皮下組織障害					
瘙痒症	軽度または限局性；局所治療を要する	激しいまたは広範囲；間欠性；搔破による皮膚の変化（例：浮腫，丘疹形成，擦過，苔癬化，滲出/痂皮）；内服治療を要する；身の回り以外の日常生活動作の制限	激しいまたは広範囲；常時；身の回りの日常生活動作や睡眠の制限；経口副腎皮質ステロイドまたは免疫抑制療法を要する	-	-
ざ瘡様皮疹	体表面積の<10%を占める紅色丘疹および/または膿疱で，瘙痒や圧痛の有無は問わない	体表面積の10-30%を占める紅色丘疹および/または膿疱で，瘙痒や圧痛の有無は問わない；社会心理学的な影響を伴う；身の回り以外の日常生活動作の制限	体表面積の>30%を占める紅色丘疹および/または膿疱で，瘙痒や圧痛の有無は問わない；身の回りの日常生活動作の制限；経口抗菌薬を要する局所の重複感染	紅色丘疹および/または膿疱が体表のどの程度の面積を占めるかによらず，瘙痒や圧痛の有無も問わないが，静注抗菌薬を要する広範囲の局所の二次感染を伴う；生命を脅かす	死亡

LLN：基準範囲下限，ULN：基準範囲上限，ANC：好中球絶対数，TPN：完全静脈栄養，NSAIDs：非ステロイド性抗炎症薬

［CTCAE ver 4.0. 日本語訳 JCOG 版，2016 年 3 月 10 日版より一部抜粋］

索 引

※「第3章.がん薬物療法に使用する薬剤事典」掲載の薬剤については,該当頁を太字で記載しました.

欧 文

数字
5-FU® 216
5-HT$_3$ 受容体拮抗薬 255

A
αストレプトコッカス 175
αフェトプロテイン (AFP) 178
ABC 概念 11
ABL 阻害薬 198
ABVD 療法 121
AC 療法 35
AC-T 療法 35
AEM 療法 117
AIDS 指標悪性腫瘍 (ADC) 163
AIM 療法 152
ALK 遺伝子転座陽性 20
ALK 阻害薬 20, 189
anaplastic astrocytoma 135
AP 療法 106
APL 分化症候群 119
area under curve (AUC) 8

B
B 型肝炎ウイルス (HBV) 75
bacterial translocation 259
BAD 療法 128
BCC 92
bcr-abl 融合遺伝子 114
BD 療法 128
Bd 療法 128
BEP 療法 97
BLd 療法 128
BRAF 阻害薬 146
BRAF V600E 遺伝子変異陽性 146

C
CAB 療法 82
cabozantinib 155
CAP 療法 144
CapeOX 療法 54, 161
CBD 療法 128
CE 療法 15
Child-Pugh 分類 58
CHOP 療法 120, 121, 165
CMF 療法 35
CODOX-M/IVAC 療法 166
CPT-P 療法 97
CRAB 症状 124
CTCAE ver 4.0 275

D
DACTam 療法 147
DAVFeron 療法 147
DC 療法 110
ddAC-T 療法 35
DNA 機能障害薬 243
dual-energy X-ray absorptiometry (DXA) 38

E
EC-T 療法 35
EGFR 遺伝子変異陽性 20
EGFR 阻害薬 20, 186
EP 療法 97
EPOCH 療法 165
ESHAP 療法 167
EVAIA 療法 152
evidence-based medicine (EBM) 2
Ewing 肉腫 149
extensive disease (ED) 14

281

索 引

F

FAC 療法　35
FC 療法　118
FEC-T 療法　35
Feron 療法　147
FIGO Stage　104
FOLFIRI 療法　54
FOLFIRINOX 療法　64
FOLFOX 療法　54
FOLFOXIRI 療法　54
FP 療法　42, 139

G

GC 療法　69, 93
G-CSF 製剤　261
GE 療法　64
GEMOX 療法　97
glioblastoma　135
GNP 療法　64
Good Clinical Practice (GCP)　271
GS 療法　64, 69

H

hand foot skin reaction　62
HER ファミリー　30
HER2　30, 47
　　——阻害薬　183
　　——enriched　30
HIV 関連悪性腫瘍　163
hyper-CVAD 療法　166
hyper-CVAD/MA 療法　117
hyper-CVAD/MA±R 療法　122

I

ICE 療法　152, 166
IGCCCG 分類　96
involved-field radiotherapy (IFRT)　120
IP 療法　14
IPSS　130
IPSS-R　131

IRIS 療法　56
ITEC 療法　177

L

L-アスパラギナーゼ (L-ASP)　118, 169, **226**
L-AdVP 療法　118
Ld 療法　128
LH-RH アゴニスト　79
LH-RH アンタゴニスト　79
Luminal A　30
Luminal B　30

M

MAID 療法　152
MASCC index　260
MEK 阻害薬　148
methicillin resistant *Staphylococcus aureus* (MRSA)　261
mFOLFOX6 療法　68, 161
minimal residual disease (MRD)　169
MPB 療法　128
MPT 療法　129
MRC AML 10　173
mTOR 阻害薬　84, 89, 191
MVAC 療法　93

N

nab-PTX　64, 234
NCI/Rome 基準　169
NK-1 受容体拮抗薬　255

O

oncogenic driver mutation　20

P

PE 療法　15
performance status (PS)　2, 5, 273
platinum free interval (PFI)　108
platinum-refractory relapse　108

platinum-sensitive relapse 108
PVB 療法 97

R
R-CHOP 療法 120
R-CVP 療法 121
R-EPOCH 療法 166
R-ESHAP 療法 122
RS ウイルス感染症 175

S
S-1 47, 64, 69, 73, 141, **219**
SPE 療法 15
stavudine 168

T
TAP 療法 106
TC 療法 35, 103, 107, 108
TGN 療法 97
TIN 療法 97
TIP 療法 97
TP 療法 103
TPF 療法 140
triple negative 30

U
UFT 61, **218**

V
VACA 療法 151
VAIA 療法 152
VeIP 療法 97
VIP 療法 97

和文

あ
アイエーコール® 237
アイソボリン® 225
アキシチニブ 84, **204**
悪性黒色腫 145
悪性神経膠腫 135
悪性末梢神経鞘腫瘍 149
アクチノマイシン D（ACT-D, ACD） 177, **231**
アクプラ® 239
アクラシノン® 230
アクラルビシン（ACR, ACM） **230**
アザシチジン 133, **227**
アスパラギン酸アミノトランスフェラーゼ増加 277
アスペルギルス 175
アーゼラ® 196
アドセトリス® 236
アドリアシン® 228
アドリアマイシン 93, 104, 177
アナストロゾール **244**
アナフィラキシー 276
アバスチン® 201
アービタックス® 187
アビラテロン 80, **250**
アファチニブ 20, **188**
アフィニトール® 191
アブラキサン® 234
アプレピタント 254
アムノレイク® 208
アムルビシン（AMR） 15, **230**
アラニンアミノトランスフェラーゼ増加 277
アラノンジー® 223
アリミデックス® 244
アリムタ® 215
アルキル化薬 210
アルケラン® 211
アルプラゾラム 256

索引

アレクチニブ 20, **190**
アレセンサ® 190
アレルギー反応 276
アロマシン® 244
アロマターゼ阻害薬 39
アントラサイクリン系薬 91, 112, 169, 173, 228

い
胃がん 47
イクスタンジ® 248
イダマイシン® 230
イダルビシン（IDR） 112, **230**
イピリムマブ **207**
イブリツモマブ **195**
イホスファミド（IFM） 151, 166, **210**
　──脳症 153
イホマイド® 210
イマチニブ 114, 170, **198**
イムネース® 251
イムノマックス-γ® 251
医薬品医療機器等法 270
イリノテカン（CPT-11） 14, 18, 47, 52, 74, 97, 103, 110, **241**
イレッサ® 186
インターフェロンα（IFNα） 84
インターフェロンβ（IFNβ） 147
インターフェロンγ-1a **251**
インターロイキン-2（IL-2） 84
咽頭がん 144
インライタ® 204

う
ヴォトリエント® 205

え
エキセメスタン（EXE） 40, **244**
エクザール® 233
エクジェイド® 134
エストラサイト® 249
エストラムスチン（EMP） **249**
エストロゲンレセプター（ER） 30
エチニルエストラジオール 80
エトポシド（VP-16, ETP） 15, 74, 103, 154, 165, 173, **242**
エノシタビン（BH-AC） **220**
エピルビシン（EPI） 93, **229**
エベロリムス 40, 74, 84, **191**
エボルトラ® 224
エリブリン（ERI） 150, **235**
エルプラット® 239
エルロチニブ 20, 64, **187**
エンザルタミド 80, **248**
塩酸プロカルバジン® 214
エンドキサン® 210

お
黄体ホルモンレセプター（PgR） 30
嘔吐 254, 276
横紋筋肉腫 149
オキサリプラチン（L-OHP, OX） 47, 52, 97, **239**
オクトレオチド 74, 162
オシメルチニブ **189**
悪心 254, 276
オダイン® 247
オピオイド 265
　──スイッチング 265
オファツムマブ **196**
オプジーボ® 206
オペプリム® 158
オランザピン 256
オンコビン® 233

か
化学放射線療法（CCRT） 42, 101, 139
カソデックス® 247
合併症 7
滑膜肉腫 149
カドサイラ® 185
カバジタキセル 80, **236**

カペシタビン 47, **217**
カポジ肉腫 163
カルセド® 230
カルボプラチン（CBDCA） 15, 22, 91, 95, 102, 105, 108, 140, **238**
カルムスチン（BCNU） **213**
寛解後療法 112
寛解導入療法 112, 169
緩下剤 256
肝芽腫 177
肝機能障害 8, 106
肝細胞がん 58, 163
カンジダ 175
間質性肺炎 9, 40
間質性肺疾患 89
肝腫瘍 176
感染症 175
肝臓がん 58
肝動注化学療法 58
肝動脈化学塞栓療法 58, 74
カンプト® 241
緩和療法 265

き

キメラ遺伝子 176
救済化学療法 95
急性巨核球性白血病 174
急性骨髄性白血病 112, 173
急性前骨髄性白血病 112, 173
急性リンパ性白血病 112, 169
強化療法 169
ギリアデル® 213
キロサイド® 219
キロサイド N® 210

く

クラドリビン **224**
グラム陰性桿菌 175
グラン® 262
クリゾチニブ 20, **189**
グリベック® 198

クレアチニンクリアランス（CCR） 7, 274
クレアチニン増加 277
クロファラビン **224**
クロルマジノン **247**

け

血液がん 112
血管外漏出 119
血管新生 180
　　——阻害薬 201
月経コントロール 119
血小板数減少 88, 278
血清エリスロポエチン（EPO） 131
血中ビリルビン増加 277
ゲフィチニブ 20, **186**
ゲムシタビン（GEM） 22, 64, 69, 73, 91, 97, 110, 150, **221**
ゲムツズマブ **196**
下痢 275
原発性滲出性リンパ腫 163
原発性脳リンパ腫 163
原発性肺がん 163
原発不明がん 149, 159
減量手術 74

こ

抗 CCR4 抗体 197
抗 CD20 抗体 194
抗 CD33 抗体 196
抗 CTLA4 抗体 148
抗 PD-1 抗体 94, 146
抗 PD-L1 抗体 94
抗 RANKL 抗体 150
抗アンドロゲン薬 79
膠芽腫 135
高カルシウム血症 124
抗がん薬 180
抗菌薬 259
口腔粘膜炎 275
高血圧 88
甲状腺がん 154

甲状腺機能低下症　88
甲状腺刺激ホルモン抑制療法　155
向精神薬　258
抗生物質　228
好中球数減少　88, 278
喉頭がん　144
口内炎　40, 89
抗ヒト胸腺細胞免疫グロブリン（ATG）　131
後腹膜胚細胞腫瘍　95
肛門管がん　163
高齢者　4
　──総合的機能評価（CGA）　5
抗レトロウイルス療法（ART）　163
コスメゲン®　231
ゴセレリン　**249**
骨髄異形成症候群（MDS）　130
骨髄腫　124
骨粗鬆症　81
骨軟部腫瘍　149
骨肉腫　149
骨病変　124
ゴナックス®　250
コホリン　223
コミュニケーション医療　11

さ

ザイティガ®　250
サイトカイン　182, 251
催吐性リスク　254
再発性リンパ腫　164
細胞傷害性抗がん薬　181
サイメリン®　213
サイラムザ®　206
ザーコリ®　189
ざ瘡様皮疹　279
サリドマイド（THAL）　125, **203**
サレド®　203
酸化マグネシウム　257
三酸化ヒ素　114
サンラビン®　220

し

ジェブタナ®　236
ジェムザール®　221
ジオトリフ®　188
ジカディア　191
自家末梢血幹細胞移植　95, 121, 124
子宮がん　101
子宮頸がん　101
子宮体がん　104
糸球体濾過量（GFR）　7
シクロスポリン　131, 133
シクロホスファミド（CPA, CPM）　106, 114, 125, 165, 176, **210**
自己免疫性溶血性貧血　119
支持療法　254
シスプラチン（CDDP, DDP）　14, 42, 47, 69, 74, 91, 97, 101, 105, 108, 139, 151, 154, 176, **237**
ジダノシン　168
シタラビン（Ara-C）　112, 173, **219**
　──症候群　175
シタラビンオクホスファート水和物（SPAC）　**220**
脂肪肉腫　149
社会保険診療報酬支払基金　99
ジャカビ®　209
縦隔胚細胞腫瘍　95
十全大補湯　61
絨毛がん症候群　100
腫瘍崩壊症候群　119
上咽頭がん　143
消化管ホルモン産生腫瘍　74
小細胞肺がん　14
小児がん　169
小児固形腫瘍　176
小児造血器腫瘍　169
上部尿路上皮がん　91
食道炎　275
食道がん　42

食欲不振　278
ジーラスタ®　263
シロリムス　**194**
腎がん　84
心機能異常　88
腎機能障害　7
真菌感染症　118
神経芽腫　176
神経内分泌腫瘍　160
腎腫瘍　176
浸潤性子宮頸がん　163
腎障害　124
心電図 QT 補正間隔延長　277

す
膵神経内分泌がん（PNEC）　74
膵神経内分泌腫瘍（PNET）　74
膵臓がん　64
スタラシド®　220
スチバーガ®　204
ステロイド　169
スーテント®　202
ストレプトゾシン　74, 154
スニチニブ　74, 84, **202**
スプリセル®　199

せ
精子保存　119
性腺外原発胚細胞腫瘍　160
精巣腫瘍　163
精巣胚細胞腫瘍　95
制吐薬　254
ゼヴァリンイットリウム（^{90}Y）　195
ゼヴァリンインジウム（^{111}In）　195
セツキシマブ　52, 139, **187**
セミノーマ　95
セリチニブ　**191**
セルモロイキン　**252**
セロイク®　252
ゼローダ®　217

センナ　257
全脳照射　17
センノシド　257
前立腺がん　79, 160

そ
臓器障害合併　28
造血幹細胞移植　115, 134, 172
増殖シグナル　180
瘙痒症　279
ソブゾキサン　**242**
ソマトスタチン誘導体　154
ゾラデックス®　249
ゾラデックス LA®　249
ソラフェニブ　60, 84, 156, **201**
ゾリンザ®　209

た
退形成性星細胞腫　135
タイケルブ®　184
代謝拮抗薬　215
体重減少　278
大腸がん　52
体表面積（BSA）　273
ダウノマイシン®　228
ダウノルビシン（DNR, DM）　173, **228**
ダウン症　170, 174
ダカルバジン（DTIC）　145, 154, **214**
ダカルバジン®　214
タキサン　33
タキソール®　234
タキソテール®　235
タグリッソ®　189
ダサチニブ　114, **199**
タシグナ®　198
脱水　278
多発奇形症候群　178
多発性内分泌腺腫症 1 型（MEN1）　74
タミバロテン　114, **208**

索 引

タモキシフェン（TAM） 30, 39, 40, **245**
タルセバ® 187
ダルベポエチンアルファ 133
炭酸水素ナトリウム・無水リン酸二水素ナトリウム配合 257
胆道がん 69
淡明細胞がん 84

ち

治験 270
チーム医療 11
中枢神経原発性悪性リンパ腫 164
中枢神経浸潤予防 112, 169
超大量化学療法（HDCT） 95
チロシンキナーゼ 180
　　──阻害薬（TKI） 84, 88, 154

て

手足症候群 62, 88, 156
ティーエスワン® 219
低ナトリウム血症 278
低リン血症 90
テガフール（FT, TGF） **218**
　　──・ウラシル配合 →UFT
　　──・ギメラシル・オテラシルカリウム配合 →S-1
デガレリクス **250**
デキサメタゾン 125, 255
テセロイキン **251**
デノスマブ 150
デフェラシロクス 134
テムシロリムス 84, **194**
テモゾロミド（TMZ） 135, **214**
テモダール® 214
テラルビシン® 229
転移性腫瘍 149

と

頭蓋内圧亢進症 138
頭頸部がん 139, 160, 163
糖尿病 9

ドキシフルリジン（5'-DFUR） **217**
ドキシル® 110, 228
ドキソルビシン（DXR, ADM, ADR） 92, 125, 154, 165, **228**
ドセタキセル（DTX, DOC, TXT） 22, 42, 47, 79, 108, 140, 150, **235**
トポイソメラーゼ阻害薬 241
トポテカン 110
トポテシン® 241
トラスツズマブ 33, 41, 47, **183**
トラスツズマブエムタンシン（T-DM1） **185**
トラベクテジン 150
トーリセル® 194
トリフルリジン・チピラシル塩酸塩配合 **243**
トレアキシン® 212
トレチノイン（ATRA） 113, 173, **207**
トレミフェン **246**

な

内分泌がん 154
内分泌療法 30
ナベルビン® 234
ナルトグラスチム 262

に

日常生活動作 4
ニドラン® 212
ニボルマブ 146, **206**
ニムスチン（ACNU） **212**
乳がん 30, 159
乳頭がん 154
尿路上皮がん 91
ニロチニブ 115, **198**
妊孕性 100

ね

ネクサバール® 201

ネスプ® 133
ネダプラチン 43, 97, **239**
ネララビン **223**

の

ノイアップ® 262
ノイトロジン® 262
脳腫瘍 135
脳浮腫 138
ノギテカン（NGT） 15, **241**
ノバントロン® 231
ノルバデックス® 245

は

バイエル® 245
ハイカムチン® 241
肺がん 14
胚細胞腫瘍 95, 160
肺臓炎 279
ハイドレア® 226
バーキットリンパ腫 164
パクリタキセル（PTX, PAC） 42, 47, 91, 102, 108, 154, 165, **234**
――減量 106
パージェタ® 185
播種性血管内凝固症候群（DIC） 50, 119, 174
ハーセプチン® 183
パゾパニブ 84, 150, **205**
白金製剤 139, 237
白血球減少 278
白血病 112
発熱性好中球減少症 259, 275
パーツツハマブ 52, **188**
パノビノスタット 129
ハラヴェン® 235
パラプラチン® 238
パロノセトロン 254
バンデタニブ 155

ひ

非 AIDS 指標悪性腫瘍 163
ビカルタミド **247**
ピコスルファートナトリウム 257
ビサコジル 257
微小管阻害薬 233
非小細胞肺がん 20
ビスホスホネート製剤 126, 150
ヒスロン H® 248
ビダーザ® 133, 227
非淡明細胞がん 85
ヒト上皮成長因子受容体 2 →HER2
ヒドロキシカルバミド（HU） **226**
人を対象とする医学系研究に関する
  倫理指針 271
ピノルビン® 229
ビノレルビン（VNR, NVB） 22, **234**
皮膚がん 145
非扁平上皮がん 20
非ホジキンリンパ腫 163
びまん性大細胞型 B 細胞リンパ腫
  （DLBCL） 120, 164
標準治療 2
日和見感染症 89, 168
ピラルビシン（THP） 92, 176, **229**
疲労 276
ビンクリスチン（VCR） 114, 125, 154, 165, 169, 176, **233**
貧血 124, 275
ビンブラスチン（VLB） 93, 97, **233**

ふ

ファルモルビシン® 229
ファルモルビシン RTU® 229
フィブリノゲン減少 277
フィラデルフィア染色体 112, 170
フィルグラスチム 262
フェアストン® 246
フェソロデックス® 246

索 引

フェマーラ® 245
副腎皮質がん 158
腹膜がん 159
腹膜播種 48
ブスルファン(BUS) **211**
ブスルフェクス® 211
フトラフール® 218
ブリプラチン® 237
プリモボラン® 133
フルオロウラシル(5-FU) 42, 46, 47, 52, 91, 139, 140, 154, **216**
フルタミド **247**
フルダラ® 222
フルダラビン 118, **222**
フルツロン® 217
フルベストラント **246**
ブレオ® 232
ブレオマイシン(BLM) 99, **232**
プレドニゾロン 80, 114, 125, 165
ブレンツキシマブベドチン **236**
プロカルバジン(PCZ) **214**
プロスタール® 247
プロテアーゼ阻害薬 167
プロテアソーム阻害薬 200
分子標的治療薬 180, 183

へ

ベクティビックス® 188
ペグフィルグラスチム 33, 262
ベサノイド® 207
ベバシズマブ(BEV) 20, 52, 111, 135, **201**
ペプシド® 242
ペプレオ® 232
ペプロマイシン(PEP) **232**
ベムラフェニブ 146
ペメトレキセド(PEM) 20, **215**
ベラゾリン® 242
ベルケイド® 200
ヘルシンキ宣言 270

ペルツズマブ **185**
ベンダムスチン **212**
ペントスタチン(DCF) **223**
便秘 275
扁平上皮がん 20, 139
便利ツール 273

ほ

膀胱がん 91
膀胱上皮内がん 91
膀胱内注入療法 91
放射性ヨウ素内用療法 154
放射線性皮膚炎 277
放射線療法 79, 135
ホジキン病 163
ホジキンリンパ腫(HL) 121
ホスアプレピタント 254
発作性夜間血色素症(PNH) 131
ポテリジオ® 197
ポマリドミド 129
ホリナート(LV) 52, **225**
ボリノスタット **209**
ボルテゾミブ 125, **200**
ホルモン 182, 244

ま

マイトマイシンC 92
マイロターグ® 196
末梢性T細胞リンパ腫(PTCL) 121
末梢性感覚ニューロパチー 278
マブリン® 211
麻薬性鎮痛薬 265
慢性リンパ性白血病 112

み

ミトキサントロン(MIT) 174, **231**
ミトタン 158
未分化多形肉腫 149
ミリプラ® 240
ミリプラチン **240**

め

メソトレキセート® 215
メタボリックシンドローム 81
メテノロン酢酸エステル 133
メトトレキサート（MTX） 93, 112, **215**
メドロキシプロゲステロン 107, **248**
メルカプトプリン（6-MP） 114, 170, **222**
メルファラン（L-PAM） 125, **211**
免疫チェックポイント阻害薬 206
免疫抑制療法 131

も

モガムリズマブ **197**

や

ヤーボイ® 207

ゆ

有害事象共通用語規準 275
ユーエフティ® 218
ユーエフティ E® 218
ユーゼル® 225

よ

予後分析 113

ら

ラジオ波焼灼術 74
ラステット® 242
ラニムスチン（MCNU） **213**
ラパチニブ **184**
ラパリムス® 194
ラムシルマブ 47, **206**
卵巣がん 108
ランダ® 237

り

リツキサン® 194
リツキシマブ 121, **194**
リポソーム化ドキソルビシン（PLD） 165
リュープリン® 249
リュープリン PRO® 249
リュープリン SR® 249
リュープロレリン **249**
臨床試験 270
リンパ腫 120
倫理的要件 272

る

ルキソリチニブ **209**
ルビプロストン 258

れ

レゴラフェニブ 56, **204**
レトロゾール **245**
レナリドミド（LEN） 125, 132, **203**
レノグラスチム 262
レブラミド® 203
レボホリナート（ℓ-LV） **225**
レンバチニブ 156

ろ

ロイケリン® 222
ロイコボリン® 225
　──レスキュー 123
ロイスタチン® 224
ロイナーゼ® 226
濾胞がん 154
濾胞性リンパ腫 121
ロラゼパム 256
ロンサーフ® 243

わ

ワルファリン 63
ワンタキソテール® 235

がん薬物療法 現場のルール
――一般臨床で役立つポケットマニュアル――

2016年9月25日　発行

総編集　弦間昭彦
編　集　久保田馨, 宮　敏路, 勝俣範之
発行者　小立鉦彦
発行所　株式会社 南 江 堂
〒113-8410　東京都文京区本郷三丁目42番6号
☎(出版)03-3811-7236　(営業)03-3811-7239
ホームページ http://www.nankodo.co.jp/

印刷・製本　横山印刷
装丁　花村 広

Clinical Rules of Cancer Chemotherapy
© Nankodo Co., Ltd., 2016

Printed and Bound in Japan
ISBN978-4-524-25778-2

定価は表紙に表示してあります.
落丁・乱丁の場合はお取り替えいたします.

本書の無断複写を禁じます.

JCOPY 〈(社)出版者著作権管理機構 委託出版物〉

本書の無断複写は,著作権法上での例外を除き,禁じられています.複写される場合は,そのつど事前に,(社)出版者著作権管理機構(電話 03-3513-6969,FAX 03-3513-6979,e-mail: info@jcopy.or.jp)の許諾を得てください.

本書をスキャン,デジタルデータ化するなどの複製を無許諾で行う行為は,著作権法上での限られた例外(「私的使用のための複製」など)を除き禁じられています.大学,病院,企業などにおいて,内部的に業務上使用する目的で上記の行為を行うことは私的使用には該当せず違法です.また私的使用のためであっても,代行業者等の第三者に依頼して上記の行為を行うことは違法です.